ブレインサイエンス・レビュー
2020

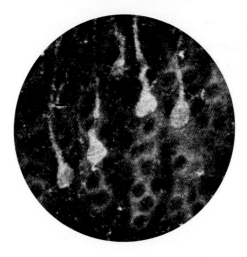

編集
（公財）ブレインサイエンス振興財団
廣川　信隆
板東　武彦

JN094545

クバプロ

はじめに

廣川　信隆

公益財団法人ブレインサイエンス振興財団理事長
学士院会員、東京大学医学系研究科特任教授

　10年後に見返したときに現在の世界は、歴史の転換点と思えるように激しく動いている。第2次世界大戦後の混乱から世界は、2度と戦争の惨禍を繰り返すことを避けるべく平和の理想を掲げ、人種、宗教、文化の違いを乗り越えて貧富の格差、環境問題をはじめ人類共通の課題の解決のため協力し取り組む姿勢で国連を中心にまとまっていた。しかしながら、この数年は、各々の国内外の経済的格差、人種・宗教の違い等による争いが激しくなり国のリーダーがnationalismをあおり、内向き志向を助長させ理想を掲げることに背を向ける流れが広がっている。最近でもイランと米国の対立、北朝鮮の挑発行動等の激化、そして英国のEU離脱と問題をあげれば枚挙に暇がない。

　このような政治経済の大きな問題、国家間の対立を見るにつけ人類の共通言語であり共通認識・財産である科学は、その果たすべき役割がきわめて大きい。この観点で国際的な希望の基となっている多国間協力プロジェクトとして Human Frontier Science Program（HFSP）の期待されるところと役割はきわめて大であると感ずる。

　1989年に G7 summit で当時の中曽根康弘総理により提唱され、開始された HFSP 事業は、Life Science の2つの柱として脳科学と分子生物学を掲げた。その認識は今でも正しいと感じている。昨年中曽根康弘氏は、100歳を超え天寿を全うされて逝去されたが、その長期的展望の正しさと世界に対する大きな貢献は、歴史に残ると信ずる。

　HFSPは、International、intercontinental collaboration による grant そして fellowship を中心とし日本がその経済基盤の50％近くを支えて

おり世界中の研究者が非常に高く評価する研究支援事業である。その輝きは、年を経るごとに大きくなっており、日本の国際貢献としてもきわめてユニークであると同時に際立って優れた事業であると思う。

翻って日本の脳科学研究を支える財政的基盤は、残念ながら現在きわめて不十分で特にbottom up、curiosity drivenな研究を支える研究費の支援体制は、弱いと言わざるを得ない。

それを補完する意味でも規模は小さいながらもブレインサイエンス財団の果たす役割は、非常に大きい。そのような状況を反映させて、今年もブレインサイエンス財団の支援事業である塚原賞、研究助成、海外研究者招聘などに多くの申請がありその競争率はきわめて高かった。

結果として今年も大変優れた受賞者が選考されたことを心より喜ばしく思っている。

その詳細については、坂東武彦常務理事による序章と、受賞者各位による総説をご参照いただきたい。

脳科学において近年、マウスを用いた分子遺伝学の発展と貢献は著しく、それに光イメージングやオプトジェネティックス等を組み合わせた研究はますます盛んになりそれは、マウスにとどまらずショウジョウバエ、ゼブラフィッシュを用いた研究にまで広がってきている。

これは、光を用いた手法により瞬時に遺伝子の活性化を行うことにより、生体内の動的現象の分子機構を解析するというストラテジーで、このルーツは、すでに1980年後半から1990年初めにかけてレーザー照射によるlaser-photo-breachingやlaser-photo-activationによるtubulinやactinの動態解析として日本で行われていたことを銘記したい[1,2]。

今年も脳科学の広い分野をカバーする優れた多くの総説をブレインサイエンスレビューとしてお届けできることをうれしく思う。

最後にブレインサイエンス財団の活動に対する皆様の相変わらずのご支援を心よりお願いして巻頭言とする。

＊1. Okabe, S. and N. Hirokawa. Rapid turnover of microtubule-associated protein MAP2 in the axon revealed by microinjection of biotinylated MAP2 into cultured neurons. *PNAS* 86(11): 4127-4131. 1989.
＊2. Okabe, S. and N. Hirokawa. Turnover of fluorescently labelled tubulin and actin in the axon. *Nature* 343(6257): 479-482. 1990. (Cover)

目　次

Contents

Contents

Contents

序章　生命科学と生物倫理

板東　武彦
公益財団法人ブレインサイエンス振興財団常務理事
新潟大学名誉教授

　生命科学研究では材料として動植物を用いる。脳科学でも研究目的に応じ、広い範囲の動物が用いられる。遺伝子技術や光イメージング、オプトジェネティクスなどの進展を背景に、遺伝子改変動物が使われることが多いが、この点ではショウジョウバエ（昆虫）、ゼブラフィッシュ（魚類）、マウス（哺乳類）で研究環境が整備されている。現状では、マウスを用いる研究が圧倒的に多い。

　分子レベルの知見が増えるに従い、それを踏まえて個体レベルの脳機能を統合的に理解しようとする努力も強くなった。必要に応じ、複数の動物を組み合わせて使うことも行われるが、人間の高次脳機能の理解にとって、近縁の霊長類を用いた研究は重要である。マカクザルやアカゲザルが使われてきたが、遺伝学的研究を睨んでコモンマーモセット研究の基盤整備も進められている。マーモセットは小型で繁殖・飼育が比較的容易な霊長類であり、社会性の高い行動も知られる。

　脳のように非線形性が強く、未知の機構が多い系では、実験的研究による実証は不可欠である。一方、生命倫理の観点からは、実験動物の取り扱いに注意が必要で、特に人と近縁の霊長類については慎重な配慮が必要である。人道的取り扱いの目安として、3R原則と呼ばれるルールが国際的に広く採用されている。これは、①動物実験以外の方法で研究目的を果たせる場合には、動物実験は行わない（Replacement）、②用いる動物数を科学

合理性の範囲内で、できるだけ少なくする (Reduction)、③実験方法を工夫し、動物にできるだけ苦痛を与えない (Refinement) ことを、その頭文字から3つのRで象徴的に表したものである。このうち、動物実験の代替法としては、コンピューターシミュレーションや理論的研究のみでなく、細胞培養など *in vitro* 実験により *in vivo* 実験を代替すること、霊長類をげっ歯類で代替することなども含めて考えられる。誤解されることもあるが、動物使用数を減らすことが至上命題ではない。科学的に適正な数の動物を用いることが重要で、統計的処理ができないほど減らすなどは論外である。数値目標にはなじまない。

　動物実験ガイドラインとしては国際医学団体協議会 (CIOMS) や米国のILARのものがよく知られる。日本では動物愛護法の理念を受け、実験動物飼養保管基準、動物実験基本指針のほか、環境・衛生関連法や薬機法等を含む法的枠組みに基づき、研究者の所属機関による「機関管理」が米国に準じて、この十数年間行われてきた。その過程で国際ガイドライン準拠の学術会議ガイドラインが参照され、その結果は外部検証される。研究者は所属機関の動物実験委員会の承認を受けないと実験できない。このシステムは全体として、適正に運用されている。

　現在、世界的に動物実験反対を唱える政治運動が激しいことは憂慮される。その主張は情緒的で、必ずしも将来の人類の健康・福祉を見据えた議論ではないが政治的影響力は大きい。科学者側からの反論や行動が求められる。人類の健康は過去から営々と続けられてきた研究成果に支えられ、現在でも難病治療や体質に合ったがん治療、再生医療、精神医療など多くの課題が山積している。その解決には生命科学研究が必須で、動物実験はその重要な鍵となる。動物実験について、広く国民的共感を得ることが望ましいが、それには科学的視点のみでなく多様な視点から動物実験の必要性を訴えるべきであろう。たとえば医療倫理面では、新しい医学知識・技術を人間に適用する場合、動物実験等によりリスクを避けることが要請される (ヘルシンキ宣言、1964)。また、政策的観点からは、創薬やバイオ産業などに技術革新による発展を齎すには、生命科学研究の進展が求められ、

その核として適正な動物実験を確保する必要がある（政府のバイオ戦略 2019）。

　ブレインサイエンス・レビュー 2020 では、2017 年度第 32 回塚原賞を受賞された内田直滋ハーバード大学教授、および第 32 回研究助成を受けられた研究者の方々による合計 14 編の解説をお届けする。いずれも優れた研究を続けてこられた中堅研究者であり、自分の研究を軸に据えた優れた解説が多い。以下に要約を記すが、興味を引かれた方は是非、本文を読んでいただければと思う。

① 光学的手法による脳内情報処理基盤の解明 (pp.25-46)
揚妻　正和

　著者は遺伝子やたんぱく質の理解から出発し、神経細胞活動や神経回路の解析、さらに個体としての統合的な脳理解を目指し、「情動を司る脳内情報処理様式の解明」を進めている。その成果により「脳内情報処理の観点からの精神疾患の治療」への道筋の提案などに寄与したいと考えている。

　著者は生きた動物の脳活動を直接観察する *in vivo* 蛍光イメージング技術、神経細胞活動を操作する光遺伝学など遺伝子操作を背景に、近年著しく発展した光学的手法を中心に恐怖神経回路の研究を魚類（ゼブラフィッシュ）で行い成果を上げてきた。これを踏まえてさらに回路が複雑な哺乳類（マウス）で研究を進めている。得られた膨大な時空間データには機械学習を活用した解析方法を適用する予定であり、神経集団のアンサンブル活動にも注目している。

② 接近回避葛藤下の意思決定を制御する
前帯状皮質－ストリオソーム回路 (pp.47-76)
雨森　賢一

　報酬と罰がセットになっている場合に、それを受け入れるか、あるいは回避するかについての心理的葛藤を定量的に扱う課題が種々考えられてい

る。著者らは、そのパラダイムを用いた意思決定課題を考案し、マカクザルを用いて神経細胞記録と微小刺激の結果を調べた。

　前帯状皮質には、「接近ニューロン」（報酬と罰のセットを受け入れる）と「回避ニューロン」がほぼ同じ割合で見られた。しかし、特にその腹側部の一部（pACC）では回避ニューロンが多く、この部分を刺激すると回避行動が増加した。pACCからは線条体のストリオソームに投射するため、線条体のひとつである尾状核の微小刺激を行ったところ、接近効果と回避効果が得られる部位が空間的な偏りなく見いだされた。しかし、このうち、回避効果は刺激を停止してもすぐには戻らず、数時間持続する点に特徴があり、このような持続効果はpACC刺激では見られなかった。この特徴を作り出すメカニズムが、線条体のモジュール型強化学習仮説と関連付けて議論された。

③強化学習とドーパミンの多様性 (pp.77-101)
松本　英之、内田　光子、内田　直滋

　人や動物は住んでいる環境を熟知し、予測に基づいた滑らかで迅速な運動を行っている。環境に適応して生活するためには、予測誤差が小さいことが重要であるが、そのメカニズムについての研究はこの30年間で大きく進展した。塚原賞受賞の内田教授は予測誤差のひとつである報酬予測誤差と、それを符号化する神経回路のひとつであるドーパミン神経回路の役割についての研究の立役者の1人であり、報酬予測誤差が実際に得られた報酬と予測（期待）された誤差との引き算によって行われることを実験的に示した。

　予測誤差理論は実験成果により裏付けられたが、同時に実験方法にオプトジェネティクスや光イメージングが取り入れられ、ニューロンの性質や投射先が確実に同定されたことにより、ドーパミン信号の多様性が明らかになってきた。新しい実験成果を踏まえ、報酬予測誤差とは異なるドーパミン信号の新しい役割が議論された。すなわち、マウス線条体尾部のニューロンは標準的な予測誤差理論で解釈できる背側線条体ニューロンとは異

なる挙動をとる。その活動は脅威予測誤差（危険な対象物に誤って接近する脅威）を学習すると解釈され、標準的な回路と同じアルゴリズムを持つ強化学習システムの一部として、これまでより大きな枠のなかに位置づけられる。

④多感覚統合のdivisive normalizationモデル（pp.103-126）
大城　朝一

視覚・聴覚など異なる感覚で得られた感覚情報は感覚連合領で統合される。著者らはマカクザルの視覚高次領域（MST野）でニューロン記録を行い、視覚刺激（オプティカルフロー）と前庭刺激（頭部への加速度刺激）を組み合わせて与えたときのニューロン活動を調べた。サルをモーションプラットフォームに乗せ、眼前のディスプレイにCG映像を示し、MSTニューロン活動を記録した。サルは映像やプラットフォームの動きにもかかわらず、ディスプレイ上の固視点を見続けるように訓練された。

脳情報処理では飽和を避けるためゲインコントロールが必要なことが報告され、その方式として割り算的な処理と引き算的な処理が提案された。引き算的な処理が報酬予測誤差についてのドーパミン回路で行われることは既に、前項の内田らが実験的に示した。一方、著者らは視覚刺激と前庭刺激を別々に与えるとMSTニューロンに興奮性活動が起こるにもかかわらず、指向性が異なる両刺激を同時に与えるとMST活動が抑制されること、この結果はゲインコントロールについての割り算処理回路のシミュレーションで説明できることを示した。

⑤休止期神経幹細胞の再活性化機構（pp.127-144）
菅田　浩司

著者はショウジョウバエを用い、神経幹細胞の再活性化にかかわる分子機構の解明を目指し、脳血液関門（BBB）機能について遺伝子解析を中心とした研究を行った。ショウジョウバエは血管を持たないが、脳はグリア細胞（SPG）に覆われ、カリウム濃度の高い体液から密に遮蔽されている。

SPG特異的に任意の遺伝子のRNAiを誘導し、ノックダウンによるBBB機能低下を目途に、ショウジョウバエ全遺伝子の3割に相当する5,000遺伝子に関して解析を行い、Matrix metalloprotease 2（Mmp2）遺伝子を得た。この遺伝子はショウジョウバエの中枢神経系ではSPGなどに限局して発現した。遺伝子操作によりBBB機能の獲得・維持を制御する分子機構と強い関連性を持つことが示唆された。

⑥神経膠腫が大脳皮質に及ぼす機能的・構造的影響 (pp.145-168)

金野　竜太

　著者らは言語機能、特に統辞処理を評価する「絵と文のマッチング課題」を新しく作成し、脳イメージング法を用い統辞処理にかかわる脳活動の研究を行った。構文を理解するための統括処理の負荷が高い場合に活動が増加する領域が、健常人の左前頭葉に2領域（下前頭回弁蓋部／三角部と運動前野外側部）あることを示し、さらに、その部位に神経膠腫を有する患者では統辞処理障害を呈することを見いだした。

　次にマッチング課題を改良することにより、言語の統括処理により活動が増加する14の脳領域を同定し、これら領域活動間の時系列データについて偏相関解析を行った。その結果、3つのグループに分けられることを見いだしたが、いずれの脳ネットワークも左前頭葉の領域を含んでおり、左前頭葉がこれらのネットワークを統合する役割を担うと考えられる。神経膠腫はその存在部のみでなく、ネットワーク全体の機能にも関与することが示された。

⑦剥離手法を応用した生体埋植蛍光イメージセンサの高感度化 (pp.169-188)

笹川　清隆

　近年、光学的イメージングやオプトジェネティクスの発展は著しい。著者らは、生体埋め込み型のイメージセンサを設計し、独自の脳活動イメージングシステムを開発した。

　目的に応じて機能を必要最小限に絞り、センサ寸法を最小化することに

より生体侵襲を減らし、また観察対象の近傍に撮像面を位置することにより、レンズを用いないコンタクトイメージング法を実現した。このセンサに超薄型発光ダイオードを組み合わせた。さらにこのセンサに干渉フィルタを搭載し、励起光源に合わせた波長特性を持たせた。さらに干渉フィルタと吸収フィルタとのハイブリッドフィルタをFOP上に作製し、励起光を除去する方法を開発した。このフィルタをLLO法により薄膜化し、生体埋植イメージセンサに搭載した。

　開発された超小型イメージング系を用いることにより、*in vivo*状態で、自由行動下での計測、脳深部の観察、複数点での同時計測などが可能となると考えられる。

⑧高次脳機能の概日変化とその分子メカニズム（pp.189-211）
清水　貴美子

　著者らはマウスを用い、概日リズムに伴い記憶形成能や不安様行動が変化するメカニズムについて調べた。環境の明暗サイクルによる影響を排除するため、一定の光条件下で実験を行い、内在の概日リズムによって制御される過程を調べた。

　従来、記憶の評価には恐怖条件付けテストが用いられてきたが、よりシンプルな方法として新奇物体認識テストを用いた。記憶スコアは課題トレーニングを行う概日リズムのタイミングで変化し、テスト時刻には依存しなかった。また記憶の獲得・想起ではなく、固定化の過程で概日時計の制御を受けると考えられた。中枢時計（SCN）破壊、海馬*Bmal1*欠損実験により、SCNは海馬を介して長期記憶の概日変動を生み出すことが示された。一連の実験により、海馬のSCOP（SCN circadian oscillatory protein）、K-Ras、ERK-CREB経路を介し長期記憶の概日リズムが生み出されることを示した。

　次に不安様行動を高架十字迷路試験とオープンフィールド試験により評価し、扁桃体で*Bmal1*欠損、*Scop*欠損実験を行った。これらの実験の結果、扁桃体のSCOPが不安を増強する機能を持ち、その概日変化により高

架十字迷路試験に見られる不安様行動の概日変動が作られると考えられた。

⑨アストロサイトの神経細胞保護機構 (pp.213-231)

照沼　美穂

アストロサイトは脳構造を作るのみでなく、脳機能の恒常性を保つ重要な働きを持つ。アストロサイトにはグルタミン酸をはじめ神経伝達物質に特異的なトランスポーターが発現し、神経伝達に関する物質移動に寄与する。著者はGABA$_B$受容体がアストロサイトに発現することを見いだし、その性質を調べた。この受容体に注目し、健康脳におけるアストロサイトの神経細胞保護作用や、脳梗塞・肝性脳症に見られるアストロサイトの防御機能について調べている。

グルタミン合成酵素はGABA$_B$受容体のR2サブユニットと結合することにより安定化される。グルタミン合成酵素により作られたグルタミンはその後、アストロサイトからシナプス間隙に放出され、神経細胞に取り込まれた後、シナプス終末に発現するPAGによってグルタミン酸に変換され、神経伝達物質として利用される。PAGによる変換でアンモニアが産生され、神経細胞内でアミノ酸合成に利用される。著者は、この研究成果を踏まえて、高濃度のアンモニアがグルタミン合成酵素の活性を含むアンモニア代謝機構に与える影響を検討している。

⑩神経変性疾患の患者脳に蓄積するタンパク質凝集体の
プリオン様性質 (pp.233-244)

野中　隆

著者はアルツハイマー病やパーキンソン病、筋萎縮性側索硬化症など神経変性疾患では、神経細胞あるいはグリア細胞内に、疾患ごとに特異的なたんぱく質凝集体が存在すること、および、これらのたんぱく質凝集体が神経組織内を伝播することを、培養細胞やマウスを用いて示してきた。

霊長類モデルとして、コモンマーモセットの線条体にたんぱく質凝集体の一種であるαシヌクレイン線維を接種し、接種3か月後に免疫組織染色

によりリン酸化αシヌクレイン陽性の病理変化を検索した。接種したマウスαシヌクレインは*in vitro*で作製した。見いだされた病理変化は、マウスαシヌクレインとは反応せず、マーモセットαシヌクレインを認識するLB509抗体染色により、マーモセットの内在性αシヌクレインが蓄積したと考えられる。病変は大脳皮質、扁桃体、視床などに見られ、特に中脳黒質に顕著に見られた。

⑪海馬長期増強の分子機構：CaMKⅡの新規調節機構（pp.245-267）
林　康紀

　著者らの20年余にわたる海馬長期増強（LTP）の分子機構についての一連の研究を系統的に解説し、一過性に上昇するCaイオン濃度が継続的なシナプス伝達変化を起こすメカニズムを提案した。NMDA型グルタミン酸受容体の活性化により細胞内に流入したCaイオンを契機としてAMPA型受容体がシナプス部へ移行し、シナプス伝達効率が増加する。この過程にはたんぱく質キナーゼCaMKⅡが関与する。LTPに伴いアクチン、コフィリン、AMPA型グルタミン酸受容体、CaMKⅡなどをはじめとしてさまざまなたんぱく質が固有の順番でシナプス部に移行し、秩序だった再構成が起こる。このとき、コフィリンにより安定化された線維状アクチンが可塑性を起こしたシナプスでのみ、移行たんぱく質を集積させる。

　一過性のCaイオンの流入がLTPの契機となり、CaMKⅡとTiam1とが結合し、CaMKⅡが活性化される。Tiam1はCaMKⅡの自己阻害ドメイン（T-site）に結合するため、Caイオン濃度が低下しても、CaMKⅡによるTiam1のリン酸化が継続する。これによりRac（低分子GTP結合たんぱく質）が持続的に活性化され、アクチンが制御される。Rac活性はLTP誘導後、少なくとも30分は継続した。CaMKⅡは12量体であり、線維状アクチンのみでなく、複数の線維に同時に結合し、それを束化することによりシナプスを安定化すると考える。

⑫新規睡眠制御分子同定による睡眠覚醒機構の解明を目指して (pp269-288)
船戸　弘正

　著者らは睡眠制御の分子機構を明らかにするために、マウスを用いたフォワードジェネティクスの研究を行っている。このため筑波大学内に点突然変異マウスの生産から連鎖解析まで遂行できる体制を作り、化学変異原を用いたランダム点突然変異を導入し、脳波筋電図を用いて評価することにより睡眠異常の家系を樹立した。ノンレム睡眠について Sik3 遺伝子変異、レム睡眠について Nalcn 遺伝子変異の家系を樹立した。

　SIK3 たんぱく質は AMPA 型キナーゼファミリーに属するリン酸化酵素、NALCN たんぱく質は膜電位非依存性の非選択的陽イオンチャネルである。マウスで SIK3 のセリン残基をアラニンやアスパラギン酸に置換すると顕著な覚醒時間減少を示した。この結果は PKA-SIK シグナルが睡眠覚醒制御に重要な基点であることを示す。また断眠後にこのたんぱく質のスレオニン残基のリン酸化状態が高まった。Nalcn 変異マウスの脳幹部スライス標本では中脳深部核ニューロンの膜電位が浅く、発火頻度が高いことがパッチクランプ法により見いだされた。睡眠覚醒制御を担うこれらの因子が細胞レベルでの活動、さらに睡眠覚醒神経ネットワークの動作機構の理解に寄与することが期待される。

⑬大脳皮質単位回路とその計算モデル (pp.289-319)
細谷　俊彦

　著者らは、最近発見された大脳皮質の繰り返し構造（マイクロカラム）が、多くの皮質で見られることを示すとともに、この構造を基本とする情報処理モデルを提案した。

　蛍光色素注入や抗体染色などによりマウス大脳第5層の細胞タイプを可視化した脳サンプルの全体を透明化し、3次元撮影を行うことにより細胞の空間配置を調べ、大脳第5層に特異的なマイクロカラムを見いだした。視覚領の皮質下投射細胞（SCPN）に注目し、蛍光 Ca^{2+} センサを発現させたマウスに視覚刺激を与え、SCPN 活動を調べた。その結果、同一マイクロ

カラム内のSCPNは視覚パターンの方位選択性・眼優位性が似ていた。また電気生理的な解析から同期活動が見られ、共通入力を受けることが示唆された。

　マイクロカラムは種々の大脳皮質領野で見られることから、共通の並列処理を行う機能単位として働く可能性がある。その共通処理機構として一般化フーリエ分解モデルを提案した。このモデルは第一次視覚領、高次視覚領、運動野などで得られる実験的知見と整合性を持ち、大脳情報処理の理解に貢献することが期待される。

⑭霊長類脳の *in vivo* 2光子カルシウムイメージング（pp.321-340）

正水　芳人

　コモンマーモセットは小型で繁殖が容易な霊長類で、大脳新皮質が小さく平らでイメージングに適している。遺伝子改変動物の作製にも成功している。著者らは、2光子顕微鏡を用いたコモンマーモセットの *in vivo* カルシウムイメージング法を開発し、頭蓋骨に設置した観察用ガラス窓を通じて、課題遂行時の脳活動を長期に観察することを可能とした。この実験系において、テトラサイクリン発現誘導システムを用いて蛍光カルシウムセンサの発現を増幅、回転型筐体を持つ2光子顕微鏡の開発を行った。

　訓練方法を工夫し、マーモセットがコントローラを操作し、眼前に置いたディスプレイ上でカーソルを特定の位置に移動させる運動課題、これに垂直の力を加えた場合にカーソル軌跡を修正する運動適応課題を行うことが可能となり、課題遂行中の大脳体性感覚領の細胞活動を2光子イメージングで長期間、観察した。コモンマーモセットは利他行動や食物分配行動など社会性が高く、ヒトの理解に欠かせない社会性にかかわる神経基盤の解明が期待される。

光学的手法による
脳内情報処理基盤の解明

keywords ▶▶▶ 2光子イメージング、オプトジェネティクス（光遺伝学）
population coding、情動記憶、恐怖条件付け、前頭前野、手綱核

揚妻 正和
自然科学研究機構生理学研究所・生体恒常性発達研究部門

はじめに

　時代は平成から令和にかわったが、平成のあいだに脳研究も大きく様変わりしてきたように思う。

　脳の情報は、その最小構成単位である神経細胞が作り出すネットワークにより処理される。神経細胞は、複雑に結合することで神経回路を形成し、まるでコンピュータの電子回路のように電気信号を介して処理している（厳密にはまったく異なる部分も含まれるが、あくまでたとえとしての意味で）。神経回路はそれぞれさらに複雑に組み合わさり、解剖学的・機能的に分類される領野や神経核（大脳皮質各領野、海馬、基底核、視床など）が形成され、これらが統合的に機能することで初めて知覚、随意運動、思考、記憶などの「機能」が成立する。

　個々の神経細胞の機能について、それを制御する遺伝子やタンパク質などの理解は、近年の分子生物学、遺伝学などの発達によりおおいに発展してきた。しかし、遺伝子やタンパク質の理解のみでは、脳機能を理解するのには不十分である。たとえば、統合失調症の原因遺伝子がこれまでに数多く報告されているが、その多くが一部の患者にのみ欠損が見られたり、人種によって影響の偏りがあったりと、関連遺伝子を把握しただけでは脳

機能を完全に理解するのは難しい。神経どうしの接続様式や強度が、神経「群」全体としての情報処理に影響し、さらに発生過程や個を取り巻く環境によって神経ネットワークは再構築を繰り返す。これらさまざまな要因が脳での情報処理に影響しており、脳機能を理解するうえではこれらの総合的な理解が必要である。

　私はこれまで14年のあいだ脳科学研究を行ってきているわけだが、その開始当初と比べて大きく異なるもののひとつが光学的な研究技術の発展である。特に、生きた動物の脳のなかを直接観察する*in vivo*イメージング、そして神経細胞の活動をミリ秒単位の精度で非常に特異的かつ可逆的に操作することを可能にしたオプトジェネティクス（optogenetics、光遺伝学とも訳される）の技術の発展により、神経細胞集団としての詳細な神経活動の「観察」、および高い精度での人工的な神経活動「操作」が可能になり、私が神経科学を始めたころには不可能であった精度で研究が行われ、急速に展開してきている。

　本レビューにおいては、私が現在それら光学的手法を基軸として進める脳科学研究について、ここに至るまでの経緯とともにお伝えし、そこから私が個人的に思う今後の展望についてまとめていく。

1. 恐怖記憶に関する神経回路

　恐怖やストレスへの応答に関する脳機能とその障害は、多くの精神疾患（心的外傷後ストレス障害（PTSD）、気分障害、統合失調症、自閉症など）の研究で活発な議論の対象となっており、医療への応用という点において、そのメカニズムの理解は非常に重要である。さらには人間社会のみならず、動物の世界においても恐怖に対する行動の制御は重要な役割を持つ。たとえば、捕食者の出現など、恐怖条件下での行動の選択は、動物の生死を左右する非常に重要な反応である。

　これまでの研究で、恐怖に対する記憶やそれに基づいた行動においては、扁桃体をはじめとするさまざまな脳領域が重要であることが示されてきた。さらに、その場に凍りつくように動かなくなる「すくみ行動」と、それと

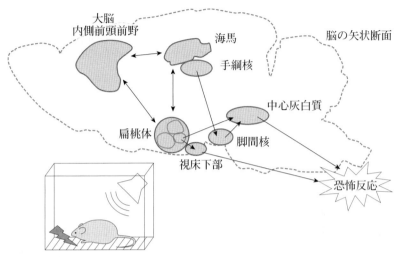

図1　恐怖記憶に関する神経回路地図
現在ではこれらの他にも、たとえば内側前頭前野から中心灰白質への直接投射
や、ドーパミンによる修飾など、さまざまな回路の役割が示されている。

は正反対の「逃避行動」では、自然界での生存に関してはまったく異なる
結果をもたらしかねない。これに関しても、これまでに「すくみ」と「逃
避」それぞれの行動を担う回路が別々に存在することが明らかにされてい
る[1〜4]。

　このように過去のさまざまな研究によって、扁桃体や海馬をはじめとし
たさまざまな脳領域が恐怖記憶や恐怖に対する反応を制御することが明ら
かになってきている（**図1**）。しかし一方で、たとえば恐怖に対する行動の
選択においてどのような脳領域が制御を行うかについては、当時不明な点
が多く残されていた。

　筆者は、この恐怖反応の制御・選択という原始的かつ進化的に保存され
ているであろうその脳機能の研究において、それを担う神経回路を明らか
にするひとつの糸口として、哺乳類よりもさらに単純な脳を持つゼブラ
フィッシュと呼ばれる魚類のモデル動物を利用した。

2. 光を使わない回路研究：
　遺伝学的手法による恐怖反応選択メカニズムの解明

　魚類は成魚になるとより複雑な行動をとることが、これまでの研究により明らかにされている。そして、それらは魚類から哺乳類まで進化的に保存された神経回路により担われていることが明らかにされつつある。

　キンギョを用いた two way active avoidance test では、非条件刺激（電気ショック）と条件刺激（緑の光の点灯）とを組み合わせて与えることを繰り返すと、魚は自分がいる部屋で緑の光が点灯しただけで、光がついていない反対側の部屋に逃げるようになる[5]。哺乳類では、このような「恐怖条件付け」において、条件刺激と非条件刺激を同時に与える場合（non-trace conditioning）には扁桃体が、非条件刺激と条件刺激とのあいだに時間差を入れて与える場合（trace conditioning）には扁桃体と海馬の両方が必要であることが示されている。これを踏まえ、キンギョの各脳部位に対し、古典的な破壊実験により機能阻害が起こるかどうかを観察した結果、キンギョでは終脳の外套と呼ばれる部位の背内側に扁桃体が、同じく外套の背外側に海馬に相当する機能がそれぞれ存在することが示唆されている[5]。なお、ゼブラフィッシュでも同様の学習が成立することが明らかにされている[6]。このように魚類は、哺乳類と同様の多くの情動的行動をとり、同様の神経基盤を有することが示唆されている。

　筆者らは、このゼブラフィッシュを用いて、手綱核と呼ばれる間脳背側の神経核に特に注目し研究を進めた。手綱核もまた、魚類から哺乳類まで進化的にも広く保存された神経核である。終脳の辺縁系と中脳のモノアミン系（ドーパミン、セロトニン系など）の神経系を結ぶ中継核として知られており、解剖学的な知見から情動の制御に重要ではないかと推察されていた[7]。

　哺乳類では、手綱核は外側と内側に分かれている。外側は腹側被蓋野（ドーパミン作動性）や縫線核（セロトニン作動性）などへと投射し、報酬および嫌悪刺激などに関しての制御にかかわることが知られている[7〜9]。

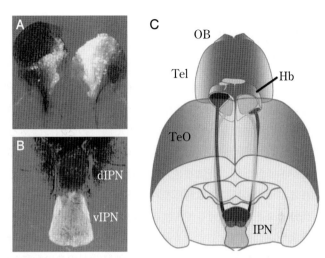

図2　手綱核から脚間核への投射様式（Aizawa et al. 2005 より引用）
A、B：Tg（*brn3a-hsp70：GFP*）系統での脚間核背側の逆行性染色。それぞれ手綱核（A）、脚間核（B）を示す。Brn3a遺伝子発現制御領域により手綱核内側亜核はGFP（白）を発現し、脚間核腹側への投射を示す。脚間核背側をDiI（黒）により逆行性に染めることで、その主な投射先が手綱核外側亜核であることが示され、Aに見られるような左右非対称な手綱核での亜核構造が明らかとなった。
C：モデル図。
dIPN；背側脚間核、Hb；手綱核、IPN；脚間核、OB；嗅球、Tel；終脳、TeO；視蓋、vIPN；腹側脚間核

一方、内側手綱核は、中脳の脚間核と呼ばれる部位へ投射する。脚間核は縫線核や背側被蓋部と呼ばれる部位へ投射することが知られていることから、内側手綱核・脚間核路は恐怖に対する行動の制御にかかわることが示唆されるが[7, 10, 11]、古典的な損傷実験においてはなかなか確かな結果が得られなかった。手綱核は非常にヘテロな集団であり[12]、これが一因ではないかと推察される。

　筆者らは遺伝学的手法を導入することで、この内側手綱核について詳細に研究を進めた（**図2**、この図内では単純に手綱核と記す）。ゼブラフィッシュでは、この内側手綱核がさらに内側と外側の亜核に分かれており、そ

の亜核構成とそこからの脚間核への投射パターンに著しい左右非対称性が存在することが明らかとなった[13]（つまり、脳の機能的左右差の研究におけるモデルとしても興味深い研究対象である）。

次に、それぞれの回路が恐怖に対する制御とどのようにかかわってくるかについて明らかにするために、解剖学的な手法により観察したところ、脚間核の背側は背側被蓋部へと投射し、一方で腹側の脚間核は、セロトニン神経細胞を含み戦略的行動プログラムの成立にかかわる縫線核に投射していることが示された[14]。背側被蓋部は、哺乳類の中心灰白質に相当すると考えられるが、中心灰白質は脅威や性的衝動に基づく本能的行動の中枢であり、恐怖やストレスに対して「逃避行動」や「すくみ反応」といったさまざまな防御反応に関与することが知られている。そこで、「（内側）手綱核の外側亜核・背側の脚間核・背側被蓋部」の経路が、この行動の選択に重要なのではないかという仮説に基づき、遺伝子組み換え体を利用して手綱核外側亜核の活動を阻害し、その機能の解明に着手した。

筆者らはBAC（Bacterial Artificial Chromosome）を用いて、外側亜核に特異的なトランスジェニックゼブラフィッシュを作出することに成功した[14]。BACは最大200kb以上もの長さのゲノム断片を含み、そのなかに含まれる遺伝子の転写制御領域を十分に含む可能性が高い。そのため、たとえば手綱核に特異的な発現をする遺伝子を含むBACを用いてトランスジェニック個体を作出することで、その発現パターンを利用した手綱核特異的な神経伝達阻害物質（破傷風毒素など）の発現誘導を行うことができる。この手法を利用して、手綱核外側亜核からの神経回路を遮断し、恐怖条件付けとそれによる行動の変化を観察した。

10cm四方の水槽のなかにゼブラフィッシュを入れ、赤い光と弱い電気刺激を同時に与える。野生型のゼブラフィッシュでは、次第に赤い光のみを見ただけで電気刺激がくることを予想するようになり、学習が成立した魚では「逃避様の行動（ばたばたとターンを繰り返す）」を示すよう実験をデザインした。これは予測される嫌な刺激に対してのひとつの防御反応であると考えられ、学習前ではほとんど見られない。

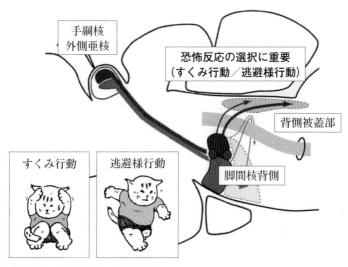

図3　手綱核による恐怖反応の制御

　一方、手綱核外側亜核からの神経回路を遮断した魚では、赤い光から電気刺激を予測できるようにはなるが、興味深いことに、その時とる行動がまったく異なり、学習の結果として「すくみ行動（動かなくなる）」を示すようになった。電気刺激への感受性や基本の行動量に変化がないことから、学習過程で経験した情報の処理がおかしくなっていると考えられる。これらの結果から、学習による防御反応において、手綱核外側亜核がその「行動の選択（どの防御反応をとるようになるか）」に重要であることが示された（図3）。

　以前は、異なる防御反応に関しては、それぞれ別の神経回路が活性化していることは知られていたものの、どのようにしてそれぞれを選択するかに関してはほとんど知られていなかった。本研究ではその一端に迫ることができたと考えている。なお、その後マウスにおいても手綱核は恐怖反応の制御にかかわることが示されており、進化的に保存された重要な部位であるといえる（Yamaguchi et al. 2013[11]）。

　このような遺伝学的手法による個別の神経回路を明らかにする研究は、genetic dissectionと呼ばれ、その当時は魚類のみならずマウス、ラット、線虫やハエなど多くのモデル動物において活発に用いられていた。現在では、後述するオプトジェネティクスによる可逆的かつミリ秒単位の精度での神経活動制御や、神経を逆行性にするウイルス（たとえば、手綱核の下流である脚間核にウイルスを感染させると、その上流の手綱核の細胞体が感染を受けるようなウイルス）による経路特異的な標識方法が開発されているため、遺伝子組み換え個体の利用と組み合わせることで、さらに詳細な理解が可能となっている。

　このように、遺伝学的な手法によって特定の脳領域、あるいは領域間の経路を操作する手法は、恐怖に関する神経回路はもとより、さまざまな新しい脳機能の解明にも貢献している。たとえば、上述の筆者が作成した遺伝子組み換え個体の応用により、社会性・闘争性などの研究に関しても興味深い研究成果がもたらされた[15]。

3. 大脳皮質局所回路における情報処理

　しかしながら、上述のような研究手法により脳の「機能地図」（図1）を完成に近づけたからといって、脳の機能を十分に理解したということにはならない。たとえば、「車や飛行機を動かすにはエンジンが重要である」という知識を得ることで、（極端にいえば）「エンジンの破壊によりそれらは動かなくなる」ことはわかるが、「うまく動かない場合にどのように修理すればよいのか」、あるいは「より高性能にするためにはどう改善すればよいのか」などの理解には直結しないのと同様である。

　特に、大脳皮質における情報処理のメカニズムは非常に複雑であると考えられている[16]。大脳皮質には、興奮性神経細胞、抑制性神経細胞があり、多重の層構造があり、層間の接続、層内・層間の回帰性（reccurent接続）、feedforward inhibition、feedback inhibitionなどの存在が確認される[16]。抑制性神経が抑制性神経に接続することによるdisinhibitionなども存在する[17, 18]。さらには、興奮性細胞、抑制性細胞のそれぞれでさまざまなサブ

タイプ（subtype）が存在し、異なる電気生理学的・解剖学的性質を有することから、局所回路での演算においても異なる役割を持つと考えられている[16〜18]。すなわち、少なくとも解剖学的な接続は、成熟した脳（すなわち、ある程度不要な配線は取り除かれていると推察される）においても非常に複雑である、ということが示されているため、その複雑性がなんらかの重要な役割を持つであろうと推察される。しかし実際は、本当に複雑な計算をしているかどうかについては推察の域を大きくは超えていない。

　したがって、ノーベル生理学・医学賞を受賞したSantiago Ramón y Cajal博士（1852〜1934年）が当時大脳皮質の層構造について議論していたころと比べてもその理解は劇的には進捗しておらず、それほど大脳皮質の計算様式を理解することは難しい問題だといえる。逆にいえば、この難問を解いた先には新たな発見や、そして将来的な精神疾患治療への糸口があるかもしれない、ともいえる。筆者の現在の研究のモチベーションは、おおむねこのあたりにあり、以下に示す大脳皮質情報処理機構における研究は、この目標に向けて少しずつ進めてきた経緯である。

4. 光学的手法を用いた大脳皮質局所回路での　　情報処理機構の解明

　先述の通り、筆者は恐怖反応や恐怖記憶に関する脳内の情報処理メカニズムに関する興味を中心としてこれまで研究を進めている。しかし、ゼブラフィッシュでの研究がひと段落したころ、上述のような「大脳皮質局所回路における恐怖記憶の情報処理」の研究を進めるには技術的な隔たりが存在した。そこで、局所回路における情報処理の観点では当時もっとも進んでいた分野のひとつである大脳皮質視覚野での研究を通じて、記憶研究の分野へとつなげていくことを計画した。

　脳が処理する情報のなかでも「視覚情報」は、我々ヒトを含む多くの動物がそれに依存した生活を行っており、その情報処理機能は重要である。視覚情報は、目の網膜によって受容され、視床を通して大脳皮質の視覚野へと運ばれる。一次視覚野に受容された情報は、さらにさまざまな部位へ

と振り分けられたり、再統合されたりしながら処理され、最終的に認知・行動へとつながる。

　これまでに大脳皮質の視覚野における情報処理に関しては、さまざまなモデル動物を通じて広く調べられている。特に電気生理学的な技術の発展に伴って理解が深まり、多くの興味深い提案がなされてきた。たとえば、視覚情報の入り口である一次視覚野も認知機能に伴って活動を変化させ、同じ視覚情報の入力に対しても「注意」を払う必要のあるような課題遂行時には、一次視覚野の神経反応性が上昇することなどが知られている[19]。加えて「spike count correlation/noise correlation」と呼ばれる局所回路でのゆらぎや同期性を示す指標も、注意と関連して複雑に変動することが示されており、これらの知見を起点として情報処理の観点から新たな提案がなされてきている[20, 21]。

　一方、大脳皮質の約2割を占める抑制性神経は、ヒトの多くの精神疾患（気分障害、統合失調症、自閉症等）とかかわりがあることが知られ、特に統合失調症では前頭前皮質における抑制性神経（パルブアルブミン（PV）陽性神経など）が深くかかわることが示唆されている[22]。そのような背景もあって、視覚野や体性感覚野などにおいては、電気生理学的手法を中心としてさまざまな観点から抑制性神経の役割が研究されていた[18, 23]。そして、後述の内側前頭前野による恐怖記憶制御においても、抑制性神経の関与を示す結果が示されている[24～26]。それが神経細胞集団による情報処理（population coding）の観点においてどのような役割を果たすのか非常に興味深い。

　これらの背景を受け、一次視覚野でのpopulation codingのメカニズムに着目し、抑制性神経の役割、特にPV陽性細胞の役割について研究を進めた。これまでの研究により、抑制性神経と興奮性神経のバランスはホメオスタティックに制御されていることが知られ、従来用いられてきたような遺伝学的な手法による長期的活動変化を行ってしまうと回路全体が大きく変わってしまうことが懸念される。特にPV陽性細胞においてはてんかんなどとの関与も指摘され、その操作期間や強度は適切に調整されなくては

ならない。そこで、オプトジェネティクス、すなわち光を照射しているタイミングのみ、そしてオプシンを人工的に発現させた標的神経細胞のみで神経活動制御を行えるシステムを利用することで、PV陽性細胞特異的に、ミリ秒単位の精度での可逆的な神経活動操作を行い、その時の神経ネットワークの活動を観察することを通じて情報処理に対する役割を検証することにした。

　また、大脳皮質でのpopulation codingを研究する際には、神経「群」としての活動を記録する技術が重要である。大脳皮質では、単一の神経はそれ単独では下流の神経を発火させることができず、情報をさらに下流に伝達するためには多数の神経による同期的な活動が必要である。逆に過剰な同期的状態はむしろ情報処理効率を下げることも示唆されており[27]、さらにはてんかんなどにもつながりかねない。つまり、神経ネットワークにおける神経細胞間の協調性は、適切に制御される必要がある。したがって、「群」としての活動様式を観察すること（すなわち各細胞一つひとつを区別しながら多数の神経細胞から活動を観察すること）が、大脳皮質による情報処理を理解するうえでも重要な切り口になる。ただしこの時、従来の電気生理学的な技術では、一度に観察できる細胞数に限界があり、特に局所ネットワークにおける神経「群」としての挙動を調べるのには制限がある。

　そこで筆者らは、遺伝子コード型のセンサによる2光子神経活動イメージングを導入し、これを光遺伝学と同時に行う手法を確立した（図4）。この技術により、「多数の細胞からの活動記録」を実現しつつ、オプトジェネティクスによる「ミリ秒単位の分解能による特異的な神経活動制御」を同時に行うことが可能となり、局所神経回路での情報処理、そして認知や行動などとの因果関係をより直接的に検証することが可能となった[28]。実際にこの技術による観察結果を解析したところ、過去の電気生理学的手法により明らかになったのと同様に、PV陽性細胞の操作が大脳皮質一次視覚野における神経同期性を変化させることを確認し、この新たな技術が有用であることを裏付けた。

　電気生理学的手法では得られないイメージングの大きな利点のひとつと

して、空間情報（それぞれの神経細胞の空間的な配置）を同時に得られる
ことがあげられる。そこで次にこの空間情報を用いて解析を行ったところ、
特に互いの距離が近い興奮性細胞どうしの同期性が、PV陽性細胞の活動操
作の影響を受けやすいことがわかった（**図5**）。過去の研究により[29]、この
PV陽性細胞は150〜200μmほどの近傍の興奮性細胞に非常に密に投射し
ており、遠く離れたものにはあまり投射していないことが知られている。
このことから、**図5**に示すようにもともと存在するこの回路構造によって
同期性が制御されていることが示唆された。つまり、あるPV陽性細胞か
ら投射を受ける、すなわち「共通入力」を受ける一群の興奮性細胞は、PV
陽性細胞が活動する瞬間は同時に抑制され、この抑制がない瞬間しか活動
することができない。そのことが結果として局所回路における同期性の高
さを支えている、ということが示唆されたのである。これは、これまでに
提唱されている「PV陽性細胞による同期性の制御の背景にあるメカニズム
は共通入力ではないか」という仮説を支持する重要なデータである。
　興味深いことに、この同期性が損なわれた状態において、目を通して視
覚刺激を与えたところ、視覚野の神経群としてコードする情報量が低下す

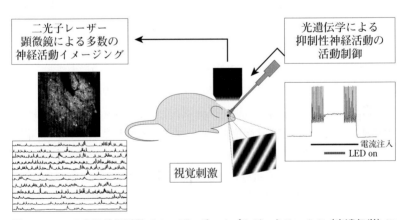

図4　*in vivo* 2光子神経活動イメージング、オプトジェネティクス（光遺伝学）に
よる神経活動制御、および視覚刺激を同時に行う手法を確立

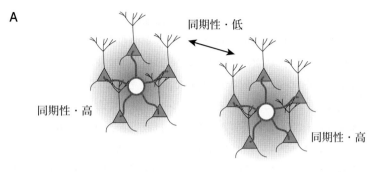

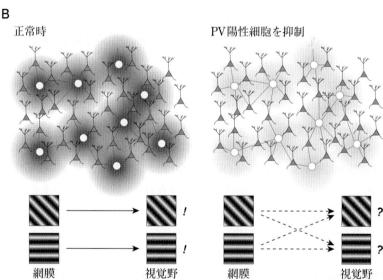

図5　大脳皮質視覚野における、PV陽性神経細胞によるネットワーク同期性を介した情報量の制御

A：PV陽性の抑制性神経（○）は近傍の興奮性神経（▲）に密に投射している。この共通入力を受ける興奮性神経どうしはより同期的になる（背景の色は同期性の高いグループを模式的に示す）。一方、距離の離れた興奮性神経どうしはPV細胞からの共通入力を受けにくく、結果として低い同期性を示す。

B：正常時（左）、およびPV陽性細胞を抑制した際（右）の、視覚野（広域）における同期性の分布の模式図（それぞれ上段）と、その時「網膜」で得た視覚情報が「視覚野」で識別される様（それぞれ下段）。オプトジェネティクスによるPV陽性細胞の抑制により、視覚野での同期性が下がると、それにより視覚識別能が低下した。

ることが示された。ある条件において同時に活動する一連の神経群活動パターンをアンサンブル（ensemble）と呼ぶが、神経群として異なる視覚刺激を分別する際には、刺激の種類ごとに異なる（類似性の低い）アンサンブルとして情報をコードするほうが有利であると考えられる。実際、同じ種類の視覚刺激の最中に生まれるアンサンブルは似ており、その類似性（frame-frame correlation（FFR）という値で評価）を、異なる種類の視覚刺激におけるアンサンブルの類似性FFRと比較したとき、はるかに大きい値が検出されたことからも、この考え方は支持される。すなわち、異なる視覚刺激におけるFFRが低ければ低いほど、視覚野は異なる視覚刺激をしっかり区別しているといえる（直行化）。ところが、PV陽性細胞を抑制した瞬間においては、この異なる視覚刺激におけるFFRが優位に上昇してしまうことがわかった（直行化の破綻）。したがってPV陽性細胞は、正常時には視覚情報の直行化を介してpopulation coding（視覚情報の識別）に寄与していることがわかった。

　そしてさらに興味深いのは、実験個体ごとにおけるばらつきを利用して、PV陽性細胞を抑制した際の同期性の変化、およびFFRの変化の関係性を解析したところ、負の相関が見られた。すなわち、同期性が低下するほど、FFRが増加し、視覚情報の識別能が低下していた。

　これらの結果から、大脳皮質・視覚野におけるPV陽性細胞は、局所回路での共通入力を介して、神経群における同期性を制御し、それが視覚情報のpopulation codingに貢献していることがわかった。過去に報告された視覚情報を利用した意思決定のメカニズム[30]においても、このようなPV陽性細胞による制御メカニズムの貢献が示唆される。

5. 恐怖記憶に関する大脳皮質内側前頭前野の役割の　　解明に向けて：光学的手法と機械学習などの　　数理学的なアプローチを組み合わせる

　このように、2光子イメージングとオプトジェネティクスを用いることで、大脳皮質での情報処理について研究を進める手法を確立した。現在は、

これらの技術を応用することで、いよいよ大脳皮質による「恐怖記憶」の制御機構の理解に向けて研究を進めている。

　ヒトにおいて、大脳皮質の前頭前野背外側部と呼ばれる部位は、さまざまな高次機能を担い、さらにはうつ病やPTSD、統合失調症などの精神疾患との関連も深い。同様の機能を持つといわれるマウスの内側前頭前野（mPFC）もまた、報酬記憶・嫌悪記憶といったさまざまな情動に関する記憶の管理を担っている。

　mPFCは、扁桃体と解剖学的につながっており（図1）、恐怖記憶とのかかわりについても近年の研究により少しずつ明らかになってきている。薬理学的、電気生理学的手法、オプトジェネティクスなどを用いた研究により、mPFCが正常に機能しないと恐怖記憶制御、特に記憶を読み出して、恐怖反応（すくみ行動）に反映させる役割が損なわれることが示されている[24~26,31]。このように、mPFCの機能は動物行動と直結しており、大脳皮質研究において、その情報処理の貢献度や、脳機能を達成するための最小構成単位を評価する実験系として非常に有利であると考えられる。

　さらに、これまでの研究により、恐怖記憶を制御する神経回路としては大脳皮質以外の脳領域や神経系の機能についても非常によく調べられている。大脳辺縁系の扁桃体や海馬、間脳の視床下部、中脳の中心灰白質については古くからさまざまな研究が進められている（図1）。そして先述の通り、手綱核もまた恐怖にかかわる行動制御に重要であることが示された[14,32]。ほかにも腹側線条体（ventral striatum）や視床室傍核（paraventricular thalamus）の役割も近年注目されている[33,34]。したがって、大脳皮質における情報処理が最終的に行動としての出力に至るまでの経路全体を理解するという大きな目標に対して、もっとも近いところにある研究対象のひとつであるといえる。

　この目標に向け、現在は上述の光学技術をmPFC研究に応用し、擬似自由行動中のマウスを用いた *in vivo* 光神経活動イメージング・オプトジェネティクスを行うことで、そこでの「恐怖記憶にかかわる情報処理機構」を解明するために研究を進めている。上記技術に加え、マイクロプリズムを

利用した低侵襲性の脳深部イメージング技術を組み合わせることで、mPFC
にコードされた情動記憶に関する神経群活動を計測可能としている（**図6**）。
また、擬似自由行動状況を作るために、頭部固定したままでマウスがその
上を自由に走ることができるようにディスク状の動く床を採用し、その上
では恐怖反応の一種である「すくみ行動」をイメージング中に定量可能と
なっている[35]。さらに、イメージングにおいては遺伝子コード型のセンサ
を利用することで、学習の前後、および最中など、長期的に同一の神経細
胞集団から記録することが可能となり[36]、これまでの電気生理学的な手法
では困難であった「記憶の形成過程」における「神経細胞集団によるネット
ワーク構造の変化」が観察できている（未発表）。

　現在はこの観察データの解析を進めているが、最近注目する手法のひと
つが機械学習を用いた解析方法である[37]。特にmPFCなどの高次機能を制
御する領域は、多岐にわたる情報を制御しており[38]、その分実際のデータ
はある意味で非常にノイズが多く、単純には情報量を定量的に測定するこ

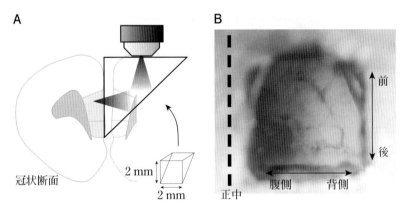

図6　マイクロプリズムを利用した深部イメージング
A：プリズム導入の模式図。実際には正中に沿って滑り込ませており、観察対象
の反対側を含むすべての神経接続に対して非侵襲的である。
B：プリズムを挿入・固定した直後の様子。背腹方向の広範囲にわたりmPFCを
観察することができている。

とができていない。一方、機械学習は、神経細胞集団から非線形的に情報
を読み取る（decodingする）ことができるため、実際に筆者らのデータに
おいてもそのようなノイズのなかから情報を正確に抽出することができて
いる（図7）。このほか、「一般化線形モデル」を用いることで、同時にコー
ドされるさまざまな情報を区別してイメージングデータから読み取る方法
も確立されており[39]、これらの手法を総合的に利用することで、mPFCが
コードする複雑な情報の解読も有用であると考えている。

　また、神経細胞集団による恐怖記憶想起中のアンサンブルにも注目して
いる。先述の視覚野同様に、恐怖記憶想起中のアンサンブルも検出するこ
とができる。この意義（恐怖反応への因果性）を検証するためには、近年
開発されたSLM（spatial light modulator）技術を利用することが有効だと考
えられる[40]。この技術は、ホログラム技術・オプトジェネティクス技術と
組み合わせることで、特定の複数の神経細胞群を、同時にかつ非常に特異
的に刺激することを可能とする。すでに先行研究ではこの刺激によってネ

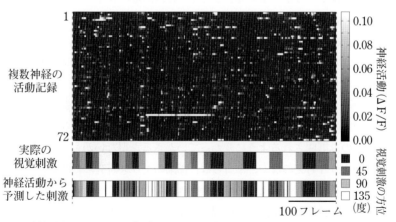

図7　機械学習による神経「群」活動からの情報の読み取り
さまざまな視覚刺激を与えながら大脳一次視覚野における神経集団の活動を記録
した。そこから機械学習によって非常に高精度（約80％の正答率）な情報の読み
取りが達成された。

ットワークに十分に影響を与え得ることが示されており[40]、これをmPFCでの恐怖記憶にかかわるようなアンサンブルの操作に応用することで、どのような神経活動・アンサンブルが実際の動物行動や記憶を制御しているかを検証していく計画である。

6. 今後の展望

　筆者は、これら一連の流れを通じて、「情動を司る脳内情報処理様式の解明」を今後も進めていく。そして、「脳内情報処理の観点からの精神疾患の治療」といった新たな道筋を提案することを目指している。

　このように、一細胞レベルの解像度で多数の神経細胞から記録することが大脳皮質での情報処理を理解するうえで鍵になることには疑いの余地はないと考える。しかし一方で、ブレインマシーンインタフェースのように、社会生活への応用という観点では、脳波やfMRIのようなマクロな観察手法とそれによる研究がより直接的に役立つ可能性もある、とも考えている。特に、上述の機械学習（もしくは人工知能・AI）のような脳活動からの読み取り技術が今後ますます発展してくるのは間違いなく、その目的においては、一細胞レベルの解像度は必要ないかもしれない。さらには、仮に人間の神経細胞すべての活動を一細胞レベルで観測できる技術がいままさに発明されたとしても、数千億個あるといわれる神経細胞がミリ秒単位の速度で変化していくその記録を十分に解析できるようなコンピュータ、すなわちハード側の開発という別の問題も解決せねばならない（もしかすると今後のこの分野の研究進展は、天文学や宇宙物理のように限られた施設によってのみ展開されるように変わっていかざるを得ないかもしれない）。

　そのような考えのなか、筆者らは、従来のマウス研究における脳活動観察の可能性を拡張し、ヒトの脳波測定やfMRIでもまだ実現していないような技術を目標として、「生物発光膜電位センサ」による脳活動計測法を新たに開発した[35,41]。自由行動中のマウスからワイヤレスに局所電位を測定することができる手法であり、ケーブルが絡む心配がないことから、「複数の個体からの同時計測」を実現することができた。これにより、先述の

　視覚野、すなわち視覚情報処理の中枢が、社会性行動に伴い活性化することがわかった。今後の社会性行動などの基礎研究や精神疾患研究への応用などが期待される。

　筆者がこれまで主に使ってきた2光子イメージングや、オプトジェネティクスなどを基軸としたような研究スタイルは、アメリカやヨーロッパ、中国などにおいて凄まじい速度で発展を続けている。日本においては、これらを追随するのも重要かもしれないが、今後は既存の枠を超えて、多角的に脳機能を理解する手法の開発と応用を進めていくことこそが、鍵となるかもしれない。より独創的に新たな潮流を技術・着眼点の両方から生み出し、基礎研究そして応用の両面で貢献していきたいと考えている。

謝　辞

　ご支援いただき、またこのような貴重な機会をくださったブレインサイエンス振興財団ならびに関係者の皆様には深く御礼申し上げます。また、本稿にて紹介した研究をご支援いただいた岡本仁先生（理化学研究所）、Rafael Yuste博士（米・コロンビア大学）、永井健治先生（大阪大学）、鍋倉淳一先生（生理学研究所）、JSTさきがけ、およびその関係者や研究室の皆様、その他多くの共同研究者の方々、技術・解析等へのご指導をくださった方々などに対し、心より御礼を申し上げます。

───────── 参考文献 ─────────

1) R. Bandler, K.A. Keay, N. Floyd, J. Price, Central circuits mediating patterned autonomic activity during active vs . passive emotional coping, *Brain Res Bull*, **53** (2000) 95-104.

2) R. Mongeau, G.A. Miller, E. Chiang, D.J. Anderson, Neural Correlates of Competing Fear Behaviors Evoked by an Innately Aversive Stimulus, **23** (2003) 3855-3868.

3) D. Mobbs, P. Petrovic, J.L. Marchant, D. Hassabis, N. Weiskopf, B. Seymour, R.J. Dolan, C.D. Frith, When fear is near: threat imminence elicits prefrontal-periaqueductal gray shifts in humans, *Science*, **317** (2007) 1079-1083.

4) J.P. Fadok, S. Krabbe, M. Markovic, J. Courtin, C. Xu, L. Massi, P. Botta, K. Bylund, C. Muller, A. Kovacevic, P. Tovote, A. Luthi, A competitive inhibitory circuit for selection of active and passive fear responses, *Nature*, **542** (2017) 96-100.

5) M. Portavella, B. Torres, C. Salas, Avoidance response in goldfish: emotional and temporal involvement of medial and lateral telencephalic pallium, *The Journal of neuroscience*, **24** (2004) 2335-2342.

6) G. Pradel, M. Schachner, R. Schmidt, Inhibition of Memory Consolidation by Antibodies against Cell Adhesion Molecules after Active Avoidance Conditioning in Zebrafish, *J Neurobiol.* **39** (1999) 197-206.

7) W.R. Klemm, Habenular and interpeduncularis nuclei: shared components in multiple-function networks, *Med Sci Monit*, **10** (2004) RA261-273.

8) M. Matsumoto, O. Hikosaka, Lateral habenula as a source of negative reward signals in dopamine neurons, *Nature*, **447** (2007) 1111-1115.

9) O. Hikosaka, The habenula: from stress evasion to value-based decision-making, Nature reviews. *Neuroscience*, **11** (2010) 503-513.

10) H. Shibata, T. Suzuki, Efferent projections of the interpeduncular complex in the rat, with special reference to its subnuclei: a retrograde horseradish peroxidase study, *Brain Res*, **296** (1984) 345-349.

11) H.J. Groenewegen, S. Ahlenius, S.N. Haber, N.W. Kowall, W.J. Nauta, Cytoarchitecture, fiber connections, and some histochemical aspects of the interpeduncular nucleus in the rat, *J Comp Neurol*, **249** (1986) 65-102.

12) H. Aizawa, M. Kobayashi, S. Tanaka, T. Fukai, H. Okamoto, Molecular characterization of the subnuclei in rat habenula, *The Journal of comparative neurology*, **520** (2012) 4051-4066.

13) H. Aizawa, I.H. Bianco, T. Hamaoka, T. Miyashita, O. Uemura, M.L. Concha, C. Russell, S.W. Wilson, H. Okamoto, Laterotopic representation of left-right information onto the dorso-ventral axis of a zebrafish midbrain target nucleus, *Current biology: CB*, **15** (2005) 238-243.

14) M. Agetsuma, H. Aizawa, T. Aoki, R. Nakayama, M. Takahoko, M. Goto, T. Sassa, R. Amo, T. Shiraki, K. Kawakami, T. Hosoya, S.-i. Higashijima, H. Okamoto, The habenula is crucial for experience-dependent modification of fear responses in zebrafish, *Nature neuroscience*, **13** (2010) 1354-1356.

15) M.Y. Chou, R. Amo, M. Kinoshita, B.W. Cherng, H. Shimazaki, M. Agetsuma, T. Shiraki, T. Aoki, M. Takahoko, M. Yamazaki, S. Higashijima, H. Okamoto, Social conflict resolution regulated by two dorsal habenular subregions in zebrafish, *Science*, **352** (2016) 87-90.

16) K.D. Harris, T.D. Mrsic-Flogel, Cortical connectivity and sensory coding, *Nature*, **503** (2013) 51-58.

17) C.K. Pfeffer, M. Xue, M. He, Z.J. Huang, M. Scanziani, Inhibition of inhibition in visual cortex: the logic of connections between molecularly distinct interneurons, *Nature neuroscience*, **16** (2013) 1068-1076.

18) M.M. Karnani, M. Agetsuma, R. Yuste, A blanket of inhibition: functional inferences from dense inhibitory connectivity, *Current opinion in neurobiology*, **26** (2014) 96-102.

19) Y. Chen, S. Martinez-Conde, S.L. Macknik, Y. Bereshpolova, H.a. Swadlow, J.-M. Alonso,

Task difficulty modulates the activity of specific neuronal populations in primary visual cortex, *Nature neuroscience*, **11** (2008) 974-982.

20) J.L. Herrero, M.A. Gieselmann, M. Sanayei, A. Thiele, Attention-Induced Variance and Noise Correlation Reduction in Macaque V1 Is Mediated by NMDA Receptors, *Neuron*, **78** (2013) 729-739.

21) D.A. Ruff, M.R. Cohen, Attention can either increase or decrease spike count correlations in visual cortex, *Nature neuroscience*, **17** (2014) 1591-1597.

22) A.A. Curley, D.A. Lewis, Cortical basket cell dysfunction in schizophrenia Allison A. Curley, PhD and David A. Lewis, MD, *J Physiol*. **590** (2012) 715-724.

23) J.S. Isaacson, M. Scanziani, How inhibition shapes cortical activity, *Neuron*, **72** (2011) 231-243.

24) F. Sotres-Bayon, D. Sierra-Mercado, E. Pardilla-Delgado, G.J. Quirk, Gating of fear in prelimbic cortex by hippocampal and amygdala inputs, *Neuron*, **76** (2012) 804-812.

25) J. Courtin, F. Chaudun, R.R. Rozeske, N. Karalis, C. Gonzalez-Campo, H. Wurtz, A. Abdi, J. Baufreton, T.C. Bienvenu, C. Herry, Prefrontal parvalbumin interneurons shape neuronal activity to drive fear expression, *Nature*, **505** (2014) 92-96.

26) C. Dejean, J. Courtin, N. Karalis, F. Chaudun, H. Wurtz, T.C. Bienvenu, C. Herry, Prefrontal neuronal assemblies temporally control fear behaviour, *Nature*, **535** (2016) 420-424.

27) A. Renart, J. de la Rocha, P. Bartho, L. Hollender, N. Parga, A. Reyes, K.D. Harris, The asynchronous state in cortical circuits, *Science (New York, N.Y.)*, **327** (2010) 587-590.

28) M. Agetsuma, J.P. Hamm, K. Tao, S. Fujisawa, R. Yuste, Parvalbumin-Positive Interneurons Regulate Neuronal Ensembles in Visual Cortex, *Cerebral cortex*, **28** (2018) 1831-1845.

29) E. Fino, A.M. Packer, R. Yuste, The logic of inhibitory connectivity in the neocortex, *Neuroscientist*, **19** (2013) 228-237.

30) S.-h. Lee, A.C. Kwan, S. Zhang, V. Phoumthipphavong, J.G. Flannery, S.C. Masmanidis, H. Taniguchi, Z.J. Huang, F. Zhang, E.S. Boyden, K. Deisseroth, Y. Dan, feature selectivity and visual perception, *Nature*, **488** (2012) 379-383.

31) F. Sotres-bayon, G.J. Quirk, Prefrontal control of fear : more than just extinction, *Current opinion in neurobiology*, **20** (2010) 231-235.

32) T. Yamaguchi, T. Danjo, I. Pastan, T. Hikida, S. Nakanishi, Distinct roles of segregated transmission of the septo-habenular pathway in anxiety and fear, *Neuron*, **78** (2013) 537-544.

33) C. Bravo-Rivera, C. Roman-Ortiz, E. Brignoni-Perez, F. Sotres-Bayon, G.J. Quirk, Neural structures mediating expression and extinction of platform-mediated avoidance, *The Journal of neuroscience*, **34** (2014) 9736-9742.

34) F.H. Do-Monte, K. Quinones-Laracuente, G.J. Quirk, A temporal shift in the circuits mediating retrieval of fear memory, *Nature*, **519** (2015) 460-463.

35) S. Inagaki, M. Agetsuma, S. Ohara, T. Iijima, H. Yokota, T. Wazawa, Y. Arai, T. Nagai, Imaging local brain activity of multiple freely moving mice sharing the same environ-

ment, *Sci Rep*, **9** (2019) 7460.

36) M. Agetsuma, T. Matsuda, T. Nagai, Methods for monitoring signaling molecules in cellular compartments, *Cell Calcium*, **64** (2017) 12-19.

37) Y. Masamizu, Y.R. Tanaka, Y.H. Tanaka, R. Hira, F. Ohkubo, K. Kitamura, Y. Isomura, T. Okada, M. Matsuzaki, Two distinct layer-specific dynamics of cortical ensembles during learning of a motor task, *Nature neuroscience*, **17** (2014) 987-994.

38) E.K. Miller, J.D. Cohen, An integrative theory of prefrontal cortex function, Annu Rev *Neurosci*, **24** (2001) 167-202.

39) Y.H. Tanaka, Y.R. Tanaka, M. Kondo, S.I. Terada, Y. Kawaguchi, M. Matsuzaki, Thalamocortical Axonal Activity in Motor Cortex Exhibits Layer-Specific Dynamics during Motor Learning, *Neuron*, **100** (2018) 244-+.

40) L. Carrillo-Reid, W. Yang, Y. Bando, D.S. Peterka, R. Yuste, Imprinting and recalling cortical ensembles, *Science*, **353** (2016) 691-694.

41) S. Inagaki, H. Tsutsui, K. Suzuki, M. Agetsuma, Y. Arai, Y. Jinno, G. Bai, M.J. Daniels, Y. Okamura, T. Matsuda, T. Nagai, Genetically encoded bioluminescent voltage indicator for multi-purpose use in wide range of bioimaging, *Sci Rep*, **7** (2017) 42398.

揚妻　正和（あげつま・まさかず）
自然科学研究機構生理学研究所・基盤神経科学研究領域 特任准教授
2000年、名古屋大学農学部卒業。2005年、京都大学大学院生命科学研究科博士課程修了。生命科学博士。～2011年、理化学研究所・岡本仁ラボにてポスドク。～2014年、コロンビア大学・Rafael Yuste ラボにてポスドク。～ 2017年、JST さきがけ専任研究員（大阪大学・永井健治ラボにて研究）。これらの経歴を経て、2017年より現職。
専門は脳神経回路情報処理。

接近回避葛藤下の意思決定を制御する前帯状皮質－ストリオソーム回路

keywords ▶▶▶ 意思決定、接近回避葛藤、不安障害、強迫性障害、大脳基底核 ストリオソーム、霊長類、前帯状皮質、ベータ振動 モジュール型強化学習

雨森　賢一
京都大学 白眉センター・霊長類研究所

はじめに

　報酬と同時に罰が与えられる場合、その報酬と罰のセットを受け入れるか（接近、Approach）、受け入れないか（回避、Avoidance）という意思決定に関して心理的な葛藤が生じる。これは接近回避葛藤と呼ばれ、心理学における重要な概念のひとつである。この接近回避の意思決定は、不安やうつといった情動や気分と関係が深い。内的な接近あるいは回避の意欲を顕在化させ、定量的に扱う手法として、接近回避（Approach-Avoidance）の葛藤課題（conflict task）が考案されてきた[1,2]。ヒトの不安障害あるいは不安特性が、回避反応と関連することが多くの研究で指摘されている[3,4]。たとえば、不安を抱えているヒトは、怒った顔画像を見たときの回避欲求が強いことや[5]、群衆に対する回避反応が強いことなどが報告されている[6]。質問によって積極性や消極性の傾向を分類すると、強い不安を持つ群は、将来の罰を過大評価し回避欲求が強い一方[7]、強いうつ傾向にある群は、将来の報酬を過小評価し、接近意欲が弱い傾向にあると指摘されている[8,9]。つまり、不安を感じやすい人は回避欲求が強く、うつの人は接近欲求が弱い。接近回避葛藤は動物を用いた抗不安薬の臨床前実験に用いられており、特にベンゾジアゼピン系の抗不安薬は、葛藤下の接近行動を有意

に増加させることから、効果が実証されている。抗不安薬の効果の定量化を目的として、ラットなどを用いてGeller-Seifer葛藤テスト、高架式十字迷路テストやlight-dark箱テストを含む接近回避の葛藤課題が考案されてきた（**図1A**）[2, 10]。Vogelが提案した葛藤課題（**図1B**）[11]では、飲水行動ごとに電気による罰が加えられ、飲水頻度が低下した葛藤状況を作る。この葛藤下で、ベンゾジアゼピン系の抗不安薬を投与すると、罰が加えられる状況下でも、飲水頻度の回復が見られる。この飲水頻度の変化を見ることで、薬の効果の定量化が行われている。このように、不安は接近回避葛藤に対して影響を与えるが、脳はどのように不安や葛藤を計算し、接近と回避の欲求をバランスさせ、意思決定を行っているのだろうか？

1. 前帯状皮質と葛藤下の意思決定

　筆者らは、ヒトや動物において不安の定量化法として用いられてきた接近回避葛藤のパラダイムを用いた意思決定課題を考案し（**図2A**）、課題を遂行しているマカクザルの前帯状皮質（anterior cingulate cortex：ACC）においてニューロン活動を記録した[12]。これまでも、マカクザルを用いた研究によって、前帯状皮質がコストと利益との統合に重要な役割をはたしていることが示唆されており[13]、前帯状皮質のニューロン活動は、課題遂行の意欲[14]や、提示された報酬の期待からの誤差[15]を表現することが報告されている。このことから、前帯状皮質は認知と情動の中継地点であると考えられている。しかしながら、前帯状皮質が情動や意思決定にどのように因果的にかかわっているのかについてはまったくわかっていない。この問題に取り組むため、接近回避葛藤を伴う意思決定課題を考案し、課題を遂行しているマカクザルのACC周りのニューロン活動を多電極記録法により記録し、さらに、微小電気刺激法により局所的なニューロン活動の変化を引き起こすことで、ACCのニューロンが意思決定や価値判断をどのように制御しているかを調べた。

　まず、接近回避課題（**図2B**）を遂行しているマカクザルのACCのニューロン活動を記録した。サルはジョイスティックの手前のセンサに手を置く

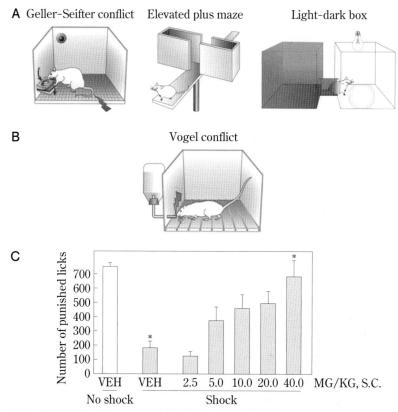

図1　抗不安薬の効果の定量化に使用される葛藤課題（Griebel, G. & Holmes, A. Nat. Rev. Drug Discov. 12, 667-87 (2013) を改変）

A：抗不安薬の臨床前試験に使用される葛藤課題。Geller-Seifer conflict テスト（左）では、レバーを押すと報酬が獲得できる条件でレバー押しを訓練し、ブザーで警告している時間（警告期）はレバーを押すと餌と同時に電撃が負荷されるコンフリクト状態を設定する。簡便なためよく使われる elevated plus maze テスト（中）や light-dark box テスト（右）なども、新規条件の探索という接近欲求と高所や light の明かりといった不安要素からの回避欲求の葛藤の下での行動を見ることで、抗不安薬の効果が測られてきた。

B：Vogel conflict テスト。

C：Vogel conflict テストでの飲水頻度の変化。ラットは、電気ショックを受けない場合には、リッキングを高頻度で行うが、電気ショックに伴い頻度を低下させた。ベンゾジアゼピン系抗不安薬（Chlordiazepoxide）によって電気ショックが加えられる状況下でも、飲水頻度（縦軸）の回復が濃度（横軸）に依存して見られる。

ことで自発的にタスクを開始した。その後、手がかり刺激 (cue) として上下の2本のバーが眼前のディスプレイに提示された。上のバーの長さは報酬の量を意味し、下のバーの長さは空気の吹きつけ（エアパフ）の強さを意味した。エアパフはサルの頬に向けられていて回避すべき罰としてはたらいた。提示された2本のバーの長さをもとに、サルは報酬と罰の組み合わせを受け入れるか（接近）拒否するか（回避）を、ジョイスティックを用いたターゲット選択で報告した。十字のターゲットを選ぶと接近を意味し、

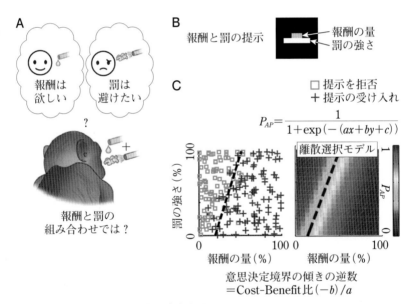

図2　接近回避葛藤を伴う意思決定課題
A：報酬と罰が組み合わさると、「接近の動機付け」と「回避の動機付け」は両立しなくなり葛藤が生じる。
B：手掛かり刺激。上のバーの長さが報酬量を意味し、下のバーの長さが罰（エアパフ）の強度を意味する。この組み合わせを受け入れるか、拒否するかの意思決定をマカクザルが行う。
C：サルの意思決定の例。「報酬が欲しい」という接近欲求と「罰は避けたい」という回避欲求は、報酬と罰が組み合わせられたときに葛藤する。意思決定のパターンをもとに離散選択モデルのパラメータを決定する。

提示された報酬と罰が与えられた。四角のターゲットを選ぶと回避を意味し、タスク遂行の意欲をかろうじて維持する少量の報酬が与えられた。サルの接近回避の意思決定には一定のパターンが見られた。計量経済学で用いられる離散選択モデルを用い[12]、サルがどのように価値判断を行っているかを定量化した（図2C）。すると、接近回避の効用関数は"報酬価値－罰価値"という線形関数で表され、意思決定境界も線形になった。この境界の傾きの逆数は、効用関数における罰と報酬の係数の比（cost-benefit ratio：CBR）に相当した。

2. 前帯状皮質膝前部pACCと不安の生成

ACCのニューロンは主にcueに対する応答を示し、意思決定を反映していると考えられた。これらのニューロン活動がどのような情報を再現しているかを調べるため、重回帰分析の手法を用いてニューロン活動表現を調べた。提示報酬量、罰の強さ、接近回避の選択、反応時間などのパラメータをもとに活動のデコードを行うと、価値や意欲に正に相関する活動を示す「接近ニューロン」と、負に相関する「回避ニューロン」がほぼ同じ割合で存在した。一方、帯状溝腹側では「回避ニューロン」が優勢に分布していた（図3A）。この帯状溝腹側は、前帯状皮質膝前部（pregenual ACC：pACC）に相当する。

pACCでは回避ニューロンが優勢であったため、この部位は回避選択にかかわる可能性が考えられた。これを検証するため、課題を遂行中のサルに対しニューロン活動を局所的に変化させる微小な（70〜100 μA）高周波（200 Hz）電気刺激を与えた。サルに200試行以上の課題を遂行させた後、cueを提示しているあいだに微小電気刺激を与えるという試行を200回行った。すると、93か所のうち13か所において、微小電気刺激無しの試行と微小電気刺激有りの試行とのあいだでサルの意思決定は有意に変化し、回避選択の頻度を増加させた（図3B）。刺激の効果は、pACCでのみ見られ、他のACC部位では見られなかった。刺激の効果をよく調べると、意思決定境界の傾きが低下したことから、CBRが増加していることが明らかになった。

これは、報酬と罰に対する内的な相対価値が変化し、罰を過大評価する悲観的な価値判断を行うようになったことを示す（**図3C**）。そこで、pACCの微小電気刺激によって、罰の過大評価を誘導したのち、抗不安薬であるジアゼパムを筋肉注射した。すると、異常な回避選択が消失した。このことから、pACCの異常活動は、報酬と罰を統合するプロセスに選択的に影響を与え、罰の過大評価を誘導し、「不安」に似た悲観的な意思決定を導くものと考えられる。

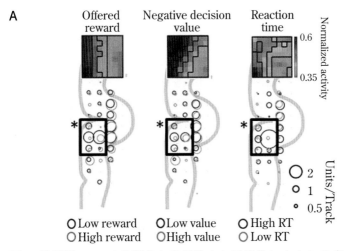

図3 霊長類pACCは悲観的な意思決定に因果的にかかわる（Amemori & Graybiel. Nat Neurosci. 15:776-85 (2012) を改変）

A：pACCニューロン応答。四角枠内のpACCでは、提示報酬に負に相関し（左下）、価値に負に相関し（中下）、反応時間に正に相関する（右下）ニューロンが優勢であった（Fisher's exact test, P＜0.05）。これらのニューロンの集団平均を上部のマトリックス応答として示した。

B：pACC刺激による回避選択の増加。（左上）pACCの微小電気刺激を行うことでApとAvの境界（破線）が変化した。計算モデルにより期待効用を計算したところ、pACCの操作は「罰を過大評価させる」ことが明らかになった。（左図）微小電気刺激が意思決定に対し効果のあった部位。

C：刺激によるCost-benefit ratioの増加量（%）。刺激位置の円のサイズとグレースケールによって、AvとCBRの増加量を表示した。

3. pACCーストリオソーム回路と不安の生成

　マカクザルのpACCは、広範な前頭前皮質との相互結合のみならず[16]、皮質下の構造と関係が深いことが知られている。特にpACCは前帯状皮質膝下部（subgenual anterior cingulate cortex：sACC）や、前頭眼窩皮質の後部領域（caudal orbitofrontal cortex：cOFC）とともに、扁桃体からの直接入力を受ける辺縁系皮質である[17]。sACCは腹側線条体や側坐核に対する投

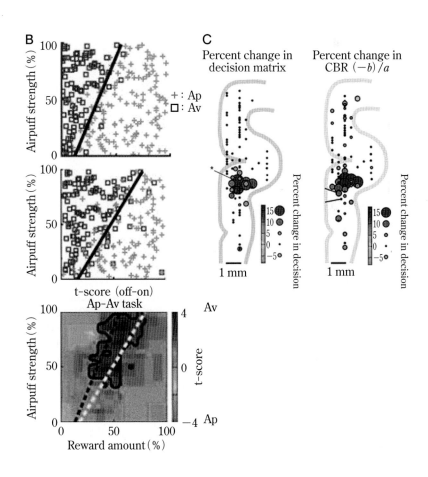

射が強く[18,19]、pACCやcOFCは線条体に対する投射が強い[20]、という投射先の区別が指摘されている。しかしながら、こうしたネットワークがどのような情動反応に因果的にかかわるかは、これまでほとんどわかっていなかった。そこで筆者らは、pACCやcOFCにおいて、悲観的な意思決定に因果的にかかわる局所部位を微小電気刺激実験で同定したのち、その局所部位に順行性トレーサを注入することで、関連ネットワークの同定を行った。すると、悲観的な意思決定に因果的にかかわるpACCやcOFCの局所回路は、ともに線条体に対する主要な投射があり、特にストリオソーム構造に対する投射が優勢であることが明らかになった。つまり、辺縁系皮質の主要な出力系のひとつは線条体ストリオソーム構造である（**図4**）。

　sACCからは主に、腹側線条体、側坐核への主要な投射がある。この経路は、霊長類でも齧歯類でも共通する一方、pACCから線条体への投射パターンは複雑で、種間で必ずしも一致しないことが指摘されている[21]（**図5A**）。そこで、pACCに対応する脳部位を齧歯類で探すことにした。ラットの脳部位である前辺縁系皮質（PL）にトレーサを注入したところ、マカ

図4　悲観的な意思決定に因果的にかかわる霊長類pACC, cOFCの局所部位は線条体ストリオソーム構造へ投射している

A：マカクザルpACCとsACCは扁桃体から直接投射を受ける。（Ghashghaei et al. Neuroimage. 34: 905-23 (2007) を改変）
B：pACCの電気刺激により回避行動が誘導された局所領域（右）に対してトレーサを注入。右の図の横軸は刺激による回避選択の増加量。
C：刺激効果のあったpACC局所部位から線条体への投射（左）とKChiP1染色によって示された線条体ストリオソーム構造（中）を重ね合わせて比較したところ（右）、pACC局所部位からストリオソーム構造への投射（S投射）が優勢であった（Fisher's exact test, **p＜0.001）。
D：マカクザルcOFCは扁桃体から直接投射を受ける（Ghashghaei et al. Neuroimage. 34: 905-23 (2007) を改変）
E：cOFCの電気刺激により回避行動が誘導された局所領域（右）に対してトレーサを注入した。
F：刺激効果のあったcOFC局所部位から線条体への投射（左）とKChiP1染色によって示された線条体ストリオソーム構造（中）を重ね合わせて比較したところ、ストリオソーム構造への投射が優勢であった（右）。

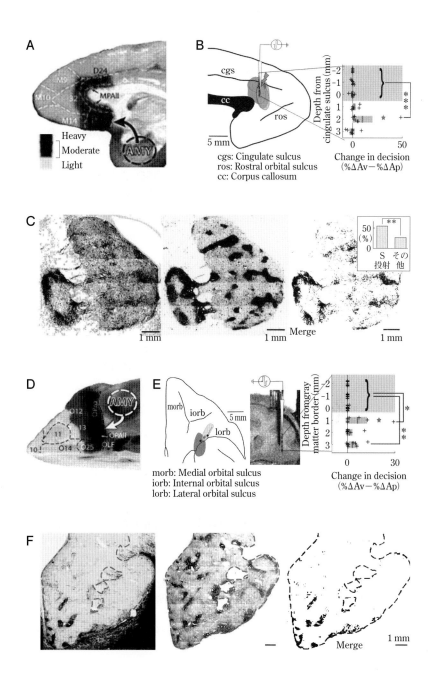

cgs: Cingulate sulcus
ros: Rostral orbital sulcus
cc: Corpus callosum

morb: Medial orbital sulcus
iorb: Internal orbital sulcus
lorb: Lateral orbital sulcus

クザルと同様にストリオソームに対して優勢な投射があることを確認した（図5B）。PLから線条体の投射は、ストリオソームにほぼ選択的であったため、光遺伝学を用いてストリオソームの機能の同定を目指した。まず、ハロロドプシンによるPL－ストリオソーム経路の選択的な抑制を行うと、罰をそれほど意識しなくなり、罰を伴う選択肢を選ぶ頻度が増加した（図5C）、逆にチャネルロドプシンによるPL－ストリオソーム経路の選択的な興奮刺激は、罰を回避する選択を増加させた（図5D）。これにより、線条体ストリオソーム構造が葛藤下の意思決定に因果的にかかわることが明らかになった[22]。また、このPL－線条体ストリオソームの経路は慢性ストレスに対して脆弱で、ストレスが引き起こす異常な価値判断にも因果的に関与することが明らかになった[23]。これら一連の研究から、マカクザルpACC、ラットPLから線条体ストリオソームに対する投射経路があり、不安の生成・制御にかかわると考えられる。

4. pACCと線条体の機能の違い

それでは、pACCと線条体に機能の違いはあるのだろうか。

この問題に取り組むため、マカクザル線条体の尾状核（caudate nucleus：CN）を対象として微小電気刺激実験を行い、CN局所回路の機能を調べ、

図5　齧歯類PL－ストリオソーム経路は悲観的な意思決定に因果的にかかわる（Friedman et al. Cell 161:1320-33 (2015) を改変）

A：ヒト－マカクザル－ラットの辺縁系皮質の比較。マカクザル24/32野、ラット Prelimbic cortex (PL) はストリオソームに対する投射が優勢であった。マカクザル24/32野はヒト24/32野と相同であると考えられている（Wise S. P., Trends in Neurosci., 31:599-608 (2008) を改変）。

B：GFPによってラベルされたラットPLから線条体への投射（上）とMOR染色によって同定されるストリオソーム（下）は一致した。

C：ハロロドプシンによるPL－ストリオソームの経路選択的な抑制により、強い光の下にあるジュースの選択が増加した。

D：チャネルロドプシンによるPL－ストリオソームの経路選択的な興奮により、強い光の下にあるジュースの回避が引き起こされた。

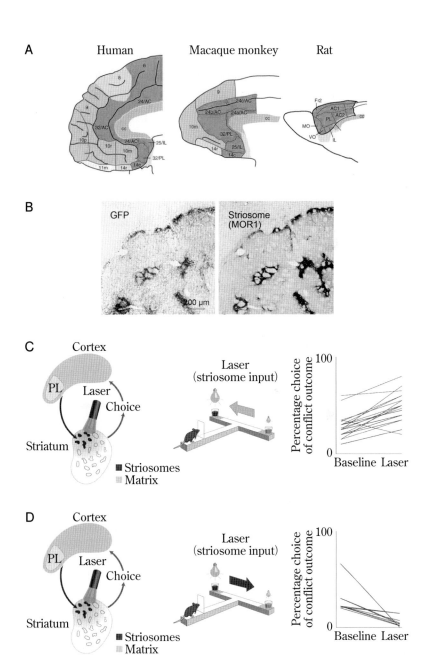

pACCとの違いを明らかにしようとした。刺激前に意思決定のパターンを記録したのち、CN刺激によって意思決定のパターンが変化するかどうかを調べた[24]。すると、112か所のうち13か所（12%）で接近選択が優位に増えた。これらはCBRが減少することから、刺激によって楽観的な価値判断を誘導されたと解釈できる。25か所（22%）では、CN刺激は回避選択を増

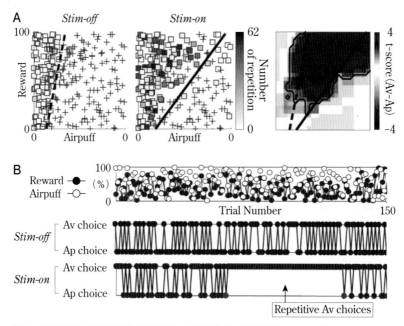

図6　霊長類CNは持続する悲観的な意思決定に因果的にかかわる
A：サルの意思決定の例。意思決定（回避：四角、接近：十字）のパターンの刺激による変化（左：刺激前、中：刺激中）。受け入れをクロス、回避を四角で示す。繰り返し回避の回数に応じて、四角のグレースケールを濃くしたところ、刺激後に繰り返し回避が多いことがわかる。（右）線条体の局所刺激は回避を有意に（Fisher's exact test, P＜0.05）上昇させた。
B：CN刺激では、異常な連続回避選択が引き起こされた。（上）刺激前と刺激後で同じ報酬（黒）と罰（白）の系列を提示した。（中）サルの接近/回避の意思決定を試行回数ごとに並べた。（下）刺激中の選択を試行ごとに並べると、異常な回避の選択の繰り返しが見つかった。

加させ、CBRが増加した。この部位においては、罰の価値が増加する悲観的な価値判断が誘導されたと考えられる。この「接近回路」と「回避回路」は、CNのなかで空間的な偏りを持つことなく分散して存在した。

　また、CN刺激による悲観的な意思決定は、刺激を停止してもすぐには元に戻らず、数時間にわたって持続する傾向が見られた。刺激中の意思決定のパターンをより詳しく調べたところ、回避選択の異常な繰り返しが統計的に優位に増加していることが明らかになった（図6）。このことは、CN刺激が価値判断の変化だけではなく、意思決定の固執も引き起こすことを意味する。最後に、この意思決定の固執がCN刺激に特徴的な現象であるかどうかを調べるために、pACC刺激の効果と比較した。すると、pACCの刺激は、回避選択を増加させるが、異常な回避選択の繰り返しは引き起こさず、意思決定の固執はCN刺激でのみ見られることがわかった。以上のことから、pACCとCNは、結合関係はあるが、刺激によって引き起こされる効果には違いがある。こうした、回避選択の繰り返しは、柔軟な意思決定の変更ができず、悲観的な価値判断に固執してしまう現象を表しており、強迫性障害のモデルと考えられる。

　それでは、こうした持続する悲観的な意思決定を支える神経基盤はどのようなものなのだろうか？

　これを明らかにするために、刺激実験中に、多点埋め込み電極から神経活動を同時記録し、多点局所電場電位を解析した。すると、回避の意思決定を予期的にコードするCNベータ波が見つかった（図7）。そのベータ波の集団平均を詳しく調べると、持続する刺激の効果に相関して、強度が変化することがわかった。したがって、CNの一部のベータ波は、こうした持続する悲観的な意思決定を支える神経基盤である可能性がある。

5. ストリオソームの機能

　線条体は、組織学的にストリオソーム（パッチともいう）とマトリックスという2つのコンパートメント構造に分類される[25, 26]。このストリオソーム構造は3次元的に迷路のような入り組んだ構造をしており[27]、線条体

の約10 〜 15％を占める[28]。ストリオソームはμ -opioid 受容体（MOR）、substance P（SP）、met-enkephalin（met-ENK）が多く[29]、limbic system-associated membrane protein（LAMP）が多いことで特徴づけられる[30]。特にマカクザルではvoltage-gated potassium channel interacting protein 1（KChIP1）によって明確に免疫組織学的に特徴づけられる[27]。一方、マトリックスは、calbindin、somatostatin（SST）、enkephalin（ENK）と成体脳でACh分解酵素のacetylcholineesterase（AChE）[25]が多い構造である。ストリオソーム中のspiny projection neuron（SPN）間、あるいはマトリックス中のSPN間は、相互作用が確認されている[31]。しかしながら、ストリオソームとマトリックスのあいだには、SPN間の直接の結合がほとんどなく[32,33]、ボーダーに存在する一部を除いて[34]、2つのコンパートメントのSPNは明確に分離しており、独立した機能を持つと考えられている[32]。特に齧歯類においては、黒質への投射経路の違いが明確にあることが報告されている。ストリオソーム、マトリックスともに淡蒼球（globus pallidus：GP）と黒質網様部（substantia nigra pars reticulata：SNr）に対する投射があ

図7　線条体LFPのベータ振動は接近回避の意思決定をコードする（Amemori et al. Neuron. 99: 829-41.（2018）より改変）
A：スペクトラム強度。黒線：Precue期のスペクトラム強度。灰色線：Cue期のスペクトラム強度。灰色がベータの範囲。
B：Cue期を時間0としたスペクトログラム。Ap-Av意思決定を表現するベータ振動のグループ。
C：Cue期の情動ベータ振動。拒否の時に活動するAvグループ（上）と受け入れのときに活動するApグループ（下）に分かれる。X軸は提示される報酬の量（上のバーの長さ）、Y軸は提示される罰の強さ（下のバーの長さ）。グレースケールはベータ振動の強度（パワー）。点線はAp-Av意思決定の境界。
D：Cue期のベータ応答の速さ。上図：Ap（グレー）とAv（黒）に対する情報表現（パワーの差、z値）の時間変化。Apグループ（右）とAvグループ（左）。下：ベータ波のパワー。有意な差を示す期間をX軸上の太線で表現した（黒：Av＞Ap、グレー：Ap＞Av、t検定）。AvグループはCue初期に価値判断を表現した。下図：平均パワースペクトログラム。Apグループ（左）とAvグループ（右）のAvに対する応答（上）とApに対する応答（中）。ベースライン（BL）分を差し引いて示した。下：Av応答とAp応答の差。

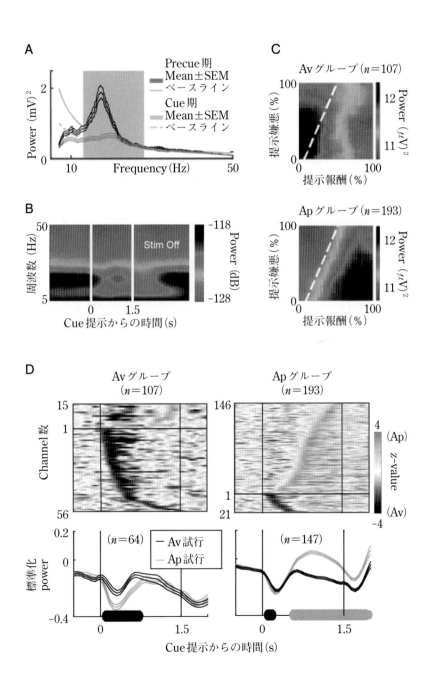

るが、ドーパミン細胞を有する黒質緻密部（substantia nigra pars compacta：SNc）に対してはストリオソームだけから投射している[35]。このストリオソームとマトリックスの黒質に対する投射の違いはかねてから示唆されており[36]、その並列したネットワーク構造から、強化学習のactor-criticモデルとの類似点が指摘されている。特に、ストリオソームがcritic、マトリックスがactorに対応するものと考えられている[37~39]。

　強化学習のactor-criticモデルでは、報酬予測誤差に相当するtemporal difference（TD）誤差をcriticが計算する。時刻t、状態s_tの価値の予測である状態価値関数$V(s_t)$を用いると、s_tからs_{t+1}に状態が遷移したときの予測される価値の変化$p(s_t) = V(s_t) - \gamma V(s_{t+1})$は、獲得される報酬予測に対応し、状態遷移によって実際に獲得された報酬量r_{t+1}と比較することで、報酬予測がどれだけはずれたかに相当するTD誤差が計算できる。これに対してactorは、状態s_tと行動a_tの関数である行動価値関数$Q(s_t, a_t)$を用いて、ソフトマックス関数を用いて行動の選択を行う。導出されるTD誤差は、criticの状態価値関数のみならず、actorの行動価値関数の更新に用いられる。選択された行動に応じて報酬が獲得されるかどうかが決まるため、criticの$V(s_t)$はactorがどれぐらいよい選択をするかに応じて変化する。こうしてactorとcriticの組み合わせは一体となってはたらく構造となっている。

　近年、ストリオソームの機能に関して、より詳細な回路が明らかになり、3つの重要な知見が得られた。1つ目は、ラット大脳皮質からストリオソームへの投射パターンについてである。光遺伝学を用いたラットの大脳皮質－線条体経路の実験により、PLやOFCから線条体への投射を電気生理学的に調べたところ[40]、SPNに対する直接の投射のみならず、fast-spiking interneuron（FSI）を経由した回路が存在することがわかってきた[41]。このFSIへの興奮性の投射はPL－ストリオソーム経路にも存在し、SPNに対する皮質からの興奮性の入力は、FSIによって抑制を受ける。また、このFSIへの皮質からの入力は慢性ストレスに脆弱で、FSIの活動の相対的な低下を引き起こし、罰の適切な評価ができなくなったり[23]、強迫性障害に似た

繰り返し行動を引き起こす原因[40,41]となることも明らかになった。PL－ストリオソーム経路の局所回路におけるFSIの介在は、ストリオソーム経路が皮質からの入力シグナルの時間差分を計算する能力があることを示す。ストリオソームSPNは、報酬期待$V(s_t)$ではなく、その時間変化である報酬予測$p(s_t) = V(s_t) - \gamma V(s_{t+1})$を出力しているかもしれない。

　2つ目は、SPNとコリン作動性介在ニューロン（cholinergic interneuron：ChI）間の相互作用についてである[42]。まずマトリックスのSPNはマトリックスのChIに対して、ニコチン受容体を介した抑制性の作用（nAChR-mediated inhibition）を示すことがわかった。この作用は、ストリオソームのSPNとChI間では弱いことから、マトリックスSPIが主にChIを抑制制御していると考えられる。このChIとマトリックスSPNの相互作用は、ChIの持続性の自発活動と、それにより制御される局所ACh濃度の基盤となるかもしれない。一方、ChIのスパイクは、FSIに対してニコチン受容体を介した興奮性の作用を持つ[42]。このことから、ChIはFSIを介して、担当するマトリックスのSPN活動を空間的に幅広く抑制する機能を持つ。

　ストリオソームの機能に関する3つ目の重要な知見は、ストリオソームからの出力についてである。古典的には、ストリオソームSPNが単一シナプス経由でSNcに投射していることから、ドーパミン（DA）細胞を抑制するはたらきがあるものと考えられてきた。実際、線条体の電気刺激に対するDA細胞の応答は、抑制が優勢である[43]。近年、抑制の単一シナプス経由のもの以外に、DA細胞の興奮を引き起こす回路が存在することが明らかになった。ストリオソームのSPNの多くは、外側手綱核（LHb）[44]に投射する淡蒼球（habenula- projecting GP：GPh）に対する抑制性の投射があり[45]、GPhはLHbに対する興奮性の投射がある[46,47]。LHbは吻側内側被蓋核（rostromedial tegmental nucleus, RMTg）に対する興奮性の投射を経由してDA細胞を抑制する[48]。したがって、ストリオソームSPNの興奮性の活動は、間接経路を経由すると、最終的にDA細胞を興奮させることになる。ストリオソームとマトリックスから淡蒼球への経路は、ナツメウナギでは顕著に分離しており別々の核を形成する[47]。齧歯類や霊長類では明確な核

の区別はないが[45]、経路の独立性は保持されていて、筆者らは、霊長類の
ストリオソーム内とその近傍の電気刺激が、実際にLHbニューロンに対す
る影響を持つことを明らかにした[49]。以上のことから、ストリオソーム
SPNはDA細胞に対する直接投射による抑制と、間接経路による脱抑制の
2つのメカニズムでSNcのDA細胞を制御していると考えられる。

6. 線条体コンパートメントとモジュール型強化学習

　それでは、なぜ直接の相互作用がほとんどなく、入力源である皮質領域
も、投射先である淡蒼球や黒質も違うストリオソームとマトリックスが線
条体で隣接しているのだろうか？

　なぜマトリックスとモジュールを形成し並列分散して存在しているのだ
ろうか？

　情報処理の観点からすると、actorとcriticの組み合わせが並列して数多
く存在することで、モジュール型の強化学習が実現できる。有力なモデル
のひとつに、Doyaらの提案するモデルがある[50]。モジュール型強化学習を
大脳基底核で実現するためには、線条体コンパートメントはどのように役
割分担をすればよいのだろうか？

　ChIは線条体に広くまばらに分布し、特にストリオソームとマトリック
スの境界領域 (peristriosomal/boundary region) によく分布する[26,51]。この
ことから、筆者らは隣接するストリオソームとマトリックスは機能モジュ
ールを構成し、ChIを含む介在ニューロンによる制御を受けるのではない
かと考えた[52]。モデルでは個々のモジュールが現在の状況に適切であるか
どうかを表す「責任信号」によって、モジュールの制御が行われる。まず、
線条体をモジュールごとに分割しm番目のモジュールを取り出してみよう
(図8)。モジュールmのストリオソームは、pACC、cOFCやPLといった評
価系皮質から投射を受ける。これらはFSIとSPNに並列投射することから、
SPNは皮質信号の時間的な差分を出力する。これまでは評価系皮質が状態
価値関数$V^m(s_t)$を表現すると考えられてきたが[38,39]、この場合はストリオ
ソームmのSPNでは$V^m(s_t)$の時間差分である報酬予測$p^m(s_t)$が表現され

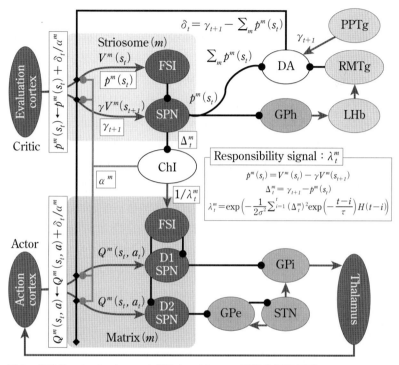

図8　線条体コンパートメント構造とモジュール型強化学習仮説

ストリオソームmには、pACCからの信号の時間的な差分を計算する局所回路がある。この回路によって、価値関数の差分から報酬予測p^m、あるいは報酬予測誤差Δ_t^mが計算されているかもしれない。大脳皮質で状態価値関数V^mを表現される場合、ストリオソームmのSPNでは報酬予測p^mが表現され、下流のSNcにおいてp^mが統合され、PPTgで表現される報酬信号r_{t+1}と組み合わせることでTD誤差δ_tが計算できる。大脳皮質でp^mや報酬r_{t+1}が表現される場合、ストリオソームmのSPNで報酬予測誤差Δ_t^mが表現される可能性がある。モジュール型強化学習に使用される信号を四角で囲んだ。責任信号λ^mはΔ_t^mの時間的な累積から計算できる。ChIはストリオソームmのSPNからΔ_t^mを受け取り、責任信号λ^mを計算するものと仮定する。ChIは、マトリックスmを空間的に広く制御できるFSIに対して興奮性の信号を送ることから、マトリックスSPNの行動価値関数Q^mは、λ^mに応じた修飾を受ける。さらにChIはモジュールmのACh濃度a^mを制御する。p^mとQ^mを表現する皮質－SPN経路の可塑性は、TD誤差δ_tを表現するSNcからのDA投射によって引き起こされるが、さらに局所ACh濃度によっても抑制される。これにより、報酬予測関数p^mと行動価値関数のQ^mは、δ_t/a^mで更新される。

る。$p^m(s_t)$ はモジュールごとに独立して計算され、SNcのDA細胞におい
て脚橋被蓋核 (pedunculopontine tegmental nucleus：PPTg) [53] で表現され
る報酬信号 r_{t+1} と組み合わされることで、TD誤差 δ_t が表現される。

　しかしながら、霊長類のpACCやcOFCでは、$V^m(s_t)$ だけでなく $p^m(s_t)$
や報酬 r_{t+1} といった多様な価値関数が表現されることが報告されている。
たとえば、pACCはエラー関連陰性電位 (error related negativity) のソース
であるとされていて [54, 55]、報酬予測やその誤差の表現はpACCの段階で存
在する [15]。報酬予測 $p^m(s_t)$ と報酬 r_{t+1} が皮質からの入力である場合、SPN
は報酬予測誤差 Δ_t^m を表現することになる。モジュール型強化学習で重要
な信号となる責任信号 λ_t^m は、Δ_t^m の時間的な累積から計算できる。つま
り、ストリオソームは $p^m(s_t)$ だけでなく、報酬予測誤差 Δ_t^m も計算する能
力を有する。ここではストリオソームが $p^m(s_t)$ と Δ_t^m をどちらも計算する
ものとしよう。

　ここでChIはストリオソーム m のSPNから Δ_t^m を受け取り、責任信号 λ_t^m
を計算するものと仮定してみよう。ChIが責任信号 λ_t^m に応じて抑制された
活動 (たとえば $1/\lambda_t^m$) を示すと仮定する。ChIはマトリックス m を広く制
御できるFSIに対して興奮性の信号を送ることから、マトリックスSPNで
表現される行動価値関数 $Q^m(s_t, a_t)$ は責任信号に応じて増強する。またモ
ジュール m のACh濃度 a^m は責任信号に応じて抑制される。これまで、p^m
(s_t) と $Q^m(s_t, a_t)$ を表現する皮質－SPN経路の可塑性は、TD誤差を表現す
るSNcのDAによって引き起こされると考えられてきた。モジュール型強
化学習では、モジュールが行為選択を担当した場合にのみ価値関数の更新
が行われ、担当しなかった場合更新は行われない。線条体においても a^m が
責任信号を反映することから、局所ACh濃度によるDA濃度の修飾によっ
て、行為に対する貢献に応じた価値関数の更新が実現できる。DAのSPN
に対する投射ターミナルには、ニコチン受容体があり、これを通してACh
はDA放出量を抑制することが知られている [56]。つまり、モジュール m の
報酬予測関数 $p^m(s_t)$ と行動価値関数の $Q^m(s_t, a_t)$ は、たとえばTD誤差 δ_t
とACh濃度 a^m の商 δ_t/a^m で更新される。

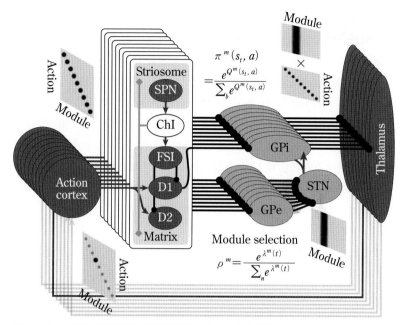

図9 ゲート回路を実現する間接経路のファンネル構造
モジュール仮説ではマトリックス m のD1-SPN、D2-SPNはともに責任信号 λ^m に応じて活動が増強する。D1-SPNの直接経路からは、行動価値関数 Q^m がGPi に伝達される。一方、間接経路は、STN経由のファンネル構造を通して Q^m が消失しモジュール全体の活動を反映する責任信号 λ^m が表現される。間接経路の出力では λ^m が信号として送られ、モジュール選択が促進される。STNの λ^m 表現によりゲート回路が実現されるかもしれない。

　このようにいくつかの仮定を満たすと、線条体コンパートメント構造は、① λ^m の生成、② λ^m に応じたモジュール全体の活動制御、③ λ^m に応じた価値関数の更新、というモジュール型強化学習に必要なほとんどの計算を行うことができる。しかしながら、実際には②のような活動の修飾だけでは、モデルで必要とされる迅速なモジュール選択と切り替えは実現できない。モデルではモジュールの切り替えを担当するゲート回路（gating net-work）が存在し、λ^m を直接比較することでモジュールの切り替えを行う。

このゲート回路は、実際にはどのように実現されるのだろうか。

　大脳基底核は、D1受容体を持つD1-SPNを経由する直接経路と、D2受容体を持つD2-SPNを経由する間接経路がある（**図9**）。この間接経路は、視床下核（subthalamic nucleus：STN）という小さな核を通ることから、funnel回路と呼ばれ[57]、情報圧縮に寄与しているのではないかと考えられてきた[58]。実際、STNはGPiやSNrと比べ細胞数が少なく[59]、粗い空間表現を持つため、SPNの個々の表現であるQ^mは消失し、モジュール全体の活動を反映する責任信号λ^mが表現される[52]。すなわち、間接経路を通過すると、粗視化に頑健な信号だけが選択されるため、間接経路の出力であるSTNからGPiへの投射経路ではλ^mが信号として送られ、モジュール選択が促進されると考えられる。

　このように、大脳基底核はモジュール型の強化学習を実現しうるシステムであるといえる。ただし、強化学習への対応付けで使用したいくつかの仮定は、生理学的な妥当性が十分でないものがある。特に「ChIはストリオソームSPNによって影響を受ける」と仮定したが、実際には、ChIはマトリックスSPNの影響も受ける[42]。ChIは樹状突起をストリオソームとマトリックスにほぼ同等に伸ばしていることが報告されており[60,61]、実際のChI活動はストリオソームだけで制御されているわけではない。コンパートメント間の相互作用についてわかっていることは少なく、今後のさらなる研究が待たれる。

　モデル化のためにもう一つ「ChIの活動低下が責任信号λ^mを表現する」

図10　責任信号を失った強化学習モデルは環境の変化に追従できない
A：薄い灰色線が強化学習エージェントの位置、黒丸が報酬獲得位置、濃い灰色線は平滑化されたエージェント位置。（上）責任信号が計算されるモジュール型強化学習システムは、報酬位置の突然の変化に応じて迅速に方略を切り替えることができる。（下）責任信号が計算されない場合には、環境の変化に対して再学習するしかなく、柔軟な行動の切り替えができない。
B：CN刺激では意思決定の固執が誘導された。提示される報酬と罰の組み合わせのパターンが切り替わっても、回避選択に対して固執した。

A

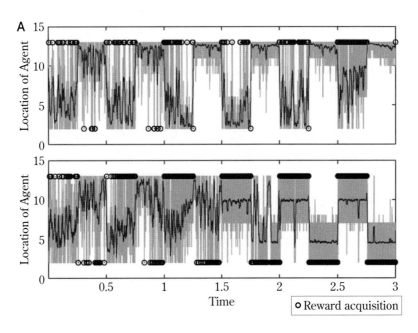

B

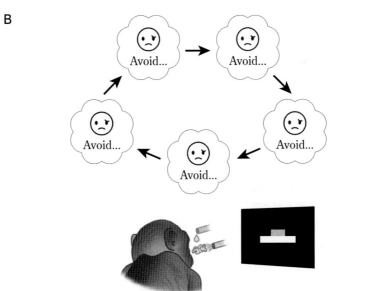

との仮定を置いた。実際のChIの活動はどのようなものなのだろうか。

ChIは手がかり刺激（cue）に対して発火のポーズが引き起こされる[62〜65]。このポーズのタイミングは、SNcのDAのcueに対するphasicな活動とタイミングがほぼ同じであることから[62,66]、ChIは線条体へのDA入力の時間的なゲーティングを行っていると考えられている[67]。このDA細胞の発火は、D1-SPNとD2-SPNに対して異なる影響を及ぼす[68〜70]。DAは、D1-SPNに対しては、皮質からの入力応答を増強し[70]、また細胞興奮性を増加させる[70]。一方、D2-SPNに対しては、皮質からの興奮性入力の減弱と[71]と細胞興奮性が低下[72]を引き起こす。これにより、D1-SPNから行動価値関数Qが直接経路に流れ、D2-SPNの活動低下に応じて、責任信号λ^mが間接経路に流れる。生理学的に妥当なモデルでは、こうしたChIの活動ダイナミクスを考慮する必要がある[73]。

ストリオソームの機能障害では何が起こるのだろうか？

これまで、コカインやアンフェタミンなどの精神刺激薬の投与によって線条体の応答性を変化させた場合、薬によって引き起こされる繰り返し行動がストリオソームの過活動と相関することが報告されている[74,75]。図8、図9のモデルでは、ストリオソームとChIにおいて責任信号が計算されると仮定した。ストリオソームの機能障害のモデルとして、責任信号が計算されない強化学習システムとの比較を行った[52]。すると、責任信号が計算されるモジュール型強化学習システムが、報酬位置の突然の変化に応じて迅速に方略を切り替えることができるのに対し、責任信号が計算されない場合には、環境の変化に対して再学習するしかなく、柔軟な行動の切り替えができなかった（図10）。pACCの刺激は回避選択を増加させるが、異常な回避選択の繰り返しは引き起こさず、意思決定の固執はCN刺激でのみ見られた（図6）[24]。強迫性障害のような行動の固執や繰り返し行動は、ストリオソームとマトリックスのバランスの異常、あるいは介在するChIの機能障害によって引き起こされるのかもしれない。

おわりに

　うつ病や不安障害は人口の約25％が一生に1回は罹患する一般的な病である。また、強迫性障害も人口の2％とけっして珍しい病気ではない。罹患すると気分や睡眠を障害し、それにより自殺や他の疾患のリスクも上昇し、その社会的損失は非常に大きいとされている。本研究は、pACC、cOFCとCNの局所微小刺激、PL－ストリオソーム回路の光遺伝学による操作などを通し、不安障害、うつ病、強迫性障害に深くかかわる、葛藤を伴う意思決定のメカニズムを回路レベルで解き明かした。これによりpACCとCNの一部の異常な活動によって、罰の過大評価が引き起こされることが明らかとなった。誘導された罰の過大評価は、普通の状態では気にならないちょっとした罰に対する感受性を増加させ、「心配事がずっと頭に浮かんでいる」慢性の不安状態を引き起こす。強迫性障害では、自己モニタリングが正常で「自分でもわかっているのに」繰り返してしまう。CNの刺激実験で引き起こされる持続的で悲観的な意思決定は、こうした固執現象を説明するかもしれない。将来的には、この一連の研究が、ヒトの不安障害やうつ病を操作、あるいは治療のための基盤となることを期待している。

謝　辞

　最後になりましたが、本稿執筆にあたりご支援いただいた、高田昌彦教授（京都大学霊長類研究所）に厚く御礼申し上げます。また本稿で紹介した研究をご指導、ご支援いただいた、Ann M. Graybiel教授（マサチューセッツ工科大学）、雨森智子博士、関係者の皆様に深く感謝申し上げます。また本研究のご支援を賜りました公益財団法人ブレインサイエンス振興財団とその関係者の皆様に心より御礼申し上げます。

─────── 参 考 文 献 ───────

1) Chen, M. & Bargh, J.A. Consequences of automatic evaluation: Immediate behavioral predispositions to approach or avoid the stimulus. *Personality and social psychology bulletin* **25**, 215-224 (1999).

2) Vogel, J.R., Beer, B. & Clody, D.E. A simple and reliable conflict procedure for testing anti-anxiety agents. *Psychopharmacology* **21**, 1-7 (1971).

3) Beck, A.T. & Clark, D.A. An information processing model of anxiety: automatic and strategic processes. *Behav Res Ther* **35**, 49-58 (1997).

4) Heuer, K., Rinck, M. & Becker, E.S. Avoidance of emotional facial expressions in social anxiety: The Approach-Avoidance Task. *Behav Res Ther* **45**, 2990-3001 (2007).

5) Roelofs, K., *et al.* Gaze direction differentially affects avoidance tendencies to happy and angry faces in socially anxious individuals. *Behav Res Ther* **48**, 290-294 (2010).

6) Lange, W.G., Keijsers, G., Becker, E.S. & Rinck, M. Social anxiety and evaluation of social crowds: explicit and implicit measures. *Behav Res Ther* **46**, 932-943 (2008).

7) Dickson, J.M. Perceived consequences underlying approach goals and avoidance goals in relation to anxiety. *Pers Indiv Differ* **41**, 1527-1538 (2006).

8) Dickson, J. & MacLeod, A. Brief Report Anxiety, depression and approach and avoidance goals. *Cognition and Emotion* **18**, 423-430 (2004).

9) Dickson, J.M. & MacLeod, A.K. Approach and avoidance goals and plans: their relationship to anxiety and depression. *Cognitive Ther Res* **28**, 415-432 (2004).

10) Griebel, G. & Holmes, A. 50 years of hurdles and hope in anxiolytic drug discovery. *Nat. Rev. Drug Discov.* **12**, 667-687 (2013).

11) Millan, M.J. The neurobiology and control of anxious states. *Prog. Neurobiol.* **70**, 83-244 (2003).

12) Amemori, K. & Graybiel, A.M. Localized microstimulation of primate pregenual cingulate cortex induces negative decision-making. *Nat. Neurosci.* **15**, 776-785 (2012).

13) Kennerley, S.W., Behrens, T.E. & Wallis, J.D. Double dissociation of value computations in orbitofrontal and anterior cingulate neurons. *Nat Neurosci* **14**, 1581-1589 (2011).

14) Shidara, M. & Richmond, B.J. Anterior cingulate: single neuronal signals related to degree of reward expectancy. *Science* **296**, 1709-1711 (2002).

15) Matsumoto, M., Matsumoto, K., Abe, H. & Tanaka, K. Medial prefrontal cell activity signaling prediction errors of action values. *Nat Neurosci* **10**, 647-656 (2007).

16) Pandya, D.N., Hoesen, G.W. & Mesulam, M.M. Efferent connections of the cingulate gyrus in the rhesus monkey. *Exp Brain Res* **42**, 319-330 (1981).

17) Ghashghaei, H.T., Hilgetag, C.C. & Barbas, H. Sequence of information processing for emotions based on the anatomic dialogue between prefrontal cortex and amygdala. *Neuroimage* **34**, 905-923 (2007).

18) Haber, S.N. & Knutson, B. The reward circuit: linking primate anatomy and human imaging. *Neuropsychopharmacology* **35**, 4-26 (2010).

19) Haber, S.N., Kim, K.S., Mailly, P. & Calzavara, R. Reward-related cortical inputs define a large striatal region in primates that interface with associative cortical connections, pro-

viding a substrate for incentive-based learning. *J Neurosci* **26**, 8368-8376 (2006).

20) Eblen, F. & Graybiel, A.M. Highly restricted origin of prefrontal cortical inputs to strio-somes in the macaque monkey. *J. Neurosci.* **15**, 5999-6013 (1995).

21) Heilbronner, S.R., Rodriguez-Romaguera, J., Quirk, G.J., Groenewegen, H.J. & Haber, S.N. Circuit-Based Corticostriatal Homologies Between Rat and Primate. *Biol Psychiatry* **80**, 509-521 (2016).

22) Friedman, A., *et al.* A corticostriatal path targeting striosomes controls decision-making under conflict. *Cell* **161**, 1320-1333 (2015).

23) Friedman, A., *et al.* Chronic stress alters striosome-circuit dynamics, leading to aberrant decision-making. *Cell* **171**, 1191-1205 (2017).

24) Amemori, K., Amemori, S., Gibson, D.J. & Graybiel, A.M. Striatal microstimulation induces persistent and repetitive negative decision-making predicted by striatal beta-band oscillation. *Neuron* **99**, 829-841 (2018).

25) Graybiel, A.M. & Ragsdale, C.W. Histochemically distinct compartments in the striatum of human, monkeys, and cat demonstrated by acetylthiocholinesterase staining. *Proc Natl Acad Sci U S A* **75**, 5723-5726 (1978).

26) Brimblecombe, K.R. & Cragg, S.J. The striosome and matrix compartments of the stria-tum: a path through the labyrinth from neurochemistry toward function. *ACS Chem Neurosci* **8**, 235-242 (2017).

27) Mikula, S., Parrish, S.K., Trimmer, J.S. & Jones, E.G. Complete 3D visualization of primate striosomes by KChIP1 immunostaining. *J Comp Neurol* **514**, 507-517 (2009).

28) Desban, M., Kemel, M.L., Glowinski, J. & Gauchy, C. Spatial organization of patch and matrix compartments in the rat striatum. *Neuroscience* **57**, 661-671 (1993).

29) Graybiel, A.M. & Chesselet, M.F. Compartmental distribution of striatal cell bodies expressing [Met]enkephalin-like immunoreactivity. *Proc Natl Acad Sci U S A* **81**, 7980-7984 (1984).

30) Prensa, L., Giménez-Amaya, J.M. & Parent, A. Chemical heterogeneity of the striosomal compartment in the human striatum. *J Comp Neurol* **413**, 603-618 (1999).

31) Burke, D.A., Rotstein, H.G. & Alvarez, V.A. Striatal Local Circuitry: A New Framework for Lateral Inhibition. *Neuron* **96**, 267-284 (2017).

32) Lopez-Huerta, V.G., *et al.* The neostriatum: two entities, one structure? *Brain Struct Funct* **221**, 1737-1749 (2016).

33) Miura, M., Masuda, M. & Aosaki, T. Roles of micro-opioid receptors in GABAergic syn-aptic transmission in the striosome and matrix compartments of the striatum. *Mol Neurobiol* **37**, 104-115 (2008).

34) Bolam, J.P., Izzo, P.N. & Graybiel, A.M. Cellular substrate of the histochemically defined striosome/matrix system of the caudate nucleus: a combined Golgi and immunocyto-chemical study in cat and ferret. *Neuroscience* **24**, 853-875 (1988).

35) Fujiyama, F., *et al.* Exclusive and common targets of neostriatofugal projections of rat striosome neurons: a single neuron-tracing study using a viral vector. *Eur J Neurosci* **33**, 668-677 (2011).

36) Gerfen, C.R. The neostriatal mosaic: compartmentalization of corticostriatal input and striatonigral output systems. *Nature* **311**, 461-464 (1984).

37) Joel, D., Niv, Y. & Ruppin, E. Actor-critic models of the basal ganglia: new anatomical and computational perspectives. *Neural Netw* **15**, 535-547 (2002).

38) Houk, J.C., Adams, J.L. & Barto, A.G. A Model of How the Basal Ganglia Generate and Use Neural Signals That Predict Reinforcement. in *Models of Information Processing in the Basal Ganglia* (ed. J.C. Houk, J.L. Davis & D.G. Beiser) 249-270 (The MIT Press, 1995).

39) Takahashi, Y., Schoenbaum, G. & Niv, Y. Silencing the critics: understanding the effects of cocaine sensitization on dorsolateral and ventral striatum in the context of an actor/critic model. *Front Neurosci* **2**, 86-99 (2008).

40) Burguière, E., Monteiro, P., Feng, G. & Graybiel, A.M. Optogenetic stimulation of lateral orbitofronto-striatal pathway suppresses compulsive behaviors. *Science* **340**, 1243-1246 (2013).

41) Burguière, E., Monteiro, P., Mallet, L., Feng, G. & Graybiel, A.M. Striatal circuits, habits, and implications for obsessive-compulsive disorder. *Curr Opin Neurobiol* **30**, 59-65 (2015).

42) Inoue, R., Suzuki, T., Nishimura, K. & Miura, M. Nicotinic acetylcholine receptor-mediated GABAergic inputs to cholinergic interneurons in the striosomes and the matrix compartments of the mouse striatum. *Neuropharmacology* **105**, 318-328 (2016).

43) Brazhnik, E., Shah, F. & Tepper, J.M. GABAergic afferents activate both GABAA and GABAB receptors in mouse substantia nigra dopaminergic neurons in vivo. *J. Neurosci.* **28**, 10386-10398 (2008).

44) Matsumoto, M. & Hikosaka, O. Lateral habenula as a source of negative reward signals in dopamine neurons. *Nature* **447**, 1111-1115 (2007).

45) Stephenson-Jones, M., *et al.* A basal ganglia circuit for evaluating action outcomes. *Nature* **539**, 289-293 (2016).

46) Hong, S. & Hikosaka, O. The globus pallidus sends reward-related signals to the lateral habenula. *Neuron* **60**, 720-729 (2008).

47) Shabel, S.J., Proulx, C.D., Trias, A., Murphy, R.T. & Malinow, R. Input to the lateral habenula from the basal ganglia is excitatory, aversive, and suppressed by serotonin. *Neuron* **74**, 475-481 (2012).

48) Jhou, T.C., Fields, H.L., Baxter, M.G., Saper, C.B. & Holland, P.C. The rostromedial tegmental nucleus (RMTg), a GABAergic afferent to midbrain dopamine neurons, encodes aversive stimuli and inhibits motor responses. *Neuron* **61**, 786-800 (2009).

49) Hong, S., *et al.* Predominant Striatal Input to the Lateral Habenula in Macaques Comes from Striosomes. *Curr Biol* **29**, 51-61.e55 (2019).

50) Doya, K., Samejima, K., Katagiri, K.-i. & Kawato, M. Multiple model-based reinforcement learning. *Neural Comput* **14**, 1347-1369 (2002).

51) Bernácer, J., Prensa, L. & Giménez-Amaya, J.M. Cholinergic interneurons are differentially distributed in the human striatum. *PLoS One* **2**, e1174 (2007).

52) Amemori, K., Gibb, L.G. & Graybiel, A.M. Shifting responsibly: the importance of striatal modularity to reinforcement learning in uncertain environments. *Front Hum Neurosci* **5**, 47 (2011).

53) Kobayashi, Y. & Okada, K. Reward prediction error computation in the pedunculopontine tegmental nucleus neurons. *Ann N Y Acad Sci* **1104**, 310-323 (2007).

54) Davidson, M.C., *et al.* Differential cingulate and caudate activation following unexpected nonrewarding stimuli. *Neuroimage* **23**, 1039-1045 (2004).

55) Amiez, C., Joseph, J.P. & Procyk, E. Anterior cingulate error-related activity is modulated by predicted reward. *Eur J Neurosci* **21**, 3447-3452 (2005).

56) Rice, M. & Cragg, S. Nicotine amplifies reward-related dopamine signals in striatum. *Nat Neurosci* **7**, 583-584 (2004).

57) Percheron, G. & Filion, M. Parallel processing in the basal ganglia: up to a point. *Trends Neurosci* **14**, 55-59 (1991).

58) Bar-Gad, I., Morris, G. & Bergman, H. Information processing, dimensionality reduction and reinforcement learning in the basal ganglia. *Prog Neurobiol* **71**, 439-473 (2003).

59) Oorschot, D. Total number of neurons in the neostriatal, pallidal, subthalamic, and substantia nigral nuclei of the rat basal ganglia: a stereological study using the cavalieri and optical disector methods. *J Comp Neurol* **366**, 580-599 (1996).

60) Graybiel, A.M., Baughman, R.W. & Eckenstein, F. Cholinergic neuropil of the striatum observes striosomal boundaries. *Nature* **323**, 625-627 (1986).

61) Crittenden, J.R., Lacey, C.J., Lee, T., Bowden, H.A. & Graybiel, A.M. Severe drug-induced repetitive behaviors and striatal overexpression of VAChT in ChAT-ChR2-EYFP BAC transgenic mice. *Front Neural Circuits* **8**, 57 (2014).

62) Aosaki, T., *et al.* Responses of tonically active neurons in the primate's striatum undergo systematic changes during behavioral sensorimotor conditioning. *J Neurosci* **14**, 3969-3984 (1994).

63) Matsumoto, N., Minamimoto, T., Graybiel, A. & Kimura, M. Neurons in the thalamic CM-Pf complex supply striatal neurons with information about behaviorally significant sensory events. *J Neurophysiol* **85**, 960-976 (2001).

64) Minamimoto, T., Hori, Y. & Kimura, M. Roles of the thalamic CM-PF complex-Basal ganglia circuit in externally driven rebias of action. *Brain Res Bull* **78**, 75-79 (2009).

65) Smith, Y., *et al.* The thalamostriatal systems: anatomical and functional organization in normal and parkinsonian states. *Brain Res Bull* **78**, 60-68 (2009).

66) Morris, G., Arkadir, D., Nevet, A., Vaadia, E. & Bergman, H. Coincident but distinct messages of midbrain dopamine and striatal tonically active neurons. *Neuron* **43**, 133-143 (2004).

67) Cragg, S.J. Meaningful silences: how dopamine listens to the ACh pause. *Trends in Neurosciences* **29**, 125-131 (2006).

68) Shen, W., Flajolet, M., Greengard, P. & Surmeier, D. Dichotomous dopaminergic control of striatal synaptic plasticity. *Science* **321**, 848-851 (2008).

69) Surmeier, D.J., *et al.* The role of dopamine in modulating the structure and function of

striatal circuits. *Prog Brain Res* **183**, 149-167 (2010).

70) Surmeier, D., Ding, J., Day, M., Wang, Z. & Shen, W. D1 and D2 dopamine-receptor modulation of striatal glutamatergic signaling in striatal medium spiny neurons. *Trends Neurosci* **30**, 228-235 (2007).

71) Bamford, N.S., *et al.* Heterosynaptic dopamine neurotransmission selects sets of cortico-striatal terminals. *Neuron* **42**, 653-663 (2004).

72) Hernandez-Lopez, S., *et al.* D2 dopamine receptors in striatal medium spiny neurons reduce L-type Ca2+ currents and excitability via a novel PLC[beta]1-IP3-calcineurin-signaling cascade. *J Neurosci* **20**, 8987-8995 (2000).

73) Ashby, F.G. & Crossley, M.J. A computational model of how cholinergic interneurons protect striatal-dependent learning. *J Cogn Neurosci* **23**, 1549-1566 (2011).

74) Canales, J.J. & Graybiel, A.M. A measure of striatal function predicts motor stereotypy. *Nat Neurosci* **3**, 377-383 (2000).

75) Saka, E., Goodrich, C., Harlan, P., Madras, B.K. & Graybiel, A.M. Repetitive behaviors in monkeys are linked to specific striatal activation patterns. *J Neurosci* **24**, 7557-7565 (2004).

雨森 賢一（あめもり・けんいち）

京都大学 白眉センター・霊長類研究所 統合脳システム分野 特定准教授
1997年京都大学総合人間学部卒業、2001年奈良先端科学技術大学院大学博士課程修了。博士（理学）。2002年北海道大学大学院医学研究科助手、2005年マサチューセッツ工科大学ポスドク、2009年から同大リサーチサイエンティスト。2017年より現職。専門は神経生理学。とくに認知神経科学・理論神経科学。現在はヒト・霊長類の意思決定・不安障害に関心をもつ。

強化学習とドーパミンの多様性

keywords ▶▶▶ 報酬、学習、ドーパミン、予測誤差、神経回路、入力計算
新奇性、価値、脅威

松本　英之 [1, 2]
内田　光子 [1]
内田　直滋 [1]
1. ハーバード大学 分子生物学部
2. 大阪市立大学 医学部 神経生理学分野

はじめに

　脳の重要な機能のひとつは、その時の状況や、これまでの経験、記憶に応じて、適切な行動を選択することである。この「意志決定」を支えるのは、将来を「予測」する能力である。絶え間なく入力される感覚情報に対して、脳は記憶を手がかりにして連続的に予測を繰り返す。予測とそれに対する結果 (outcome) のズレは予測誤差 (prediction error) と呼ばれ、脳が経験から学習するうえで非常に重要な役割を果たすと考えられている。予測誤差が小さければ、予測を変更する必要はない。予測誤差が大きければ、予測は更新される必要がある。このようなフィードバックを介した更新を繰り返すことにより、脳はより正確な予測を学習することができる。

　予測と実際に起こったことを比較し、その予測誤差により脳の機能を制御する過程は、視覚情報処理から運動学習、小脳から大脳、あるいは単純な生物から複雑なヒトの精神疾患といったさまざまな異なる文脈で議論されている。本稿の前半では、予測誤差のひとつである報酬予測誤差 (reward prediction error) と、それを符号化する神経回路のひとつであるドーパミン神経回路について、これまでの研究成果を紹介する。後半では、

近年明らかになってきている、報酬予測誤差とは異なるドーパミン信号の研究を紹介し、ドーパミン信号の多様性とその意義について議論する。

1. ドーパミンニューロンにおける報酬予測誤差信号

はじめに、ドーパミンニューロンにおける報酬予測誤差信号の発見の経緯と、報酬予測誤差信号の計算とその機能について説明する。

1-1　ドーパミンニューロンと報酬予測誤差

動物は異なる刺激や出来事の連合 (association) を学習することができる。報酬予測誤差が連合学習 (associative learning) を導くという概念は、1960～1970年代の心理学研究のなかから生まれてきた。動物を用いたこの一連の研究は、刺激−結果の対提示を単純に繰り返すだけでは、その連合の強化には不十分であること、連合学習を促進させるには、驚き (つまり、予測と異なる結果) が必要であることを明らかにした[1,2]。のちにこの概念はコンピュータ・サイエンス (機械学習) の世界に取り入れられ、報酬に基づいてエージェントの行動を最適化させる強化学習 (reinforcement learning) のアルゴリズムが考案された[3]。

1990年代中頃になり、神経科学者のSchultzらがサル中脳のドーパミンニューロンの応答と報酬予測誤差信号の類似性を見いだしたことで、予測誤差理論の学習モデルは神経生物学分野で大きく注目されるようになった[4]。サルが思いがけず報酬を受け取ると、ドーパミンニューロンは強く活性化される (図1上)。しかし、手がかり刺激 (条件刺激、conditioned stimulus、CS) により報酬が来ることが予測された場合、ドーパミンニューロンは同一の報酬に対してあまり反応しない (図1中)。さらに、手がかり刺激提示後に期待された報酬が来ないとき、ドーパミンニューロンの活動は報酬が来るはずのタイミングで抑制された (図1下)。以上の実験結果は、ドーパミンニューロンが予測される報酬と実際に受け取った報酬の差 (報酬予測誤差) を計算し、信号していると解釈された。ドーパミンニューロンは、実際に受け取る報酬が期待よりも大きければ興奮し、受け取る報

酬が予測と同じであれば反応せず、受け取る報酬が期待よりも小さければ活動を抑制させるのである。

　過去20年以上にわたり、多くの電気生理学的あるいは電気化学的計測技術によってこれらの結果が裏付けられ、ドーパミン予測誤差の特性や、これらの信号が脳の学習をどのように進めるのかが調べられている。報酬予測誤差の理論とよくあう活動は、サルやラット、ヒトでも観察されており、報酬の価値を決めるさまざまな因子（報酬の確率やサイズ、タイミング、さらに主観的嗜好）によって制御されることが明らかにされた[5,6]。

　上述の電気生理学的研究は、主に細胞外記録（電極が細胞の外にある状態で行われる活動記録）により行われてきた。この方法の限界は、間接的な方法（たとえば、活動電位の波形や発火頻度）でしか、ニューロンの種類（この場合ドーパミンニューロン）を同定することができないこと

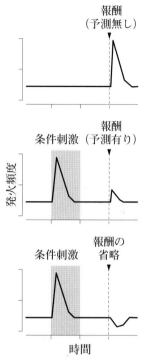

図1　標準的な報酬予測誤差信号。条件刺激（conditioned stimulus）

である。最近の研究からこれらの間接的な指標を手がかりとした同定法ではニューロンの種類を判別することが難しい場合もあることがわかってきた[7]。ドーパミンニューロンの反応特性、特にその多様性を研究するには、確実な同定方法を確立することが重要である。そこで我々は、当時開発されたばかりの光遺伝学（optogenetics）を利用し、細胞外記録中にニューロンの種類の同定を行った[8]。ドーパミンニューロンを光感受性陽イオンチャネルであるチャネルロドプシンで特異的に標識した後、各記録実験の前後に、記録電極の極近傍に貼り付けられた光ファイバーから腹側被蓋野

(ventral tegmental area；VTA) に直接青色光パルスを照射し、記録された細胞が光に反応するかを調べた。この手法を用いることで確実に同定されたドーパミンニューロンは報酬予測誤差に関連した活動を示し、先行研究の結果を裏付けた[8~10] (**図2A左**)。また、同様の方法を用いて、ドーパミンニューロンの近傍に存在する抑制性のGABA作動性ニューロンの活動を記録した結果、これらのニューロンは、ドーパミンニューロンとはまったく異なる反応を示し、「報酬の予測」に対応した活動を示すことがわかった[8] (**図2A右**)。光遺伝学的に細胞種を同定する技術は広く応用されており、たとえば近年ではStaufferら (2016) が霊長類を用いた研究にこの技術を適用するなどして神経科学研究の発展に大きく貢献している[11]。

1-2　ドーパミン予測誤差の計算

　強化学習モデルにおいて、報酬予測誤差は、

　　報酬予測誤差＝実際の報酬 − 予測された報酬

図2　腹側被蓋野(VTA)において同定されたドーパミンニューロンとGABA作動性ニューロンの発火パターン

A：マウスが匂い (手がかり刺激) と結果の連合学習課題を行っているときに記録された腹側被蓋野ニューロンの応答。それぞれの匂いと異なる結果を連合させた (右側の凡例参照)。1秒間の匂い提示 (灰色部分) とそれに続く1秒間の遅延期間の後に結果が提示された。ニューロンタイプは光遺伝学的な応答に基づいて同定された。ドーパミンニューロン (左側) は報酬を予測させる手がかり刺激と報酬に対して一過性の興奮応答を示した。GABA作動性ニューロン (右側) は遅延期間中に持続的な活性化を示した。文献8) より改変。

B：報酬期待はドーパミンニューロンの発火を修飾する。左側のプロットは結果が提示されたとき、右側のプロットは結果が省略されたときの応答を示す。それぞれの匂いと異なる確率の水報酬を連合させた。予測される報酬確率が高い匂いほど匂い応答を増加させたが、報酬に対する応答は減少した。文献10) より改変。

C：報酬コンテクストに応じた、不快な空気圧刺激 (エアパフ) を予測する匂いに対するドーパミンニューロンの応答の変化。報酬確率のみが異なる2つの課題を考案し、嫌悪に対する応答を検証した。報酬確率が高い状況において、ドーパミンニューロンは短潜時の興奮とそれに続く抑制の二相性の応答を示したが (左側)、報酬確率が低い状況では応答の抑制のみを示した (右側)。報酬試行の結果は示していない。文献26) より改変。

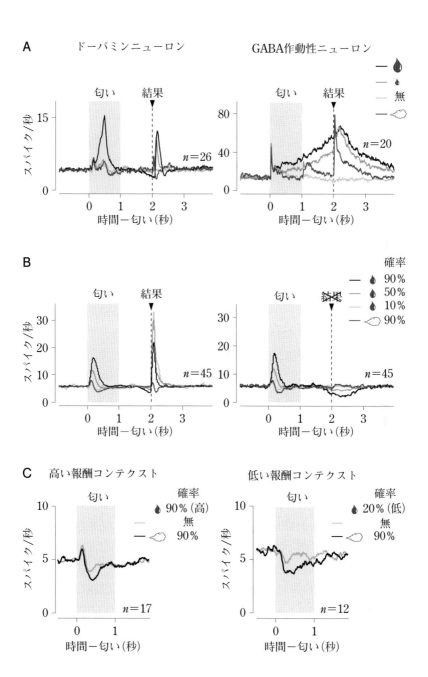

などと定義される。ドーパミンニューロンは、どれほど忠実にこの定義に従って報酬予測誤差を計算しているのであろうか？

　この定義のひとつの特徴は、「引き算（減算）」を行うことである。報酬が期待されたときに、報酬に対する反応が小さくなるとしても、それが本当に数学的な意味で引き算なのかはわからない。たとえば割り算のような計算がはいっている可能性もある。実際、割り算（除法）的ゲインの制御が、さまざまな脳のシステムで見つかっている。

　Eshelら（2015）は、ドーパミンニューロンがどのような計算を行っているかを明らかにする実験を行った[12]（図3）。この実験では、ドーパミンニューロンの活動を記録しながらマウスにさまざまな量の水報酬を与えた。何の予告もなく突然報酬が与えられる場合と、匂い刺激で予告したのちに報酬が与えられる場合の2つの条件を用いた（図3A）。さまざまなサイズの報酬を用いることで、ドーパミンニューロンが異なる報酬サイズに対してどれくらいの応答を示すのかを表す応答関数を得ることができる。この応答関数が、報酬が予測された場合と予測されない場合とでどのように変化するかを観察することで、報酬予測がドーパミンニューロンの反応を減算的あるいは除法的に減少させるのかを調べることができる（図3B）。その結果、報酬予測はドーパミンニューロンの報酬応答を純粋な減算によって減少させることが明らかになった（図3C）。報酬のサイズにかかわらず、予測の大きさが一定であればドーパミン応答も一定量活動電位（スパイク）の数が減少する。厳密な意味での減算は脳では特殊な例であるが、標準的な強化学習モデルと合致している。

　以上の結果は、記録された全ドーパミンニューロンの活動の平均に基づいたものである。個々のドーパミンニューロンは、どれほど忠実に減算を行っているのであろうか？

　そこで個々のドーパミンニューロンの反応性について詳細に調べてみると、単一ニューロンレベルでも同じような減算を行っていることがわかった[13]（図3D）。個々のドーパミンニューロンは反応の強弱（ゲイン）は異なるが、同じ関数を用いて引き算をしていると考えられる。その意味におい

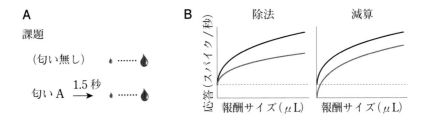

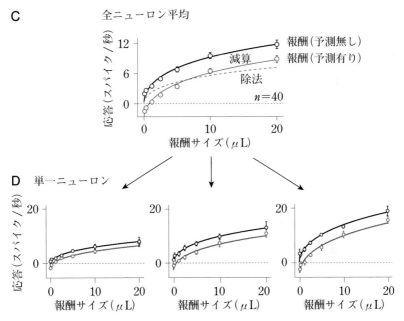

図3　ドーパミンニューロンにおける減算的計算

A：一方の課題条件（匂い無し、黒色）では、報酬を予告する手がかり刺激を提示せずに異なる量の報酬が突然提示された。もう一方の課題条件（匂いA、灰色）では、匂いが報酬の提示されるタイミングを予測させた。

B：結果の予想。除法は反応曲線の傾きを変化させるが、減算は曲線を下向きに平行移動させる。

C：光遺伝学的に同定された40個のドーパミンニューロンの平均応答。報酬予測によって応答曲線の減算的シフトが観察された。文献12）より改変。

D：個々のドーパミンニューロンの応答例。反応の強弱（ゲイン）はそれぞれのドーパミンニューロンで異なるが、同じ関数を用いて減算していると考えられる。文献13）より改変。

て、ドーパミンニューロンは理想的な強化学習の信号を均一に拡散しており、下流のニューロンは、どのドーパミンニューロンから入力を受けているかにかかわらず、同一の情報を解読できることを示している。

上述の通り、Cohenら（2012）は、腹側被蓋野のGABA作動性ニューロンが、報酬予測誤差の計算に必要な「予測される報酬」の項をドーパミンニューロンに伝達している可能性を明らかにした[8]（**図2A右**）。Eshelら（2015）は、光遺伝学を用いて腹側被蓋野のGABA作動性ニューロンを人工的に活性化させると、ドーパミンニューロンの報酬への反応が減算的に減少することを示した[12]。その後の研究では、報酬予測誤差の計算に必要な情報は、脳の広い領域に分散されていること、ドーパミンニューロンにそれらの情報が到達する前に、すでにさまざまな情報が融合されていることがわかってきている[14]。これらの結果は、報酬予測誤差の計算がこれまで提唱されてきた単純なモデルよりも複雑なメカニズムで行われていることを示唆している。報酬予測誤差計算のメカニズムについては、更なる研究が期待される[5, 10, 15~17]。

1-3　ドーパミン予測誤差信号の機能

ドーパミンは、報酬に基づく学習の重要因子であると考えられるが、詳しいメカニズムについてはいろいろ議論が行われている。上記の発見はドーパミンが予測誤差信号を通して学習を駆動させる可能性を示すが、この考えに同意しない研究者も多い。比較的最近神経科学に導入された光遺伝学を用いてドーパミンニューロンの強化学習における役割を精密に調べることは、そういう意味で重要である。Steinbergら（2013）は、いわゆるブロッキング課題を用いることで、一過的なドーパミン応答の増加が報酬予測誤差に基づいた学習を起こすのに十分であることを示した[18]。この実験では、すでに予測された報酬のタイミングにドーパミンニューロンを刺激することで（それによっておそらく正の予測誤差を作り出すことで）、ラットは本来ブロッキングされるはずの手がかり刺激と報酬との関係を学習した。一方、Changら（2016）は古典的条件付けの過剰期待課題中にドーパミ

ン応答を一過性に抑制すること（負の予測誤差を作り出すこと）が、負の学習を生み出すのに十分であることを示した[19]。これらの結果は、ドーパミンの報酬予測誤差シグナルが、連合学習を、正と負の両方向に制御していることを示している。

2. 複雑なドーパミン信号

　ここまで、強化学習で想定された報酬予測誤差と合致する結果を議論してきた。大局的には、ドーパミンニューロンは予測される報酬と実際の報酬の引き算をして予測誤差を計算し、この誤差信号を脳の広い領域へ正確にかつ不変的に伝え、そしてそれが試行錯誤学習を促進させると考えていいようである。しかしこの比較的単純な話では、実際に観察されるドーパミン信号の重要な複雑さ、緻密さを見逃してしまう危険性がある。

　上述のドーパミン予測誤差関数の均一性に関する我々の発見[12, 13]は、ドーパミンニューロンが比較的均一な電気生理学的特性を持つこと[20]や、互いに電気的結合（ギャップジャンクション）を介してスパイク発火率を調整していることを示す古典的な研究と相性がよい。しかしながら、近年の研究から、ドーパミンニューロンが多様であることがわかってきた。多数の研究が、ドーパミンニューロンの生理的特性や神経結合パターン、さらに遺伝子発現プロファイルに至るあらゆる側面での多様性を報告している[21]。

　ドーパミンニューロンの多様性について確固たる証拠を示したのは、一部のドーパミンニューロンが報酬と嫌悪の両方の刺激に対して発火率を上昇させることを示した松本、彦坂のサルを用いた研究である[22]。これらの細胞は顕著性（motivational salience）あるいは報酬予測誤差の絶対値を信号しているのではないかと考えられた。これらの細胞は中脳の黒質緻密部（SNc）の外側部に多く見つかっており、価値の更新よりも行動に重要な刺激を効率よく行動に結びつけるために重要な役割を果たしているのではないかと提唱された〔後述〕。

　これらの標準的ではないドーパミン信号の性質は今後さらに精査される必要があるが、多くの研究は、腹側線条体（ventral striatum；VS、側坐核、

nucleus accumbensとも呼ばれる）のドーパミンは報酬予測誤差信号を比較的忠実に符号化していることを示している。Roitmanら（2008）は、過去の研究で観察された嫌悪刺激によって起こるVSのドーパミン放出は、感覚様相（モダリティ）や強度の違いなどの複合的な要因から起こるのではないかと考えた[23]。これらの違いを統制するため、彼らは報酬と嫌悪の刺激にそれぞれ砂糖水とキニーネ水を用いた。その結果、砂糖水はVSのドーパミン放出を増加させ、一方でキニーネ水はドーパミン放出を減少させることがわかった。すなわち、少なくともVSへ投射する大部分のドーパミンニューロンは嫌悪刺激で抑制されることを示唆している。別の研究では、動物が嫌悪イベントを避けるのに成功したときにVSのドーパミン濃度が上昇することを報告している。このことから、嫌悪刺激に対する興奮応答と思われた実験の少なくとも一部は実は嫌悪刺激を終わらせた、あるいは回避できたことによる正の価値（安全性）をシグナルしている可能性がある[24]。

　さらに複雑なことに、ドーパミンニューロンの応答は報酬の与えられる状況（コンテクスト）に大きく依存すると考えられる[25]。先行研究[8, 10]において、光遺伝学的に同定されたドーパミンニューロンは嫌悪性の不快な空気圧刺激（エアパフ）あるいはそれを予測させる手がかり刺激に対して、二相性の応答（短潜時の一過的な興奮応答とそれに続く抑制応答）を示した（図2A、B）。しかし我々は近年、腹側被蓋野（VTA）の外側部にあるドーパミンニューロンは、ある課題条件下においては、エアパフを予測させる手がかり刺激に対して純粋に抑制応答のみを示すことを発見した[26]。別の行動課題のデータと考え合わせると、これらの研究のもっとも大きな違いは課題のなかで報酬がどれくらいの頻度で与えられたかにあると推察された。そこで我々は報酬の確率だけが異なる行動課題を2つ用意し、嫌悪イベントに対するドーパミン応答を比較した（図2C）。その結果、ドーパミンニューロンは報酬確率が高い状況では短潜時の一過性の興奮応答を示したが、報酬確率が全体的に低い状況では抑制応答を示すことがわかった。通常の行動課題では高い報酬確率を用いることが一般的であることから、これまでの多くの研究で観察された嫌悪イベントに対する興奮応答は報酬

コンテクストに大きく依存していたと考えられる。Schultzらは近年、Phasic（一過的）なドーパミン信号は2つの成分から構成されると提唱している[27]。初期の段階（イベント開始から約200 ms以内）では非特異的な物理的な顕著性を信号する。我々の結果は、この初期の応答がコンテクストに依存して変化しやすいことを示唆している。そしてイベント開始後200〜400 msの段階でドーパミンニューロンは忠実な予測誤差応答を示すが、これは高い報酬コンテクストなどの条件下では初期応答との重なりによって検出が難しくなると考えられる（図2C）。

　報酬予測誤差とは一見あわないドーパミン信号の例として、嫌悪刺激に対する反応のほかに、ドーパミンニューロンが新奇性（novelty）によって活性化される現象がある。このような新奇性信号を強化学習の枠組みに組み込む考えもある。そのような研究では、新奇性それ自体が報酬性を有するか、新しいものへの探索を促す役割を果たすと考える。それにより、新奇性信号は報酬予測誤差信号の"ボーナス"（novelty bonus）と解釈できる[28]。ドーパミン信号と新奇性に関する最近の研究については後で詳述する。

　ドーパミン信号は研究が進むにつれてますます複雑になってきている。以上で見てきたように、ドーパミン応答はさまざまな要因に影響を受け、その多様性は確かに存在する。したがって、計測している応答が確実にドーパミン神経由来の信号であることや、どの投射先から計測されたドーパミン応答なのか、確実な知識のうえに結果を積み重ねていくことが、今後の研究においてますます重要になると考えられる。

3. 多様なドーパミンシステムの存在について

　近年の研究から、顕著性（motivational salience）や新奇性（novelty）にかかわる、標準的でないドーパミン信号の存在が示唆されてきた。しかし、これらの標準的でないドーパミン信号の機能についてはこれまで実験的に検証されておらず、たとえば前章で説明した顕著性や新奇性に対するドーパミンニューロンの興奮がどのような機能を担うのか不明であった。次にこの点に関する我々の研究成果を紹介する。

3-1　ドーパミンシステムの多様性：神経結合パターン

　最近の研究から、個々のドーパミンニューロンは遺伝子発現や生理学的特性において多様であることが明らかになってきた[21]。重要なことに、これらの違いは、ドーパミンニューロンがどこへ軸索を投射させるのか、つまり軸索投射先と関連する傾向にある。一方で、それぞれのドーパミンニューロンがどのような活動パターンを示すかは、それぞれのドーパミンニューロンがどのような入力を受けているかに強く影響されるはずである。したがって、我々は、ドーパミンニューロンの多様性を、投射先（出力）と入力の両方を考え合わせて研究することにした。

　腹側被蓋野（VTA）や黒質緻密部（SNc）に存在する中脳のドーパミンニューロンは、線条体、辺縁系、大脳皮質の一部など、さまざまな領域にそれぞれ軸索を投射する。しかし、それぞれの脳領域に軸索を投射させるドーパミンニューロンの細胞体は、中脳領域に混在している。そこで我々は、軸索の投射先によりドーパミンニューロンを分類し、それぞれのドーパミンニューロン群がどのような脳領域から入力を受けているかを調べることにした[29]（関連したその他の研究は参考文献30, 31)）。特定の細胞に直接入力しているシナプス前細胞（つまり入力細胞）は、シナプス間を飛び越えてニューロンに感染する狂犬病ウイルスを用いた神経回路トレーシング法を用いて標識することができる[32,33]。この方法と脳透明化法、光シート顕微鏡、および自動解析ソフトウェアを組み合わせることで、8つの異なる脳領域へと投射するドーパミンニューロン群の入力細胞を同定した[29]。この研究の結果、線条体尾部（tail of the striatum；TS）に投射するドーパミンニューロンは、腹側線条体（ventral striatum；VS）や背側線条体（dorsal striatum；DS）、淡蒼球、眼窩前頭皮質、内側前頭前野、扁桃体あるいは手綱核へ投射するドーパミンニューロンとは異なる、ユニークな脳領域から入力を受けていることがわかった。これらの結果から、TSへ投射するドーパミンニューロン群は他のドーパミンニューロン群と比べて特に個性的であり、他とは異なる活動パターンと機能を示す可能性が考えられた。

3-2　ドーパミンシステムの多様性：活動

　次に、投射先で規定されるドーパミンニューロン群の活動を明らかにすることを目指した。我々がこれまでの研究で用いてきた、光遺伝学的細胞同定法を用いた電気生理学的記録法では、記録細胞の投射先を同定することは容易ではなく、また主に腹側被蓋野からの記録に限定された。そこで我々は、光ファイバーを用いてドーパミンニューロンの軸索からカルシウム濃度の変動を光学的に計測する方法 (fiber fluorometry あるいは fiber photometry) [34] を用いることにした。ドーパミンニューロン特異的にカルシウムセンサ (GCaMP6) を発現させ、マウスの線条体各領域に埋め込んだ光ファイバーからカルシウム信号を計測した [35,36] (**図4A**)。

　VSからのカルシウム信号では、報酬予測誤差と合致する活動、すなわち、①報酬を予測させる手がかり刺激に対する活性化と、②報酬予測による報酬応答の減少、さらに③予測された報酬が省略されたことによる活動の抑制、の3つすべてが観測された [35] (**図4B左**)。さらに、これらの反応は刺激の「価値」を反映していた [35,36]。報酬量の増加に伴い信号が大きくなり、この実験で試した負の価値を持つすべての刺激 (不快な空気圧刺激、苦味、予測された報酬の省略) によって抑制され、中立的な刺激にはほとんど応答しなかった (**図4B、C左**)。報酬に対する応答はDSでも広く観察されたが、不快な空気圧刺激に対する応答はあっても小さかった [35]。

　線条体の尾部 (TS) に投射するドーパミン神経軸索は、VSやDSと対照的に、報酬あるいは報酬を予測させる刺激によってほとんど活性化されず、報酬量の変化に対しても応答を変化させなかった [35,36] (**図4B右**)。特に、報酬を与えるときに生じる弁の開閉音を雑音によって聞こえないようにすると、報酬に対する応答が顕著に減少したことから、TSにおけるドーパミン信号は報酬の「価値」を信号しているのではないと考えられた [36]。そのかわり、TSのドーパミン神経軸索は不快な空気圧刺激や大きな音に対して強く反応した。活性化の度合いは空気圧刺激や音の強さに応じて変化した。興味深いことに、TSのドーパミン神経軸索は、期待された報酬の省略や苦味に対しては反応を示さなかった [36] (**図4B、C右**)。つまり、TSのドーパ

ミン神経軸索は外界の非常に強い刺激によく反応し、嫌悪そのものを信号するわけではないことがわかった。

　VSとTSのドーパミン信号の違いは、新奇性に対する反応でも観察された[35]（**図4D**）。新奇の匂いと報酬の連合学習を行うとき、VSのドーパミン神経軸索は、はじめ報酬に対して強く反応したが、匂いには応答を示さなかった。学習が進行するにつれて、報酬に対する応答強度は徐々に減少し、一方で匂い刺激に対する応答が増加した（**図4D左**）。このような学習依存的な変化はよく訓練された動物では数十試行で観察された（課題によっては1、2試行で起こる）。一方、匂いと報酬の連合課題において初めて訓練された動物ではこのような変化はもっと長い時間（数日）のスケールで起こった。これとは対照的に、TSのドーパミン軸索は、新奇の匂いを与えたときに強い活性化が見られた（**図4D右**）。新しい匂いに対する強い応答パターンは、数十試行にわたって徐々に減少した。このような新しい刺激に

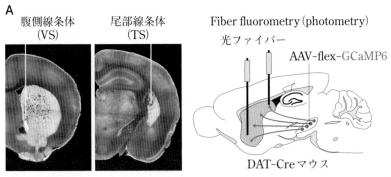

図4　腹側線条体（VS）と尾部線条体（TS）に投射するドーパミンニューロン群の応答特性
A：Fiber fluorometry を用いた活動計測法の模式図。
B：匂いを条件刺激に用いた古典的条件付け課題における応答パターン。（上）報酬の試行。文献36）より改変。（下）エアパフの試行。文献35）より改変。
C：負の価値を持つ異なる3つの結果に対する応答。文献36）より改変。
D：新奇の匂いと報酬の連合学習中の活動の変化。文献35）より改変。
DAT; dopamine transporter.

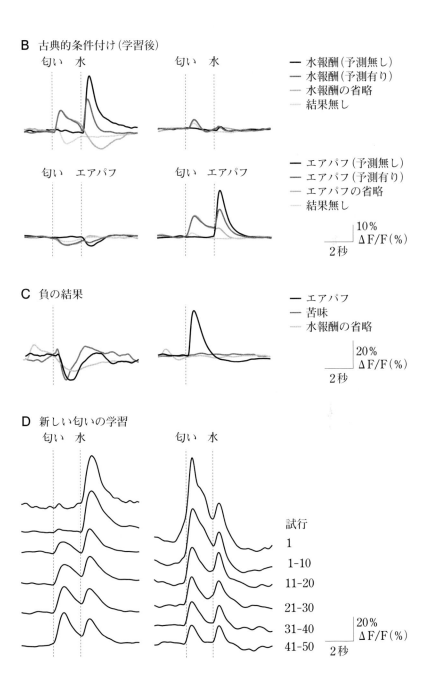

B 古典的条件付け（学習後）

匂い　水　　　　　匂い　水

— 水報酬（予測無し）
— 水報酬（予測有り）
— 水報酬の省略
--- 結果無し

匂い　エアパフ　　匂い　エアパフ

— エアパフ（予測無し）
— エアパフ（予測有り）
— エアパフの省略
--- 結果無し

10%
ΔF/F（%）
2秒

C 負の結果

— エアパフ
— 苦味
— 水報酬の省略

20%
ΔF/F（%）
2秒

D 新しい匂いの学習

匂い　水　　　　　匂い　水

試行
1
1-10
11-20
21-30
31-40
41-50

20%
ΔF/F（%）
2秒

対する反応は、嗅覚、視覚、聴覚の異なる感覚様相（モダリティ）で観察されたことから、TSドーパミン軸索は感覚刺激の新奇性に、感覚の種類によらず反応していると考えられた[36]。

3-3　ドーパミンシステムの多様性：機能

　以上の研究からTSへ投射するドーパミンニューロンの特殊な応答特性が明らかになった。TS投射ドーパミンニューロンは一部の負の刺激（たとえば不快な空気圧刺激や大きな音）と新奇刺激によって活性化される。それでは、TS投射ドーパミンニューロンはどのような機能を担っているのであろうか？　外界の強い刺激と新奇刺激に共通することは何か？　次にこれらの点を検証した[36]。

　典型的なドーパミンニューロンを活性化させると、強化学習の理論通り、行動の頻度を増加させるような報酬的な効果が見られる。TSに投射するドーパミンニューロン群は負の価値を持つ一部の刺激で活性化されるが報酬では活性化されないことから、異なる機能を担うと考えられた。そこで我々はまず、TSに投射するドーパミンニューロン群を人工的に活性化させることが、行動にどのような影響を与えるかを調べた（図5）。はじめに結果（outcome）に基づく意思決定の行動課題を用いた。マウスはまず中央ポートに鼻を挿入（nose-poke）して、それから報酬を得るために左か右の選択ポートへ移動するように訓練された。訓練完了後、マウスが左か右の一方の選択ポートで報酬を獲得しているあいだ、VSあるいはTSに投射するドーパミンニューロンの軸索を光遺伝学を用いて活性化させた。その結果、VSで軸索を光刺激した場合、マウスの選択行動は、刺激された側のポートにバイアスされた。これは、VSに投射するドーパミンニューロン群の活性化が報酬的にはたらくことと合致する。驚くべきことに、TSのドーパミン神経軸索を光刺激すると、動物の選択が、刺激された側のポートを避けるようにバイアスされた（図5C）。次に神経毒の6-ヒドロキシドーパミン（6-OHDA）を用いてTSに投射するドーパミンニューロンを選択的に除去し、同様の意志決定課題で選択行動に対する影響を調べた（図5D）。通常

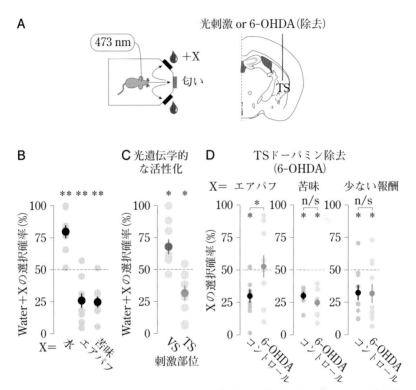

図5　TS投射ドーパミンニューロン群の活性化は行動選択課題における回避行動を強化する

A：実験の模式図。

B：水報酬、エアパフ、あるいは苦味の付加によって生じる行動選択のバイアス。

C：水報酬を受け取るタイミングでVSあるいはTSに投射するドーパミンニューロン群の軸索を光遺伝学的にそれぞれ活性化させたときの選択行動への影響。

D：TS投射ドーパミンニューロンの除去による選択行動への影響。文献36) より改変。

6-OHDA, 6-hydroxydopamine.

のマウスは、もし一方の選択ポートが不快な空気圧刺激や苦味、あるいは報酬量の減少といった負の結果を伴う場合、そのポートを避けるようになる。しかし、TS投射ドーパミンニューロンを除去すると、不快な空気圧刺

激を避けようとするバイアスが特異的に消失することがわかった。一方で、苦味や報酬価値が減少した選択ポートを避ける行動は正常に学習することができた。これらの結果は、TS投射ドーパミンニューロンの反応性と合致する。不快な空気圧刺激や大きな音は、外的脅威とみなすことができ、苦味や期待された報酬の省略とは異なった対応が必要だと考えられる。これらのことから、TS投射ドーパミンニューロンの活性化は、外的脅威刺激から忌避する学習を促進させる強化信号（reinforcement signal）としてはたらいていることが示唆された。

　以上の結果は、TS投射ドーパミンニューロンの、忌避学習における非常に重要な役割を示している。一方、前述の通り、TS投射ドーパミンニューロンは新奇性によっても活性化される。この新奇性に対する応答は新奇性ボーナスや顕著性として説明するのは難しい。第一に、新奇性ボーナスは探索を促進させるために対象に価値を付加することである。しかし、TS投射ドーパミンニューロンはそもそも報酬の価値を信号しない。また、顕著性は刺激の正負の価値ではなくその絶対値に対する応答として特徴付けられるため、報酬に対する応答がないことは顕著性を表すことと矛盾する。

　それでは、TSドーパミン神経軸索の新奇性応答は何を表すのだろうか？新奇性応答と忌避学習の間にある関係は何か？

　動物は新しいものに遭遇すると、注意深く接近してはすぐに後退するといった行動を何度も示す。このような行動はリスク評価行動として特徴付けることもできる。我々の実験でも、マウスは新奇の対象物に初めて遭遇したときに、このような接近と後退の反復行動を10分以上の長い時間示すことが観察された（図6）。しかし、TS投射ドーパミンニューロンを除去したマウスでは、新奇物体との相互作用が大きく変化した。新奇対象物と遭遇直後は、除去マウスも通常の接近後退反復行動を何度も行った。しかし除去マウスはすぐにこの注意深い行動をやめて新奇物体と長い時間相互作用〔探索〕するようになった。数分後、単位時間当たりに接近する回数自体は変化しないが、1回の接近で新奇物体と相互作用する時間が長くなった（図6E、F）。これらの結果は、TS投射ドーパミンニューロンが、後退

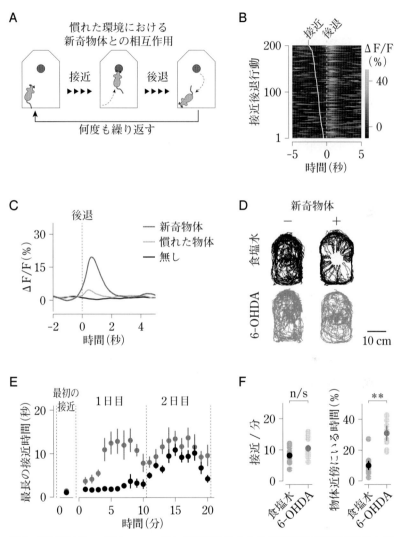

図6 TS投射ドーパミンニューロンは新奇物体からの後退行動を維持することに関与する

A：マウスは新奇物体に対して接近、後退を繰り返す。

B, C：Fiber fluorometry法を用いて計測したTS投射ドーパミンニューロン群の活動。時間0は動物が新規物体から後退し始める瞬間。

D-F：TS投射ドーパミンニューロン群の除去による影響。文献36)より改変。

行動を「維持」することに決定的な役割を果たしていることを示唆する。もしかしたら、TS投射ドーパミンニューロンは新奇性が内包する脅威 (threat) の側面を特にシグナルしているかもしれない。選択アッセイで回避を強化する信号としてはたらいたように、TS投射ドーパミンニューロンは動物が新奇物体を "認識" するときに強く活性化され、将来の後退行動を促進する強化信号としてはたらくのではないかと予想した。この考えと一致して、TS投射ドーパミンニューロンは、動物が接近行動を開始するときではなく、新奇物体の近くにいるとき、つまり認識を更新するタイミングに活性化されることがわかった（**図6B、C**）。さらに、TS投射ドーパミンニューロンを光遺伝学的に活性化させると、既に馴染みの対象物に対しても短い接近と後退行動を回復させた。重要なことに、光遺伝学的な活性化をやめた後も、対象物との短い相互作用は持続した。これらの結果は、TSドーパミンが新奇対象からの素早い後退を維持するための強化信号として機能することで、動物の後退行動を促進していることを示している。

　以上の結果から、TSドーパミンは外界の脅威を信号することで、回避行動を促進する強化信号としてはたらいていると考えられる。したがって、典型的なドーパミンシステムとTSドーパミンシステムがそれぞれ報酬追求と脅威回避を導く拮抗的な強化信号として動物の行動を制御している可能性が考えられた。

4. 異なる結果から学習するアルゴリズム

　VS投射ドーパミンニューロンは正の結果によって活性化され、負の結果によって抑制される。これまで見てきたように、これらの細胞は報酬予測誤差 (reward prediction error) を信号する。学習の過程で、これらの細胞は報酬を予測させる刺激に対して徐々に応答を獲得する。VS投射ドーパミンニューロンの活性化は正の強化信号としてはたらく。したがって、VSドーパミンは通常の強化学習の理論的枠組みに沿って理解することができる（**図7左**）。一方、TSドーパミンはVSドーパミンとは多くの点で異なる。第1に、これらのニューロン群を活性化させると、動物はTSでのドーパミ

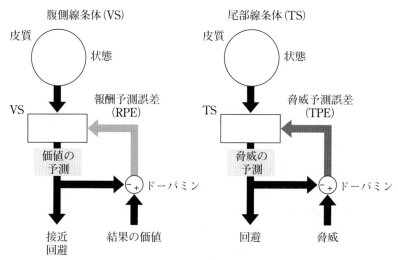

図7　強化学習を担う神経回路のモデル
哺乳類においては少なくとも2つのドーパミンを用いた強化学習機構が存在すると考えられる。文献37) より改変。VS; ventral striatum, TS; tail of the striatum, RPE; reward prediction error, TPE; threat prediction error.

ン放出につながる行動を回避するように行動を変化させる。第2に、TS投射ドーパミンニューロン群は負の価値を持ついくつかの刺激によって活性化されるが、報酬では活性化されない。これらの応答は報酬ではなく脅威に対する予測誤差を表すのかもしれない。しかし、予測誤差学習のアルゴリズムに厳密に従うわけではない。たとえば、これらの細胞は予測された不快な空気圧刺激が省略されたときに抑制応答 (負の予測誤差反応) を示さないし、価値が未定な新奇刺激に対して強く反応した。このようなTSドーパミンに特有の応答特性を、強化学習理論からの「逸脱」として捉えるのではなく、外的脅威を学習するために適応した予測誤差学習のシステムと捉えることもできる (図7右)。自然界では、危険な対象物 (たとえば捕食者) に誤って接近することは命取りになりかねない。したがって、初期の段階で脅威予測を高く設定することによって、用心深く、あるいは臆

病になったりすることは適応的であろう。さらに、いったんある知覚刺激が脅威を予測することを学習したのであれば、その記憶をすぐに消去しないこと（つまり、脅威が来なかったからといって積極的に脅威の予測を減弱しないこと）も適応的であろう。したがって、これらの「逸脱」は、脅威刺激を学習するうえで保守的でより柔軟なアプローチを実現させるための、強化学習システムの適応と捉えることができる[36,37]。このように考えると、強化学習の理論的枠組みは、TS ドーパミンを理解するための基本的な枠組として有用であると考えることができる。すなわち、TS ドーパミンは脅威予測誤差 (threat prediction error) を信号して、脅威予測を強化することで回避を維持、強化させる。言い換えると、VS と TS のドーパミンは共通のアルゴリズムで強化学習を担っていると考えることができる。

　総合すると、線条体には少なくとも強化学習の2つの軸があり、ひとつは報酬予測誤差（あるいは価値予測誤差）を用いた結果の価値に関する学習を担い、もう一つは脅威予測誤差を用いた外界の脅威に関する学習を担う。一般的に複数の学習システムを並列させることの意義は何であろうか？

　学習する対象により、どれくらい早く学習を進めるべき（学習率）か、あるいは未知（新奇）の物体に遭遇した場合など不確実な状況下でどのように反応するべきかといった対応は異なるであろう。複数の学習システムを並列させることの意義は、同じアルゴリズムを共有しつつ（つまり同じメカニズムをコピーしつつ）、それぞれの学習システムが、学習する対象、目的により最適な「パラメータ」を設定することができることにあるのではないだろうか[37]。

5. 今後の展望

　Schultz らの発見以来、中脳ドーパミンシステムは、神経科学における実験と理論が有機的に融合してきた成功例のひとつである。上記で議論したとおり、腹側線条体 (VS) に投射するドーパミンニューロンが、古典的な強化学習に沿った報酬予測誤差を信号していることは、数々の実験結果か

ら支持されている。一方、このVSに投射するドーパミンニューロン群の活動でも、古典的なモデルでは説明できない現象も数々見つかっている。一部はモデルの改良で説明できるが[38,39]、より複雑な実験条件で、どれだけこれまでの比較的単純なモデルが有効なのか疑問も投げかけられている[40,41]。このような問題を解くには、さらなる実験と理論の相互作用が必要であろう。

　一方、腹側線条体 (VS) 以外での「非典型的な」ドーパミンの機能の研究は、技術の発展により今まさに始まったばかりである。今後、ドーパミン信号の性質の研究をもとに、それぞれの投射領域におけるドーパミンの機能が明らかになることが期待される。本稿で議論した尾部線条体 (TS) のように、比較的単純な理論（強化学習理論に類した理論）で各投射領域のドーパミンの機能を説明できるかが大きな課題である。本稿では、ドーパミンニューロンの多様性そのものに意味があるのか、あるいは多様性を合理的に理解することができるのか？という問題設定で、われわれの試みとひとつの案を紹介したが、包括的な理解にはまだまだ新しい考えが必要であろう[37]。

　強化学習を含む人工知能の分野は、近年飛躍的な進歩を見せている。強化学習においても、新しいアルゴリズムが開発され、学習の効率、スピードが改良され、これまで不可能であると思われた課題が次々と克服、制覇されている[42]。この過程で生み出された新しい人工知能のアルゴリズムは、実際に動物の脳でも使われているのだろうか？逆に、動物を用いた実験で得られた新しい神経科学の知見が、人工知能のアルゴリズムの発展にヒントを与えることはできるのであろうか？いずれにせよ、単純な強化学習理論では、動物の精緻な脳のはたらきをとても説明することはできない。既存の人工知能のアルゴリズムは、いろいろな点で人を含む動物の脳の認知、学習機能にはとても及ばない[43]。神経科学、人工知能、認知科学の有機的な相互作用は今後ますます重要になるであろう[44,45]。これらの分野の融合点は、今後ますますエキサイティングな学問分野となることが期待される。

──────── 参 考 文 献 ────────

1) L. Kamin, in *Fundamental issues in associative learning* (1969), pp. 42–64.
2) R. A. Rescorla, A. R. Wagner, in *Classical conditioning II: current research and theory*, A. Black, W. Prokasy, Eds. (1972), pp. 64–99.
3) R. S. Sutton, A. G. Barto, *Reinforcement learning: An introduction* (Cambridge Univ Press, 1998), vol. 1.
4) W. Schultz, P. Dayan, P. R. Montague, *Science*. **275**, 1593–1599 (1997).
5) M. Watabe-Uchida, N. Eshel, N. Uchida, *Annu. Rev. Neurosci.* **40**, 373–394 (2017).
6) W. R. Stauffer, *Curr. Opin. Neurobiol.* **49**, 123–131 (2018).
7) M. A. Ungless, A. A. Grace, *Trends Neurosci.* **35**, 422–430 (2012).
8) J. Y. Cohen, S. Haesler, L. Vong, B. B. Lowell, N. Uchida, *Nature*. **482**, 85–88 (2012).
9) J. Y. Cohen, M. W. Amoroso, N. Uchida, *Elife*. **4** (2015), doi:10.7554/eLife.06346.
10) J. Tian, N. Uchida, *Neuron*. **87**, 1304–1316 (2015).
11) W. R. Stauffer *et al.*, *Cell*. **166**, 1564-1571.e6 (2016).
12) N. Eshel *et al.*, *Nature*. **525**, 243–246 (2015).
13) N. Eshel, J. Tian, M. Bukwich, N. Uchida, *Nat. Neurosci.* **19**, 479–486 (2016).
14) J. Tian *et al.*, *Neuron*. **91**, 1374–1389 (2016).
15) M. Matsumoto, O. Hikosaka, *Nature*. **447**, 1111–1115 (2007).
16) Y. K. Takahashi *et al.*, *Nat. Neurosci.* **14**, 1590–1597 (2011).
17) Y. K. Takahashi, A. J. Langdon, Y. Niv, G. Schoenbaum, *Neuron*. **91**, 182–193 (2016).
18) E. E. Steinberg *et al.*, *Nat. Neurosci.* **16**, 966–973 (2013).
19) C. Y. Chang *et al.*, *Nat. Neurosci.* **19**, 111–116 (2016).
20) A. A. Grace, B. S. Bunney, *Neuroscience*. **10**, 301–315 (1983).
21) J. Roeper, *Trends Neurosci.* **36**, 336–342 (2013).
22) M. Matsumoto, O. Hikosaka, *Nature*. **459**, 837–841 (2009).
23) M. F. Roitman, R. A. Wheeler, R. M. Wightman, R. M. Carelli, *Nat. Neurosci.* **11**, 1376–1377 (2008).
24) E. B. Oleson, R. N. Gentry, V. C. Chioma, J. F. Cheer, *J. Neurosci.* **32**, 14804–14808 (2012).
25) S. Kobayashi, W. Schultz, *Curr. Biol.* **24**, 56–62 (2014).
26) H. Matsumoto, J. Tian, N. Uchida, M. Watabe-Uchida, *Elife*. **5** (2016), doi:10.7554/eLife.17328.
27) W. Schultz, *Nat. Rev. Neurosci.* **17**, 183–195 (2016).
28) S. Kakade, P. Dayan, *Neural Networks*. **15**, 549–559 (2002).
29) W. Menegas *et al.*, *Elife*. **4**, e10032 (2015).
30) K. T. Beier *et al.*, *Cell*. **162**, 622–634 (2015).
31) T. N. Lerner *et al.*, *Cell*. **162**, 635–647 (2015).
32) I. R. Wickersham *et al.*, *Neuron*. **53**, 639–647 (2007).
33) M. Watabe-Uchida, L. Zhu, S. K. Ogawa, A. Vamanrao, N. Uchida, *Neuron*. **74**, 858–873 (2012).
34) Y. Kudo *et al.*, *Neuroscience*. **50**, 619–625 (1992).
35) W. Menegas, B. M. Babayan, N. Uchida, M. Watabe-Uchida, *Elife*. **6** (2017), doi:10.7554/

eLife.21886.
36) W. Menegas, K. Akiti, R. Amo, N. Uchida, M. Watabe-Uchida, *Nat. Neurosci.* **21**, 1421–1430 (2018).
37) M. Watabe-Uchida, N. Uchida, *Cold Spring Harb. Symp. Quant. Biol.* (2019), doi:10.1101/sqb.2018.83.037648.
38) C. K. Starkweather, B. M. Babayan, N. Uchida, S. J. Gershman, *Nat. Neurosci.* **20**, 581–589 (2017).
39) B. M. Babayan, N. Uchida, S. J. Gershman, *Nat Commun.* **9**, 1891 (2018).
40) B. Engelhard *et al.*, *Nature* (2019), doi:10.1038/s41586-019-1261-9.
41) A. Mohebi *et al.*, *Nature.* **570**, 65–70 (2019).
42) M. Botvinick *et al.*, *Trends Cogn. Sci. (Regul. Ed.).* **23**, 408–422 (2019).
43) B. M. Lake, T. D. Ullman, J. B. Tenenbaum, S. J. Gershman, *Behav Brain Sci.* **40**, e253 (2017).
44) K. Doya, T. Taniguchi, *Current Opinion in Behavioral Sciences.* **29**, 91–96 (2019).
45) 銅谷賢治, 松尾豊, 神経研究の進歩, 7月号 (2019).

松本　英之 （まつもと・ひでゆき）
大阪市立大学医学部神経生理学分野助教
(2002年東京大学農学部卒業)、2008年東京大学大学院医学系研究科博士課程修了。医学博士。2008 〜 2009年東京大学大学院医学系研究科特任研究員。2009 〜 2016年Harvard大学博士研究員。2016年より現職。
専門は神経生理学。

内田　光子 （うちだ・みつこ）
Harvard大学分子生物学部 脳科学研究センターフェロー
(1992年京都大学理学部卒業)、1998年京都大学大学院理学研究科博士課程修了。理学博士。1998 〜 2001年東京都臨床医学総合研究所。2001 〜 2006年Cold Spring Harbor研究所博士研究員。2006年より現職。
専門はシステム神経科学。(特に意志決定、学習／現在はドーパミン系に関心を持つ)

内田　直滋 （うちだ・なおしげ）
Harvard大学分子生物学部教授
(1992年京都大学理学部卒業)、1997年京都大学大学院理学研究科博士課程修了。理学博士。1998 〜 2000年理化学研究所脳科学研究所基礎科学特別研究員。2000 〜 2006年Cold Spring Harbor研究所博士研究員。2006年Harvard大学Assistant Professor、2010年Harvard大学Associate Professorを経て、2013年より現職。
専門はシステム神経科学。(特に意志決定、学習の実験的、計算論的アプローチの融合に関心を持つ)

多感覚統合の divisive normalization モデル

keywords ▶▶▶ 多感覚統合、前庭感覚、オプティカルフロー
divisive normalization、頭頂葉、ネットワークモデル
抑制性神経細胞、非線形性

大城　朝一
東北大学大学院医学系研究科 生体システム生理学分野

はじめに

これまでの電気生理学的研究から脳内における多感覚統合 (multisensory integration) は単純な足し算では説明できない非線形性の強い過程であることが示唆されている。たとえば視覚と聴覚のような多モダリティー刺激が提示された時のことを考えてみよう。視覚刺激と聴覚刺激は当然別々の感覚器 (目と耳) を通じて受容され、その信号は異なる大脳皮質領域 (第一次視覚野および第一次聴覚野) に送られ、そこで刺激の基本的な特性、たとえばコントラスト、傾き、提示方向、空間周波数、時間周波数等が抽出される。これら独立に処理された情報は続いて感覚連合領域に送られ情報の統合が行われる。このとき、個々のニューロンの活動はモダリティー刺激を個別に提示したときの応答の単純和にはならず、提示の条件に応じて著しく増減することがわかっている。たとえば視覚と聴覚信号が空間的に同じ方向から同時に提示されるとニューロンの応答は増強され、逆に時空間的にズレがある場合抑制が起こる[1,2]。これはつまり、外界から受容される多感覚刺激は同一の物理現象に由来するものなのか、それとも偶然に近接して生じた現象に由来するものなのかを脳は積極的に区別しようとしているともいえる。

　一方、視覚情報だけを処理する第一次視覚野ニューロンも巧妙な非線形活動応答を見せる。たとえば我々の視覚は外界の明るさにすぐに順応し、薄暗い夕暮れでも真夏の太陽の下でも難なく物体を視覚認識できる。これは視覚系のニューロンが入力強度の平均分布に応じて出力の調整を自動で行っているからで、これをコントラストのゲインコントロールと呼んだりする[3]。このようなゲインコントロールを簡単な数式で説明するモデルにdivisive normalization（神経活動正規化）モデルがある[4]。この理論は一次視覚野ニューロンだけでなく高次の視覚処理領域に存在するニューロンの応答をも説明でき[5]、少なくとも視覚処理を行ううえでの基本的な計算様式であると考えられていた。

　筆者はこのnormalizationメカニズムは初期視覚にとどまらず多感覚統合においても使われている一般原理であると考え、これを基礎にした多感覚統合モデルを提案した[6]。このモデルはこれまで知られていた多感覚ニューロンの刺激応答の多様性を説明できただけでなく、新たな多感覚統合現象を予測した。本稿ではこの予側を実際にアカゲザル感覚連合野で確認した筆者らの最近の研究[7]について紹介したい。

1. divisive normalization

　Normalizationメカニズムはデビッド・ヒーガー（David Heeger）博士によって第一次視覚野ニューロンの刺激応答性を説明するために提案された（**図1A**）[4]。第一次視覚野には単純細胞（Simple cell）と呼ばれるニューロンが存在しており、視覚刺激に含まれる明暗の境界（エッジ）に特異的に応答（興奮）することが知られている。これはニューロンの受容野が隣り合ったON領域とOFF領域から成り立つことに起因しており、さまざまな傾きのエッジに選択的に応答する細胞が存在している。

　さて単純細胞を線形なエッジ検出器と考えると説明できないことがいくつか知られている。たとえばエッジの明暗コントラストを上げていくと単純細胞の活動は上昇していくがついには飽和してしまう。しかしこのような場合でも単純細胞の特定の傾きに対する選択性は失われない（傾き選択

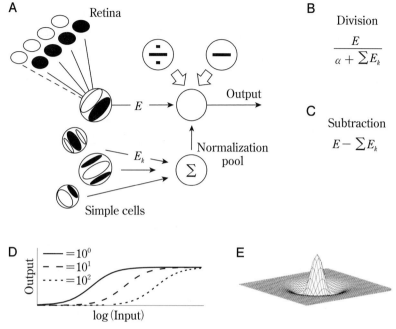

図1　ニューロンモデルの模式図とそこで用いられる数式

A：第一次視覚野ニューロンの性質を説明する divisive normalization モデルの模式図。白楕円は受容野内部における ON 領域を、黒楕円は OFF 領域を表す。ピクセル単位の受容野を持つ網膜ニューロンに対して、第一次視覚野ニューロンは細長い ON 領域と OFF 領域が隣り合った単純受容野（エッジ検出器）を持つ。E は normalization を受ける前の神経活動を表現し、normalization pool はそれらを合計したものである。normalization pool によって割り算が行われれば normalization モデルを、引き算が行われれば subtraction モデルとなる。

B：Normalization モデルで用いられる割り算型演算。

C：Subtraction モデルで用いられる引き算型演算。

D：Normalization モデルによるニューロンの入出力ゲインコントロールの再現。

E：メキシカンハット型の側方抑制関数。

性のコントラスト不変性）[8]。さらに受容野内に提示されたエッジ刺激を受容野の外まで延長させると神経応答は逆に減弱していく（周辺抑制現象）[9]。これらの現象を説明するためにヒーガー博士はさまざまな傾き特異性、受

容野位置を持つ単純細胞の集団（normalization pool）を想定し、それらの活動の総和をもって個々の単純細胞の活動を割り算する機構、つまり divisive normalization メカニズムを考えた。数式で表せば**図1B**に示したように単純なもので、分母のシグマ記号が normalization pool を、分子が単純細胞への入力または normalize される前の神経活動を表している。分母の alpha は normalization constant と呼ばれる正の数で、このパラメータを増加させるとモデルの入出力関数は右側に平行移動する（**図1D**）。これが冒頭で述べたゲインコントロールの説明であり、ニューロンは平均入力レベルが高くなっても alpha を高めにリセットすることで、一定の範囲内で出力を維持することができるのである。

　一方、割り算のかわりに引き算（subtraction）を行うモデルはどうであろうか（**図1C**）？

　伝統的なニューラルネットワークモデルではこのような subtraction 型の演算がポピュラーであり[10]、さらにメキシカンハット型の神経伝達重み付け関数（**図1E**）を導入して近距離では興奮性、遠距離では抑制性の相互作用を組み込むことで、周辺抑制現象を説明しているモデルもある。また subtraction された結果をさらにシグモイド型の入出力関数に通すことで、ニューロン応答に普遍的に見られる入力増加に対する出力の飽和現象を再現することもよく行われている。他にもさまざまなメカニズムを組み込めば subtraction モデルの結果を実際の神経活動にいくらでも近づけることが可能である。では normalization モデルと subtraction モデルのどちらが現実を正しく表しているのであろうか？

　モデルを複雑にすればいくらでも表面的には現実に近づけることができる以上、理論計算を繰り返していても回答は出せない。両モデルの決定的な振る舞いの違いを見つけ、現実の脳ではどちらが起きているのかを確かめるしか他ない。これを実際にやってみたのが本研究のポイントのひとつである。

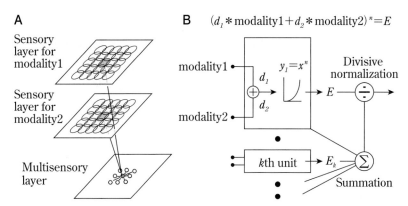

図2　多感覚統合のnormalizationモデル（文献6)より改変)
A：モデルの模式図。モダリティー刺激1、2はそれぞれに感受性のある刺激受容
ニューロン層において別々に受容され、その信号は次の多感覚ニューロン層へ送
られる。
B：多感覚ニューロン内部における入力の統合。刺激受容ニューロン層からの入
力 (modality1, modality2) は、modality dominance weight (d_1, d_2) によって重み付
けされ、指数nで冪乗される。さらにnormalization poolによる割り算を受け、多
感覚ニューロンの出力 (発火頻度) が決定される。

2. 多感覚統合のnormalizationモデル

　筆者の提案した多感覚統合のnormalizationモデル[6]を**図2A**に示す。モ
デルは2つのモダリティー (modality1、modality2) 刺激受容層と多感覚統
合層 (multisensory) の3層のニューラルネットワークから成り立つ。実際
のニューロンと同様、刺激受容ニューロンはそれぞれ固有の受容野を持ち、
それぞれ一部が重なりながら刺激空間を埋め尽くすように配置されている。
modality1とmodality2刺激 (以下、mod1、mod2と略す) の受容野は刺激空
間内で一致しているものがひとつの多感覚ニューロン (multisensory
neuron) に投射するとしよう。多感覚ニューロン内部ではmod1とmod2か
らの入力が合算され (EPSPが細胞内で加算されたとイメージしてほしい)、
冪演算型の入出力関数を経て出力される (**図2B上段の式**)。冪演算型の入

出力関数は膜電位とニューロンのスパイク数との関係をモデル化するために導入したもので[11]、冪指数としては1から3程度の実数値が実際のデータによくあうといわれている[12]。演算結果の総和を normalization pool（図中の Σ）と呼び、これでもってもう一度すべての結果を割り算してnormalization を行う。図を見ても明らかなようにこのモデルはヒーガー博士による単一モダリティー（視覚）の normalization モデルを複モダリティーに拡張しただけである。しかし新たなパラメータとして modality dominance weight（図中の d_1, d_2：0から1のあいだの実数をとる）を導入した。これは実際の多感覚ニューロンの多くがモダリティーのどちらかに優位に反応する事実をモデル化したもので、第一次視覚野の特徴である眼優位性（ocular dominance）と類似したものと考えていただきたい。受容野の位置は同じでもこの weight の配分が異なるような多感覚ニューロンが存在すると仮定している。受容野の位置の違い、weight の比の違いを含めて合計21,025個のニューロンが多感覚統合層に存在するとしてモデルを立てた。

図3　normalization モデルと subtraction モデルのシミュレーション結果の比較（文献6）より改変）
A〜C：normalization モデルニューロンの刺激応答曲線。モダリティー刺激1（mod1）、モダリティー刺激2（mod2）はそれぞれの2次元ガウシアン型受容野の中心に提示し、mod1、mod2単独（○、△）、または同時に提示したときの bimodal 応答（●）をシミュレーションした（A）。mod1, mod2単独応答の単純和、sum＝mod1応答＋mod2応答（‥‥）と bimodal 応答は刺激の強度に応じて大きさが逆転する。
B：mod1は受容野の中心に固定し、mod2を受容野の1.5標準偏差だけ中心からはずれて提示した時の刺激応答曲線。mod2応答は刺激強度に応じて単調増加するが、bimodal 応答は mod1単独応答よりも小さくなる。
C：単一モダリティー応答ニューロンの刺激応答曲線。このモデルニューロンはモダリティー2入力に対する modality dominance weight（d_2）がゼロの場合に相当する。
D〜F：Subtraction モデルニューロンの刺激応答曲線。mod2を受容野の中心へ提示（D）、1.5標準偏差だけずらして提示（E）、または2.5標準偏差だけずらして提示（F）した時の応答曲線をシミュレーションした。mod2応答が正であるかぎり bimodal 応答は mod1単独応答よりも必ず大きい点に注意してほしい。

3. モデルは多感覚統合現象の多くを再現する

　以上のようなセットアップで刺激の空間位置や強さを変えると多感覚ニューロンの応答がどのように変化するのかをシミュレーションしてみた（**図3A**）。モデルニューロンの基本的な性質として入力強度を上げていくと出力は単調に増加するもののいずれ飽和することがわかる。さらにmodality1、2刺激を単独で与えた時（mod1：○、mod2：△）よりも両者同時に与えた複合刺激（bimodal：●）のほうが常に出力が大きいことがわか

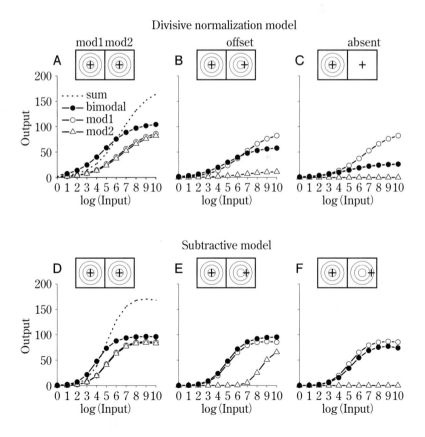

る。 興味深いことに、bimodal応答は入力の強度が低い時には単独刺激応答の和よりも大きく（bimodal＞sum）、逆に高い時には単純和よりも小さい（bimodal＜sum）。つまりモデルニューロンは弱い刺激に対しては刺激を同時に提示することでより出力が増強され、逆にすでに強い刺激に対しては同時に提示しても出力は飽和してしまうのである。このような現象は実際の脳でも観察されており、inverse effectiveness現象と呼ばれている[1,2]。

　さてここでmod2刺激を受容野の中心からずらして（offset）提示するとどうなるであろうか（図3B） ？

　受容野は2次元ガウシアン関数でモデル化しているため最適な刺激パラメータからはずれると応答は当然弱くなる（△）。ここでmod1刺激は受容野の中心に提示したままでmod2刺激を同時に提示するとbimodal応答はmod1単独刺激の時よりも小さくなる（○＞●）。つまり最適な刺激パラメータからはずれて提示されたモダリティー刺激は他方のモダリティー刺激への応答を抑制してしまうことを意味している。このような現象は実際の脳でも観察されており、spatial principle of multisensory integrationと呼ばれている[1,2]。多感覚統合が行われている脳領域では多感覚ニューロンだけでなく単一のモダリティーにのみ応答する単一感覚ニューロン（unisensory neuron）も混在して存在しており、bimodal刺激が提示されると応答が抑制されることが知られている[1,13]。シミュレーションでも同様な現象が再現された（図3C）。これは先に定義したmodality dominance weightsのひとつ、d_2を0とおいたモデルニューロンの応答で、mod2単独刺激では興奮性応答が見られないにもかかわらず、bimodal刺激では反応が抑えられている。 この抑制効果はmod2に応答する別のニューロン（$d_2 \neq 0$）からのdivisive normalization作用によるものと解釈される。これら以外にも多くの多感覚統合現象がこのモデルによって定性的、定量的に再現できることを筆者は示した[6]。

　一方、normalizationではなく、subtractionを基礎にした多感覚統合モデル[14,15]も存在しており、定性的にはinverse effectiveness、spatial principle

等はすべて再現される（**図3D、E、F**）。よってこれらの現象に注目するか
ぎり、2つのモデルを区別することができない。ところが正規化モデルは
spatial principle 現象に関して奇妙な挙動を示すことがわかった。**図3B**をよ
く見ると最適刺激パラメータからはずれて提示された mod2 刺激は入力強
度に応じて出力が上昇していくことから単独では "興奮性" であるといえる
（△）。ところがもう一方の刺激と組み合わせると応答を抑える（○＞●）の
で "抑制性" ともいえるのである。これは刺激を与える文脈によって同一の
モダリティー刺激が興奮性にも抑制性にも見えるという点で不可思議なも
のである。一方、subtraction モデルではこのようなことは起こらない。
bimodal 応答は単独刺激応答よりも常に大きいか（**図3E**、●＞○）、mod2
刺激が単独では興奮性とは見なせない時になって初めて抑制されるのであ
る（**図3F**）。結局 subtraction モデルでは単独で興奮性の応答を与える刺激
は他の刺激と複合させても興奮性のままなのである。

4. マカクザル MSTd 領域における多感覚統合

　Normalization モデルのみで予測されるこの奇妙な現象が実際の脳で見ら
れるかどうかを確かめるために、マカクザル頭頂葉の Medial superior
temporal（MST）領域における視覚－前庭感覚の統合を調べた。MST 領域
のニューロンは、前庭器官によって受容される頭部の加速度運動
（vestibular 刺激、**図4A**）と、網膜に映るオプティカルフロー（visual 刺激、
図4B）の両者に応答する[16, 17]。両者の感覚情報が MST 領域で統合される
ことで頭部の並進や回転運動が認知されると考えられている[18, 19]。実験室
内でこれらの感覚刺激をマカクザルに提示するため、モーションプラット
フォーム[17]と呼ばれる加速装置に彼を乗せ、CG を用いて描画したオプテ
ィカルフローをモニター上に投影した（**図4C**）。マカクザルはモーション
プラットフォーム上で加速度運動を受動的に受けているあいだ、スクリー
ンの中央にある固視点を見続けるように訓練されている。MST ニューロン
は3次元空間の特定の方向への並進運動に選択的に応答するものが多い（**図
3D**）。オプティカルフロー刺激に対しても同様に方向選択性が存在する（**図

3E)。この例では最適方向が両条件で一致しているが（congruent受容野）、一致しない場合も多い。実際の実験ではタングステン電極をMST領域に挿入し単一神経活動が安定して記録されてから、3次元空間のあらゆる方向へくまなく前庭刺激、視覚刺激を与え、このような方向選択性マップを個々のニューロンに対して作成するところから始まる。

5. MST領域の多感覚統合モデル

MST領域の多感覚ニューロンは、視角で90°もの幅の広い受容野を持つ、vestibular条件とvisual条件で最適方向が一致しないものが多数存在する、単位時間に移動する距離（motion amplitude）に比例して応答は単調増加する、等の特徴がある[17]。これら受容野の特徴を組み込んだnormalizationモデルのシミュレーションを行った（図5）。

2つのモダリティー刺激をそれぞれの最適方向へ提示した時の刺激応答曲線をシミュレートした（図5A）。単独で刺激した場合でも（○、△）、同時に刺激した場合でも（●）、motion amplitudeに比例して応答が単調増加していく。そしてbimodal応答は常にmod1、mod2単独での応答よりも大

図4　マカクザルMST領域における前庭感覚と視覚の統合
A：加速度運動によって頭部の前庭器官（vestibular organ）が刺激されると、3次元空間内での体の移動や回転といった運動感覚が生じる。
B：3次元空間内での移動によって網膜上に映る景色をオプティカルフローと呼び、この視覚情報だけでも体の移動や回転を認識することができる。
C：前庭刺激と視覚刺激を同時に与えるためのモーションプラットフォーム。モーションプラットフォームは3次元空間の任意の方向へ加速度運動を行うことが可能で、同時に前面のスクリーンにオプティカルフローを投影する。3次元空間内部での移動を"仮想体験"しているマカクザルの頭頂葉MST領域から神経活動記録を行う。
D：MSTニューロンのvestibular刺激に対する3次元方向選択性マップ。このニューロンの例では水平座標が0°、標高が0°方向への加速度運動で応答が最大となっている。
E：同じニューロンでのvisual刺激に対する3次元方向選択性マップ。前庭刺激の場合と同じく水平座標が0°、標高が0°の方向への加速度運動に付随して生じるオプティカルフロー刺激で最大の神経活動応答が見られる（文献7）より改変）。

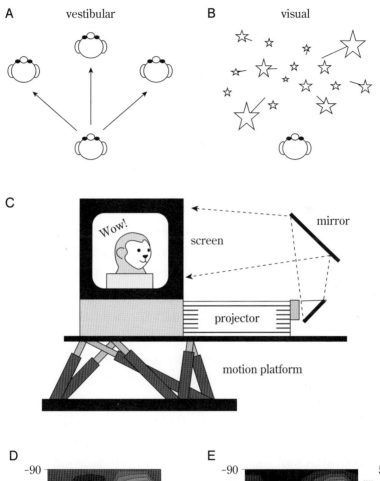
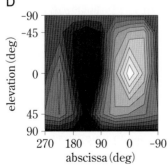
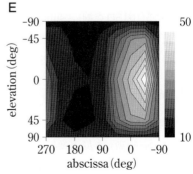

きい（●＞○、△）。さらに、mod2を最適方向から60°ずらして提示すると（$\theta = 60°$、**図5B**）、さきほど説明した奇妙な多感覚統合現象（○＞●＞△＞baseline）が再現される。さらに120°までずらすと（**図5C**）、mod2への単独刺激応答はbaselineを下回り"抑制性"に転ずる。この時、bimodal応答はmod1単独刺激への応答を下回る（○＞●）ので、mod2は素直に"抑制性"といえる。以上の挙動をひとつのグラフにまとめたのが**図5D**である。横軸をmod2応答、縦軸をbimodal応答としてプロットした。ただし両者ともにmod1応答で割り算して標準化してある。右上の第1象限にある☆印はmod1、mod2ともに最適方向を向いている時（オフセット角$\theta = 0°$）のデータに相当する。mod2への応答は正なのでmod2応答/mod1応答の比＞0となる一方、bimodal応答はmod1単独応答よりもやや大きいのでbimodal応答/mod1応答＞1となるからである。**図5B**の場合（$\theta = 60°$）、mod2応答/mod1応答＞0のままであるが、bimodal応答はmod1単独応答より小さくなるので（bimodal応答/mod1応答＜1）、データは第4象限（右下の区画）にプロットされることになる（図中◉）。最後に**図5C**の場合（$\theta = 120°$）、mod2応答/mod1応答＜0かつbimodal応答/mod1応答＜1となるので第3象限（左下の区画）にデータはプロットされることになる（図中★）。つまりmod2刺激を最適方向からずらしていくとそれぞれの比、（mod2応答/mod1応答、bimodal応答/mod1応答）のプロットは第1象限→第4象限→第3象限の順で推移していくのである。一方、subtractionモデルの結果は第4象限をスキップし、いきなり第1象限から第3象限へかけて推移する（**図5D**点線）。subtractionモデルにおいては、mod2の作用の方向（興奮性、抑制性）は単独刺激条件であってもbimodal刺激条件であっても必ず一致しているからである。

6. MST領域からの記録

実際のMST領域からの記録の例を**図6A**に示す。mod1（この例ではvestibular刺激）を最適進行方向に固定（○）、mod2（この例ではvisual刺激）を最適方向から30°ずつずらしていった時の発火頻度（△）をプロット

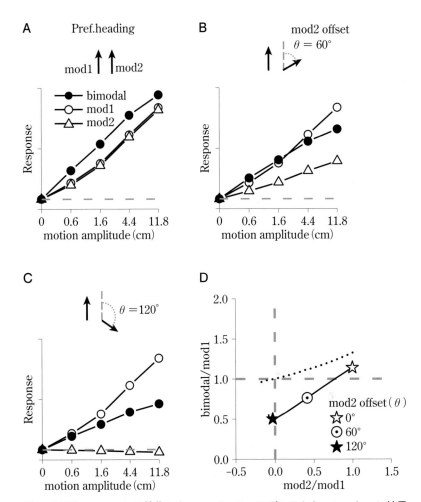

図5 MSTニューロンに特化したnormalizationモデルのシミュレーション結果
（文献7）より改変）

A：mod1、mod2がともに最適刺激方向（preferred heading）で与えられた場合の
シミュレーション結果。

B：mod2を最適刺激方向から60°ずらして与えられた場合の結果。

C：mod2を最適刺激方向から120°ずらして与えられた場合の結果。

D：横軸をmod2応答/mod1応答の比、縦軸をbimodal応答/mod1応答の比とし
て2次元平面にシミュレーション結果をプロットした。実線はnormalizationモデ
ルの結果、点線はsubtractionモデルの結果を表す。

してある。mod2への応答曲線は最適方向（$\theta = 0°$）で最大値をとるガウシアン型関数できれいに近似できることがわかる。mod1、mod2への同時刺激に対するbimodal応答（●）も同様なガウシアン型の姿をとる。注目すべき点は、mod2のオフセットが±60°において、その単独刺激応答はベースラインよりも大きくしたがって"興奮性"であるにもかかわらず、bimodal応答はmod1応答よりも小さいことである。これがこれまで繰り返し述べてきた単独で"興奮性"刺激によるbimodal応答の"抑制"現象である。さらに刺激の大きさをパラメトリックに変化させて詳しくこの現象を詳しく見てみた。両刺激ともに最適方向を向いている場合（$\theta = 0°$、**図6B**）、motion amplitudeが大きくなると発火頻度が単調に上昇していくのはすべてのMSTニューロンに共通の特徴である。また、bimodal応答は個々の単独刺激応答よりも常に大きいことも確認できる。mod2のオフセット角を60°にすると（**図6C**）、mod2刺激に対する応答は全体的に小さくなるが、それでもmotion amplitudeに比例して単調増加することから、mod2はまだ"興奮性"であるように見える。しかしすべてのmotion amplitudeにおいてbimodal応答はmod1単独応答よりも小さい（○＞●）ので、mod2はbimodal刺激条件下では"抑制性"であるようにも見える。ここでは例示していないが、mod1とmod2の役割を入れ替えても、つまりmod2を固定し

図6　実際のMSTニューロンからの記録例（文献7）より改変）
A：mod1（この例ではvestibular刺激）を最適方向へ固定、mod2（この例ではvisual刺激）を30°ずつずらして提示した時のMSTニューロン活動。
B：mod1、mod2ともに最適方向で与えた時のニューロン活動。実線はデータに対するhyperbolic ratio関数によるフィット。
C：mod2のみ最適方向から60°ずらして与えた時のニューロン活動。mod2単独応答における興奮、bimodal応答における抑制は統計的に有意であった。＊＊：$p < 0.01$
D：1個のニューロンに対してmod2を最適方向（白丸）、たまは非最適方向（黒丸）にして活動記録をとり、横軸をmod2応答/mod1応答の比、縦軸をbimodal応答/mod1応答の比としてプロットした。68個のニューロンの結果を集計して表示した。

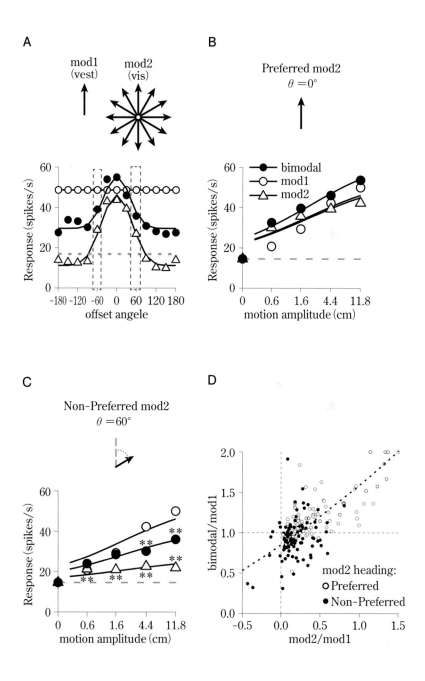

mod1の方向を変化させていっても同様な抑制現象が現れるのが確かめられた。以上のような実験を68個のMSTニューロンにおいて繰り返し、そこからmod2応答/mod1応答、bimodal応答/mod1応答の比を計算して**図6D**のようにプロットした。データは第4象限に大きく偏移しており、データに対する回帰曲線の切片は有意に1.0以下であった（$p = 2.0 \times 10^{-8}$）。さきほどのシミュレーションの結果（**図5D**）とあわせて考えると、実際のデータはnormalizationモデルの予測とあうと結論できる。

7. MST領域における単一感覚ニューロン

　多感覚領域では単一のモダリティーにのみ興奮性の応答を示す単一感覚ニューロン（unisensory neuron）が、他の多感覚ニューロンに紛れて存在していることが知られている[1, 13]。MST領域にも単一感覚ニューロンが存在し、多くはオプティカルフローにのみ応答する視覚応答性ニューロンである[17]。このようなニューロンにおける多感覚統合を調べてみた（**図7A**）。このニューロンはvestibular刺激にほとんど応答せず（○≈ベースライン）、最適方向のオプティカルフローに強く応答する（△）。ところがこの視覚応答は同時に提示したvestibular刺激によって抑制を受ける（△＞●）。このようなvestibular刺激による抑制はオプティカルフローに応答するニューロンに共通して見られる性質なのかどうか調べるために、MST領域の近傍にあるMiddle Temporal（MT）領域からも神経活動記録を行った。MT領域は純粋に視覚刺激にのみ応答する単一モダリティー皮質領域であり、MST領域で多感覚統合が行われる一歩手前の視覚情報の起源と考えられている[5, 20, 21]。MTニューロンはオプティカルフローに強く応答するが、vestibular刺激に対しては興奮性および抑制性の作用を一切示さなかった（**図7B**）。MST視覚応答ニューロン33個とMTニューロン43個からの記録をもとにしてここでも（vestibular応答/visual応答、bimodal応答/visual応答）を計算し、2次元プロットを行った（**図7C**）。MTニューロンはvestibular刺激によって抑制を受けないことからbimodal応答/visual応答比は1から大きくはずれない（$p = 0.29$）。一方、MSTニューロンはその多く

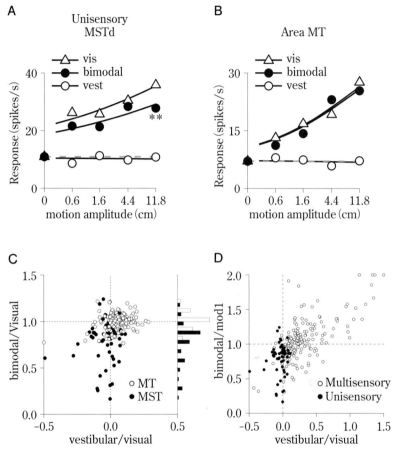

図7　単一モダリティーニューロンからの記録

A：MST領域に存在する視覚応答性ニューロンからの記録。このニューロンは
visual刺激にのみ興奮性の応答を示し、そしてこの応答はvestibular刺激を同時に
与えることで抑制される。＊＊：$p < 0.01$

B：MTニューロンからの記録。MTニューロンはすべて視覚応答性であり、
vestibular刺激によって興奮も抑制も起こらない。

C：横軸をvestibular応答/visual応答比、縦軸をbimodal応答/visual応答比とし
てプロットした。MST領域の視覚応答性ニューロン（黒丸）とMTニューロン
（白丸）を分けて表示してある。

D：MST多感覚ニューロンの応答比（図6D）とMST視覚応答性ニューロンの応
答比（図7C）をひとつの2次元平面に重ねて表示したもの。

でbimodal応答抑制が見られ、有意にbimodal応答/visual応答比＜1であった（$p=1.2\times10^{-8}$）。よって前庭感覚と視覚の情報が統合されるMST領域において初めて抑制現象が現れることが明らかとなった。

この抑制現象自体はnormalizationモデルの枠組みにおいて自然に理解できる。Normalizationモデルではmodality dominance weightで各モダリティーからの入力重み付けを定義しているのだが、視覚応答ニューロンは前庭入力に対する重みがゼロであるものに対応する。しかしながらこれらのニューロンもdivisive normalizationを受けるためにvestibular刺激によって抑制が起こるように見えるのである。このように考えると単一感覚ニューロンと多感覚ニューロンはまったく異種のニューロンではなく、単にmodality dominance weightの配分が違うだけということになる。実際、MSTの多感覚ニューロンのデータ（**図6D**）と視覚応答ニューロンのデータ（**図7C**）を重ねてみると、両者はひとつの大きな集団のなかで連続して分布していることがよくわかる（**図7D**）。以上で見たようにdivisive normalizationモデルはマカクザル頭頂葉における多感覚統合現象をスマートに説明できるということがわかった。

8. divisive normalizationメカニズムの実装

これまでの結果からnormalizationメカニズムは初期視覚経路のみならずさらに高次の脳領域においても見られる普遍的な計算原理であることが示唆される。最後にnormalizationメカニズムの神経系における実装について考えてみたい。

オリジナルのnormalizationモデル（**図8A**）は、情報の流れが入力段（E_j）から出力段（R_j）に至るまで直線的に流れていくのでfeed-forward型モデルと呼ばれる。ところがこのモデル式には、未だnormalizeされていない信号がそれ自体の総和（ΣE_k）で割り算されるという神経学的に解釈し難い不自然さがあった。しかし簡単な計算によってこのfeed-forwardモデルは数学的に同値で別の解釈が可能なfeed-back型モデルへ変換することができる（**図8B**）。この新しい式（1段目）を見ると、ニューロンの出力（R_j）は

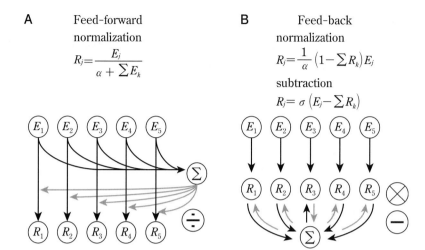

A　Feed-forward normalization

$$R_j = \frac{E_j}{\alpha + \sum E_k}$$

B　Feed-back normalization

$$R_j = \frac{1}{\alpha}\left(1 - \sum R_k\right)E_j$$

subtraction

$$R_j = \sigma\left(E_j - \sum R_k\right)$$

C　$R = a * (E - b)$

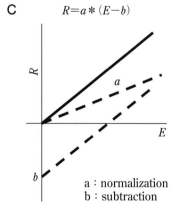

a：normalization
b：subtraction

図8　Feed-forward型表現からFeed-back型表現への変換

A：NormalizationモデルのFeed-forward型表現。このような形式の場合、normalization前の活動の総和（ΣE）をいったん外部に保持し、それをもってもう一度normalization前の活動を割り算するメカニズムを考える必要がある。

B：NormalizationモデルとSubtractionモデルのFeed-back型表現。このような形式の場合、ニューロンの出力の総和を計算し（ΣR）、折り返しニューロンの興奮を制御するメカニズムを考える必要がある。

C：NormalizationモデルとSubtractionモデルにおける入力（E）と出力（R）の関係。Σから送られるfeed-back信号は、normalizationモデルでは傾き（aパラメータ）に、subtractionモデルでは切片（bパラメータ）に作用する。

1よりも必ず小さい乗数項 $(1 - \Sigma R_k)$ と入力信号 (E_j) の掛け算の結果とし
て表現されている。そして総和をとるのは入力ではなく出力のほうである
(ΣR_k)。この新しい表現を仮想的な抑制性ニューロン（図中Σ）と興奮性
出力ニューロン (R_j) を使って神経学的に解釈してみよう。抑制性ニューロ
ンはその近傍にある出力ニューロンから入力を受けるため（Σへ向かう黒
矢印）、その活動量は出力ニューロンの平均的な発火頻度に比例する（$\approx \Sigma$
R_k）。そして抑制性ニューロンはその活動量に応じて出力ニューロンにフ
ィードバック制御をかける（Σから出る灰矢印）。このフィードバックは出
力ニューロンへの入力信号を乗数項 $(1 - \Sigma R_k)$ だけ減弱するように作用す
る。そしてこの過程が再帰的に繰り返され、ニューロンの出力が最終的に
安定する。抑制性フィードバックが掛け算の効果として現れるメカニズム
として、たとえば抑制性信号が入力の前シナプスに作用して神経伝達物質
の放出効率を下げると考えてもよいだろう[22]。または抑制信号が膜抵抗を
下げるために（shunting inhibition）[23]、膜の興奮性が減弱したと考えてもよ
いかもしれない。

　Subtraction モデルも feed-back 型のモデル式であるため（**図8B** 2段目）、
抑制性ニューロンと出力ニューロンの役割に関してまったく同じように考
えることができる。Normalization モデルと異なり、subtraction モデルでは
抑制信号は抑制ニューロンの活動量 $(\approx \Sigma R_k)$ そのものに比例し、その効
果は出力ニューロン内部で入力を引き算する $(E - \Sigma R_k)$ ことに相当する。
この引き算は抑制性入力による膜電位の過分極と考えればイメージしやす
い。その後、static-nonlinearity と呼ばれるシグモイド型の入出力関数 (σ)
を通して膜電位は発火頻度に変換される。この過程が繰り返され出力が安
定してくるのはnormalization モデルの場合と同じである。

　このフィードバック信号がニューロンの入出力関係にどのように作用す
るかを両者で比較してみた（**図8C**）。Normalization モデルの場合、フィー
ドバック信号は出力ニューロンの入力出力関数の傾き（aパラメータ）を操
作することで出力を制御している。一方subtraction モデルの場合、フィー
ドバック信号によって入力出力関数は負の方向へ平行移動する。**図8C**中

の数式でいえばbパラメータを変化させることに相当する。どちらも出力を下げる効果は同じでありその違いは微妙なものである。しかしこのミクロなレベルでの違いは、図5D、図6Dの結果にあるような定性的な差としてマクロに現れることは大変興味深い。

まとめ

　本稿ではnormalizationを基礎とした多感覚統合モデルが多感覚ニューロンの性質をうまく説明できること、そしてこのモデルによって予測されていた奇妙な現象、つまり興奮性のモダリティー刺激による多感覚応答の抑制がマカクザル頭頂葉MSTニューロンにおいて実際に確認されたことを紹介した。この現象はsubtractionを基礎にしたモデルでは起こりえず、よって多感覚統合においてdivisive normalizationメカニズムは本質的な役割を果たしていることを強く示唆する。

　divisive normalizationメカニズムの神経生物学的な基礎についてはまだよくわかっていないが、Somatostatin陽性抑制性ニューロンとParvalbumin陽性抑制性ニューロンがかかわっていることを示唆する報告がある[24〜26]。筆者のモデルもこれらニューロンを意識して組み立てた。本稿ではnormalizationメカニズムとsubtractionメカニズムを対立させて話を展開したが、これは中枢神経系ではどちらかが正しくてどちらかが間違っているということではない。実際、ドーパミンを介した報酬系ニューロンはsubtraction型の応答を示すことが明らかにされている[27]。どちらのメカニズムも中枢神経系に普遍的に存在するGABAAタイプ受容体によるshunting inhibition（normalization）、GABABタイプ受容体による膜電位の過分極（subtraction）をそれぞれモデル化していると考えてもよいのではないかと思われる。当然、両方のメカニズムがひとつのニューロンで同時に作動している可能性もあり得る。ただしshunting inhibitionの関与については否定的な意見もあり[28]、その役割はまだ確定しているわけではないことを付け加えておく。

　divisive normalizationは多感覚統合だけではなく注意過程[29]や意思決

定[30]、価値判断[31]といった高次の脳活動においても見られることが電気生理学的に示されている。これらの事実からdivisive normalizationは脳における普遍的で標準的な計算原理（canonical neural computation）のひとつであるといえるだろう[32]。ミクロな一般原理から出発してマクロな高次脳機能や個体行動を説明しようとするのは正攻法なアプローチであるが、両者にはまだまだ大きなギャップがあるといわざるを得ない。しかしシミュレーションと実験との比較によって脳のような複雑な生命現象に迫る手法はその壁を乗り越える有効な研究アプローチであると筆者は信ずる[33,34]。

謝　辞

　本研究の大部分はグレゴリー・デアンジェリス教授（米国ロチェスター大学）と、ドラ・アンジェラアキ教授（米国ベイラー医科大学）との共同研究によって行われました。ミカエル・ウェリキー博士（米国ロチェスター大学）からは辛抱強い研究指導と有益な助言をいただきました。ここに深く感謝申し上げます。

──────── 参 考 文 献 ────────

1) Meredith,M.A. & Stein, B.E. Visual, auditory, and somatosensory convergence on cells in superior colliculus results in multisensory integration. *J.Neurophysiol.***56**, 640-662(1986).

2) Stein,B.E. & Stanford,T.R. Multisensory integration: current issues from the perspective of the single neuron. *Nat. Rev. Neurosci.* **9**, 255–266 (2008).

3) Ohzawa,I., Sclar,G. & Freeman,R.D. Contrast gain control in the cat's visual system. *J.Neurophysiol.***54**, 651-667(1985).

4) Heeger, D.J. Normalization of cell responses in cat striate cortex. *Vis.Neurosci.***9**, 181-197 (1992).

5) Simoncelli, E.P. & Heeger, D.J. A model of neuronal responses in visual area MT. *Vis. Res.***38**, 743-761 (1998).

6) Ohshiro, T., Angelaki, D.E. & DeAngelis, G.C. A normalization model of multisensory integration. *Nat.Neurosci.***14**, 775-782 (2011).

7) Ohshiro, T., Angelaki, D.E. & DeAngelis, G.C. A neural signature of divisive normalization at the level of multisensory integration in primate cortex. *Neuron* **95**, 399-411 (2017).

8) Ferster,D.& Miller,K.D. Neural mechanisms of orientation selectivity in the visual cortex. *Ann.Rev.Neurosci.* **23**, 441-471 (2000).

9) DeAngelis,G.C., Freeman,R.D. & Ohzawa,I. Length and width tuning of neurons in the cat's primary visual cortex. *J.Neurophys.* **71**, 347-374 (1994).

10) Dayan, P. & Abbott, L.F. Theoretical neuroscience. MIT Press, Cambridge (2001).

11) Miller,K.D. & Troyer,T.W. Neural noise can explain expansive, power-law nonlinearities in neural response functions *J. Neurophysiol.* **87**, 653-659 (2002).

12) Priebe,N.J., Mechler,F., Carandini,M. & Ferster,D. The contribution of spike threshold to the dichotomy of cortical simple and complex cells. *Nat.Neurosci.* **7**, 1113-1122 (2004)

13) Avillac,M., Ben Hamed, S. & Duhamel, J.R. Multisensory integration in the ventral intra-parietal area of the macaque monkey. *J.Neurosci.* **27**, 1922-1932 (2007).

14) Ursino, M., Cuppini, C., Magosso, E., Serino, A. & Pellegrino, G.D. Multisensory integration in the superior colliculus: a neural network model. *J.Comp.Neurosci.* **26**, 55-73 (2009).

15) Cuppini1,C., Ursino, M., Magosso, E., Rowland, B.A. & Stein, B.E. An emergent model of multisensory integration in superior colliculus neurons. *Front. Integr. Neurosci.* **4**,1-15 (2010).

16) Duffy, C.J. MST neurons respond to optic flow and translational movement. *J. Neurophysiol.* **80**, 1816-1827 (1998).

17) Gu,Y., Watkins,P.V., Angelaki, D.E. & DeAngelis, G.C. Visual and nonvisual contributions to three-dimensional heading selectivity in the medial superior temporal area. *J.Neurosci.* **26**, 73-85 (2006).

18) Gu,Y., Angelaki, D.E. & DeAngelis, G.C. Neural correlates of multisensory cue integration in macaque MSTd. *Nat.Neurosci.* **11**,1201-1210 (2008).

19) Gu,Y., Angelaki, D.E. & DeAngelis, G.C. Causal links between dorsal medial superior temporal area neurons and multisensory heading perception. *J.Neurosci.* **32**, 2299-2313 (2012).

20) Maunsell, J.H. & Van Essen, D.C. The connections of the middle temporal visual area (MT) and their relationship to a cortical hierarchy in the macaque monkey. *J.Neurosci.* **3**, 2563-2586 (1983).

21) Ungerleider, L.G. & Desimone, R. Cortical connections of visual area MT in the macaque. *J.Comp.Neurol.* **248**, 190-222 (1986).

22) Boehm,S. & Betz,H. Somatostatin inhibits excitatory transmission at rat hippocampal synapses via presynaptic receptors. *J.Neurosci.* **17**, 4066-4075 (1997).

23) Borg-Graham, L.J., Monier,C. & Fregnac,Y. Visual input evokes transient and strong shunting inhibition in visual cortical neurons. *Nature* **393**, 369-373 (1998).

24) Wilson,N.R., Runyan,C.A., Wang,F.L. & Sur, M. Division and subtraction by distinct cortical inhibitory networks in vivo. *Nature* **488**, 343-348 (2012).

25) Lee,S-H., et al., Activation of specific interneurons improves V1 feature selectivity and visual perception. *Nature* **488**, 379–383 (2012).

26) Adesnik,H., Bruns, W., Taniguchi,H., Huang,Z.J. & Scanziani,M. A neural circuit for spatial summation in visual cortex. *Nature* **490**, 226-231 (2012).

27) Eshel,N., Bukwich,M., Rao,V., Hemmelder,V., Tian,J. & Uchida, N. Arithmetic and local

circuitry underlying dopamine prediction errors. *Nature* **525**, 243-246 (2015).

28) Holt, G.R. & Koch, C. Shunting inhibition does not have a divisive effect on firing rates. *Neural Comp.* **9**, 1001–1013 (1997).

29) Reynolds,J.H. & Heeger,D.J. The normalization model of attention. *Neuron* **29**, 168–185 (2009).

30) Louie,K., Khaw,M.W. & Glimcher, P.W. Normalization is a general neural mechanism for context-dependent decision making. *Proc.Natl.Acad.Sci.110*, 6139-6144 (2013).

31) Louie,K., Grattan,L.E. & Glimcher,P.W. Reward value-based gain Control: divisive normalization in parietal Cortex. *J.Neurosci.* **31**, 10627-10639 (2011).

32) Carandini,M. & Heeger, D.J. Normalization as a canonical neural computation. *Nat.Rev. Neurosci.* **13**, 51-62 (2012).

33) Ohshiro, T. & Weliky, M. Simple fall-off pattern of correlated neural activity in the developing lateral geniculate nucleus. *Nat Neurosci.* **9**, 1541-1548 (2006).

34) Ohshiro, T., Hussain, S. & Weliky, M. Development of cortical orientation selectivity in the absence of visual experience with contour. *J. Neurophys.* **106**, 1923-1932 (2011).

大城　朝一（おおしろ・ともかず）
東北大学大学院医学系研究科 生体システム生理学分野 助教
1998年東京大学大学院理学研究科生物化学専攻博士課程修了。理学博士。1998年東北大加齢医学研究所助手、2001～2014年米国ロチェスター大学 Department of brain and cognitive sciences 研究員。2014年より現職。専門は分子生物学、大脳生理学。

休止期神経幹細胞の
再活性化機構

keywords ▶▶▶ 神経幹細胞、可塑性、再活性化、血液脳関門、Mmp
ショウジョウバエ

菅田　浩司
京都大学大学院生命科学研究科システム機能学 准教授

はじめに

　「哺乳類の中枢神経系は発達期を過ぎると二度と新生、再生しない」というカハール（Santiago Ramón y Cajal）のドグマが1928年に提唱されて以来、神経幹細胞の増殖活性は低下することはあっても、けっして逆方向性に再活性化することはないと考えられてきた。Altmanらは1960年代初頭に、トリチウムを用いたオートラジオグラフィによって、ラット成体脳で神経新生が起きることを初めて報告した[1]。その後、成体において新生されたニューロンがシナプスを形成していることや[2]、カナリアが年ごとに歌を覚え直すことと神経新生とのかかわりが報告されるなど[3]、成体脳において神経新生が誘導されていることが次々と報告された。

　こうした背景のなか、1998年にErikssonらは、診断の目的でbromodeoxyuridine（BrdU）の投与を受けた癌患者の死後脳を解析した結果、海馬歯状回にBrdU陽性となる細胞が存在することを見いだした。さらに一連の解析から、成人脳でも終生にわたって神経新生が誘導されていることが示された[4]。近年ではげっ歯類側脳室の脳室下帯や海馬の歯状回で成体においても神経新生が誘導されていることや、休止期のげっ歯類神経幹細胞が刺激で活性化できること[5]などが次々に報告され、多様な生理

的・病的環境において、休止期の神経幹細胞が予想をはるかに上回る可塑
性を示すことが明らかにされつつある。

1. 成体で神経が新たに生み出されることの意義

　それでは、発達期を経て成熟した個体脳において、神経が新たに産生さ
れることにどのような意味があるのだろうか？ これまでの一連の研究か
ら、成体におけるニューロン新生は個体にとって望ましいとする結果が多
数報告されている。たとえば飼育ケージの中に回し車や障害物などを多く
入れた「豊かな」環境で飼育されたマウスでは海馬のニューロン数が増加
する[6,7]。一方で、親や社会的環境から隔離された状況に置かれた個体では
ニューロン新生が低下する[8,9]。さらに、ニューロン新生を阻害すると学習
能力が低下するとの報告がある[10]。

　逆に、神経幹細胞の可塑性の低下は気分障害や鬱との関連が指摘されて
いる（文献11）など）。また、近年ではハンチントン病の患者脳では新たに
作られたニューロンの線条体への供給が低下することが報告される[12]など、
神経新生の異常と疾患との関連も次々に明らかとなっている。しかし、一
連の疾患、症状と、神経新生との関連性を説明する詳細な分子機構は明ら
かでない。

　このように見てくると、成体における神経新生は盛んであるほうが良い
ように見える。しかし、これはすべての場合において必ずしも正しいとは
限らないようである。たとえば、ある種の病的な環境下においては、一過
性の神経新生の亢進が誘導されるにもかかわらず、長期的には神経幹細胞
のプールが枯渇する現象が報告されている。Sierraらは、2か月齢のマウス
海馬歯状回にカイニン酸を注入することで神経系の過剰な興奮を誘導した。
このとき、低用量のカイニン酸を注入すると、神経幹細胞の非対称な分裂
が亢進し、過剰なニューロンおよびアストロサイトを生み出した。一方、
てんかん発作が誘導されるほどの高用量のカイニン酸を注入すると、神経
幹細胞の対称な分裂が誘導され、反応性アストロサイト（reactive
astrocyte）を生み出した。いずれの場合においても、長期的には神経幹細

胞プールの減少を誘導し、海馬における成体神経新生は低下した。この結果は、成体神経新生は適切な時期に適切な量が誘導される必要があることを示唆しており、こういったシステムを制御するための何らかの分子機構が存在することを強く示唆するものである。

2. 成体神経新生を担う神経幹細胞

　上記の結果から、成体脳内に存在する神経幹細胞が再活性化して神経新生に寄与する際には、何らかの精緻な分子機構によってその活性が制御されていると考えられる。興味深いことに、近年、成体神経新生にかかわる神経幹細胞は胎児期に生み出されたのちにほとんど分裂を行うことなく維持され、しかるべき時期に活性化を受けて神経新生を行うことがわかってきた[13,14]。したがって、成体神経新生の分子機構を解析するうえでは、まずその起点である神経幹細胞の再活性化機構に関して分子基盤を確立することが不可欠であると言える。

　しかし、マウスにおいて再活性化を受ける神経幹細胞を的確に可視化し、分子レベルでの大規模な解析を行うことは現実的には極めて困難である。したがって、この点を解決し得る実験モデルの確立が不可欠である。

3. モデル生物を用いた研究

　興味深いことに、優れたモデル動物として古くから医学・生物学分野で広く用いられてきたショウジョウバエにおいても、神経幹細胞が増殖に関する可塑性を有することが知られている。ショウジョウバエは強力な遺伝学を応用することができる優れたモデル生物である。モデル生物としてのメリットとしては、維持・管理が安価であること、世代間隔が約2週間であることから *in vivo* の実験が迅速に進むこと、寿命が約100日程度と短く晩発性疾患の解析に有利であること、実験遂行において倫理的な問題が少ないこと、ヒトの遺伝子やシグナル伝達経路が進化的によく保存されていることなどがあげられる。これらの利点から、ショウジョウバエは時として「羽の生えたヒト」とさえ形容されることがある。

ショウジョウバエの神経幹細胞であるNeuroblast (NB) は、ヒト神経幹細胞の分裂様式を解析する良いモデル系であることが知られている。興味深いことに、ほとんどのNBの細胞周期は胚後期に一旦休止期にはいり、孵化後に分裂が再活性化することが知られている。すなわち、幼虫孵化後12時間頃を境にNBのDNA合成が急激に上昇し始め、孵化後60時間頃に最大となる[15, 16]。つまり、一連の研究報告は、分裂を休止した神経幹細胞が刺激によって再活性化する現象はヒトからショウジョウバエに至るまで種を超えて普遍的に認められる現象であることを示しており、同時に、ショウジョウバエのNBが、神経幹細胞の再活性化を解析するうえで優れたモデル系であることを示している[17]。

4. ショウジョウバエにおけるNBの再活性化

これまでの遺伝学的な解析から、ショウジョウバエNBが胚発生後期に休止期にはいる分子機構に関しては比較的よく解明されてきた。しかしながら、それらがどのような分子機構によって正しく再活性化するのかに関しては不明な点が多く、その具体的な分子基盤が報告され始めたのは比較的近年になってからである。

ショウジョウバエの幼虫は孵化後すぐに食餌を開始する。これによって体循環するアミノ酸濃度が上昇する。アミノ酸は、ヒトの肝臓に相当する機能を有する脂肪体 (fat body) の表面に発現するトランスポーターを介して脂肪体内に取り込まれ、それを活性化させる。脂肪体内ではTarget of Rapamycin (TOR) シグナルが活性化する。これによって脂肪体からFat body-derived signal (FDS) が分泌され、脳内のグリアを活性化する。活性化されたグリアから局所的にインスリン様ペプチドが分泌されることで周囲のNBのインスリンシグナルを活性化し、再活性化の契機となる[18, 15]。遺伝学的な解析の結果、上記の一連のシグナル伝達経路が抑制されるとNBの再活性化が抑制されることがわかっている。余談であるが、漠然とした名前が示すとおり、FDSは未だにその全容が明らかとなっていない。しかし、再活性化前の幼虫脳を摘出してex vivoで培養する際、培養液中にfat bodyを共存させない条件下ではNBが再活性化しないことから[19]、FDSが再活性化に不可欠であることは自明である。

　哺乳類においても幹細胞の増殖活性は外傷、ホルモン、栄養素等に影響を受けることが知られており[17]、ヒトでは糖尿病などの代謝関連疾患は認知機能の低下との関連が指摘されている。これは神経新生の低下に起因すると考えられている[17, 20]。

　これまでに述べてきたとおり、ショウジョウバエにおいても分裂を休止していたNBの増殖活性が幼虫期に再活性化することは知られていたが、これまで成虫での神経新生は認められてこなかった。しかし近年の研究から、ショウジョウバエにおいても成体神経新生が認められることがわかってきた。すなわち、遺伝学的な手法を用いて、分裂によって生み出された細胞のみを蛍光標識できるシステムを用いて成虫におけるNBの分裂を解析した結果、成虫の視葉（optic lobe）では神経新生が観察されることが見いだされた[21]。さらに、この神経新生は急性外傷による刺激によって亢進した。一連の結果から、生理的な環境以外においても神経幹細胞が可塑性を有する点も、種を超えて進化的に保存された制御機構が存在するようである。ショウジョウバエの実験系を用いたこの外傷時には、神経幹細胞においてMycの発現量が顕著に増加すること、さらには野生型成虫個体にMycを強制的に発現させるのみで神経新生を誘導できることが明らかとなった[21]。

5. 神経幹細胞の活性を制御する脳内微小環境

　神経幹細胞の増殖活性を制御するためには、幹細胞そのものが有する内因性のメカニズムのみならず、神経幹細胞を取り巻く環境から供給される幹細胞非自律的な刺激因子が不可欠であることが明らかにされつつある。たとえば、成体神経幹細胞ニッチにおいて、神経幹細胞はニューロンや血管などさまざまな外的要因と接していることが知られている[22]。

　脳内微小環境による神経幹細胞の増殖活性の制御は種を超えて普遍的に認められる現象である。たとえばショウジョウバエは開放血管系であるために血管は持たず、脳や臓器が体液に包まれている状態である。しかし、

体液はカリウム濃度が高いため、正常な神経活動を行うためには脳は体液から厳密に「隔離」されておく必要がある。この目的のために胚の後期に脳は特定のグリア（subperineurial glia；SPG）が形成する細胞層に完全に覆われ[23]、以降、脳は体液に直接接しない。SPG同士が接する境界面にはseptate junction (SJ) が形成されて脳を隔離する物理的なバリアとして機能する。SJにはClaudinなどヒト脳内の血管内皮細胞が形成するtight junction (TJ) の構成タンパク質も含まれる[24,25]。すなわち、ショウジョウバエのSJは、分子レベルではヒトのSJとTJの双方の特徴を備えていると言える。ヒト血管内皮細胞のTJは血流から脳実質への傍細胞透過性（paracellular permeability）を厳密に制限する血液脳関門（Blood-Brain Barrier；BBB）として機能する。したがってショウジョウバエのSJが担う物理的なバリア機能もまたBBBとして機能することが知られている（**図1A-C**）。さらにヒト血管内皮細胞の細胞膜上には脂溶性の高い物質を血流に汲み出すトランスポーターが局在し、化学的なバリアとしても機能している。ショウジョウバエのSPGも同様に進化的に保存されたトランスポーターを有しており、脂溶性の高い物質を体液側に汲み出す機能を有する[26]。SPGが有する一連のバリア機構は、血管を持たないショウジョウバエにおいても機能的なBBBが機能していることを意味する。

近年、ショウジョウバエ幼虫の食餌によって体内の栄養環境が向上すると、SPGがインスリン様物質を分泌し、これを休止期神経幹細胞が受容することでその増殖が再活性化することが報告された[27]。この現象は、SPGが神経幹細胞の増殖活性を制御する主要な脳内微小環境のひとつであることを強く示唆している。

我々はショウジョウバエのBBBをモデルシステムとして、そのバリア機能の形成、および、神経幹細胞の増殖活性を制御する遺伝子の*in vivo*での探索と解析を行う実験系の樹立を試みた。

これまでに述べてきたように、ショウジョウバエ成虫の脳はSPGに包まれているため、蛍光色素であるTexasRedで標識した10 kDaのデキストランをトレーサーとして腹腔内に注入しても中枢神経系の内部には浸潤しな

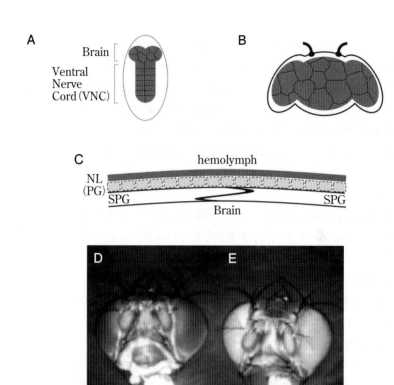

図1 Mmp2はショウジョウバエの血液脳関門（BBB）機能に不可欠である

(A–C) ハエのBBBの概要。ハエのBBBはグリア（subperineurial glia；SPG）によって形成される。SPGは胚後期に中枢神経系を覆い、SPG同士の境界にセプテートジャンクション（SJ）を形成することで物理的なバリアを形成する（A）。SPGはその後成虫に至るまでほとんど分裂せず、核内倍加によって細胞サイズが増加する（B）。(C) BBBの断面を示した模式図。脳がSPGに覆われている。Perineurial glia（PG）の大半はBBBの形成後に認められ始め、蛹期中期まで分裂を繰り返してSPGを覆う[25, 34]。したがって、PGは発生初期のBBB機能には関与していないと考えられている[35]。(D、E) 生きたハエを用いたBBB強度の検定。トレーサーとしてTexasRed-Dextran（10 kDa）を成虫腹部に微量注入すると、野生型個体ではBBBによって中枢神経系への浸潤が阻止されるが、BBBのバリア機能が低下した個体では脳および複眼に浸潤する。この結果、複眼から蛍光を検出することができる。(E) はSPG特異的にmmp2の発現をノックダウンした際の表現型。文献29) から改変して引用。

い。一方で、BBBの物理的バリア機能が低下している状態ではこのトレーサーが中枢神経系内部まで浸潤し、結果としてこの個体を蛍光実体顕微鏡下で観察すると複眼からの蛍光を認めることができる[28]（図1D、E）。この特徴とショウジョウバエの強力な遺伝学を有機的に組み合わせることで、SPG特異的に任意の遺伝子のRNAiを誘導し、いかなる遺伝子の発現をノックダウンすることでBBB機能の低下が認められるかを解析した。

　ショウジョウバエ全遺伝子の3割に相当する約5,000遺伝子に関して解析を行った結果、まず、目的の表現型を示す遺伝子としてMatrix metalloproteinase 2（Mmp2）を得た（図1D、E）[29]。ヒトでは少なくとも24種類のMmpファミリー分子が報告されているが、ショウジョウバエにはMmp1とMmp2しか存在しないことから[30]、Mmpファミリー分子によるBBB制御に関して種を超えて存在する普遍的な分子実態を明らかにできると考えられる。また、ヒトにおいてMmpファミリー分子は脳内の炎症時などに高い発現が認められ、代表的な基質であるExtracellular matrix（ECM）などを分解することで血管の構造や機能を低下させる。したがってこのファミリー分子はBBBの強度を低下させるリスク因子のひとつであることが知られている[30]。一方で今回筆者らの発見した結果はMmpファミリー分子がBBBの形成または維持に不可欠であることを示しており、きわめて新規性の高い知見である。そこで、まずMmp2がBBB機能の獲得・維持を制御する分子機構の解明に取り組んだ。

　Mmp2は、ショウジョウバエの中枢神経系においてはSPGなど、限られた細胞のみに選択的に発現していることを見いだした。さらに、BBB形成期のSPGはMmp2の最も主要な基質であるECMに接していた（図2）。次に、Mmp2が制御するBBBの形成・維持過程の特定を試みた。ショウジョウバエのBBBは胚発生の最も後期に形成される。この時期のBBB機能を解析する目的で、顕微鏡下で胚の腹腔に蛍光トレーサーを微量注入し、中枢神経系への浸潤の有無を調べたところ、野生型個体では中枢神経系へのトレーサーの浸潤は認められないのに対して、Mmp2の機能欠失型変異体では明確な浸潤が認められた（図3A〜E）。したがってMmp2はBBBの形

trol::GFP, mmp2-GAL4, UAS-mCD8::RFP

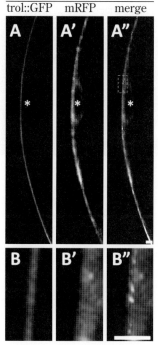

図2　Mmp2はその主要な基質である ECMに接している

ECMの主要な構成分子のひとつであるヘパラン硫酸プロテオグリカン（Trol）（A、B）と*mmp2*（A'、B'）の発現パターン。両者が隣接していることがわかる（A"、B"）。*mmp2*を発現している細胞はSPGである（data not shown）。各パネルにおいてTrolおよび*mmp2*シグナルの右側に脳、左側に体液が存在する。アスタリスクは核の位置を示している。スケールバー：1 μm。文献29）から改変して引用。

成時に必要であることが明らかとなった。また、この表現型は変異体のSPG特異的に*mmp2*のcDNAを強制発現させることで顕著にレスキューできることから、変異体表現型の責任遺伝子が*mmp2*であることが確認された（図3E）。

　分子レベルでさらに詳細な解析を進めるために、SJに局在するタンパク質複合体の構成分子のひとつであるNeuroglian（Nrg；ショウジョウバエ L1-like protein）の発現パターンに着目した解析を行った。NrgはショウジョウバエBBBを可視化するうえでの優れたマーカータンパク質である[23]。その結果、野生型ではNrgの発現はSPGのSJに限局した発現が認められるのに対して、*mmp2*変異体ではより広範に認められることがわかった（図

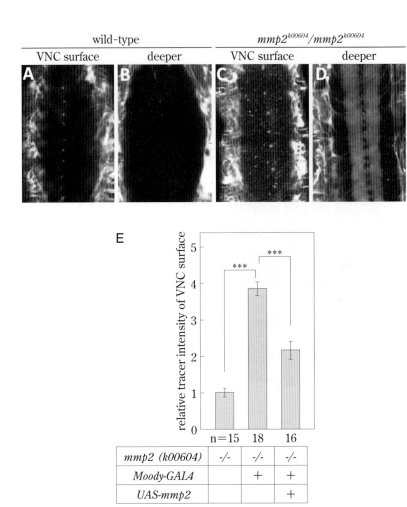

図3 Mmp2はBBBの形成に必要である

(A-D) BBB形成期の胚の腹腔に蛍光標識したトレーサーを微量注入すると、野生型個体では中枢神経系に侵入しないため、中央部分が黒く抜けた像が得られる（A、B）。一方で*mmp2*機能欠失型変異体ではトレーサーが中枢神経系に侵入し、BBBの細胞表面（C）や中枢神経内部の神経線維（D）が染まる。（E）蛍光強度の定量化。*mmp2*変異体（グラフ中央）では野生型（同左）と比較して中枢神経系で検出される蛍光強度が約4倍に上昇する。この表現型は変異体のSPG特異的に*mmp2*のcDNAを強制発現させることで有意に抑制できる（同右）。***p＜0.001。文献29) から改変して引用。

4A、B、D)。すなわち、*mmp2*変異体ではBBBの構造が影響を受けていることを示している。この表現型も、SPG特異的に*mmp2*を発現させることで有意に回復させることができた(**図4C、D**)。

Mmpファミリー分子はタンパク質分解酵素であり、その最も主要な基質はECMである。そこで、次にMmp2変異体におけるECM量の変化とそ

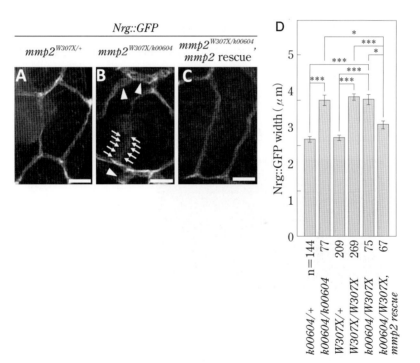

図4　***mmp2*変異体ではBBBの構造に異常が認められる**
SJの主要な構成タンパク質であるNeuroglian (Nrg) の発現パターンを解析した結果、コントロール個体 (A) ではSPGの境界に明瞭なシグナルが認められるのに対して、*mmp2*変異体ではこのシグナルが太くなり (B、矢頭)、境界が不鮮明になる表現型を認めた (B、矢印)。これらの表現型は*mmp2*変異体において*mmp2*のcDNAをSPG特異的に強制発現することで有意に抑制することができた (C、D)。スケールバー:10 μm。***p < 0.001、*p < 0.05。文献29) から改変して引用。

の意義について解析を行った。まず基底膜（basement membrane；BM）を構成する主要なECMのひとつであるIV型コラーゲンの量を解析したところ、*mmp2*変異体では顕著な蓄積を認めた（**図5A～C**）。そこでMmp2とIV型コラーゲンの遺伝学的な相互作用を解析することで、*mmp2*変異体におけるIV型コラーゲンの蓄積がBBBの形成に機能的に関与しているかを検証した。その結果、*mmp2*変異体においてIV型コラーゲンの遺伝子量を半減させると、Nrgの発現パターンを顕著に回復させることができた（**図5D～F、H**）。このとき、BBBのバリア機能の回復も認められた。一方で、*mmp2*変異体においてSPG特異的に酵素活性を持たないMmp2を強制発現させた際にはNrgの発現パターンに関する表現型を抑制することができな

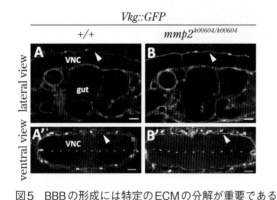
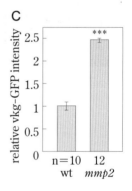

図5　BBBの形成には特定のECMの分解が重要である
*mmp2*変異体（B、B'）ではIV型コラーゲン（Vkg）の量が野生型（A、A'）と比較して顕著に増加する（C）。さらに、*mmp2*変異体（E）ではコントロール（D）と比較してNrg::GFPの発現パターンが有意に太くなる（H）。この表現型はIV型コラーゲンの遺伝子量を半減させた場合には有意にレスキューできるが（F、H）、酵素活性を持たないMmp2をSPGに強制発現させてもレスキューすることはできない（G、H）。基底膜（basement membrane）を構成する主要なECMであるIV型コラーゲン（*vkg*）（J）やヘパラン硫酸プロテオグリカン（*trol*）（L）をSPGに強制発現させると、コントロール（I、K）と比較してNrg::GFPの発現パターンが有意に太くなる表現型を認める（M、N）。スケールバー：20 μm（A～B'）、10 μm（D～G、I～L）。***p＜0.001、**p＜0.01、n.s., not significant。文献29）から改変して引用。

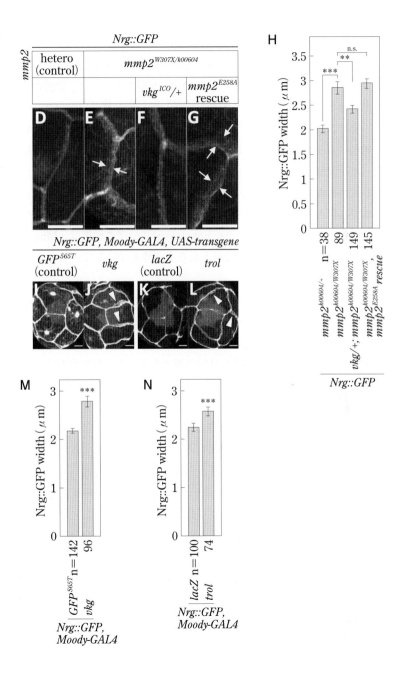

かった（図5G、H）。これらの結果は、内因性のMmp2によってECMが分解を受けることが正常なBBBの形成に必要であることを示している。

そこで次に遺伝学的な手法を用いてSPGにIV型コラーゲンを強制的に発現して蓄積させ、BBBに対する影響を検証した。その結果、*mmp2*の変異体と同様のNrgの発現パターンの異常を認めた（図5I、J、M）。したがって、過剰に蓄積するECMがBBBの構造形成を阻害していることが明らかとなった。同様の結果は、ヘパラン硫酸プロテオグリカンを強制発現した際にも認められた（図5K、L、N）。一方で、別の主要なBMの構成分子であるラミニンAやラミニンB1を強制発現させた場合にはNrgの発現パターンに異常は認められなかった（data not shown）。一連の結果は、Mmp2によって特定のECM構成分子が分解される必要性を示唆していると考えられる。

BBB形成におけるMmp2の関与についてさらに詳細に解析を進めた。SPGは間葉上皮転換（mesenchymal-epithelial transision；MET）を経てバリア機能を有するグリアへと分化することが知られている[31]。そこで、*mmp2*変異体においてMET過程に関する解析を行った。野生型の胚では産卵後13～14時間程度でMETが完了し、中枢神経系がSPGでほぼ完全に覆われるのに対して（図6A）[31]、*mmp2*変異体では、同じタイムポイントにおいてSPGに覆われない領域が有意に増加することを見いだした（図6B、C）。タイムラプスイメージングを含めた詳細な解析が必要であるが、この結果からおそらくSPGの移動や成長、またはその両者が遅延している可能性が考えられる。一方でMETのもう一つの主要な意義であるapico-basalの極性獲得については変異体においても正常に行われていた。現在、いくつかの生理的・病的条件下において、Mmp2およびその関連分子が神経幹細胞の増殖活性に与える影響についてさらに解析を進めている。

本研究で取り入れたスクリーニングでは*mmp2*以外にも複数の重要な遺伝子、表現型の発見に成功している。たとえば、BBBを形成するグリア特異的にRabファミリータンパク質のひとつのノックダウンを行うと、神経幹細胞の増殖活性が亢進する結果を得た。この現象はBBBのバリア機能に

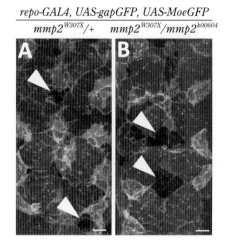
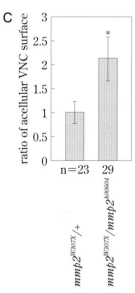

図6 ***mmp2***変異体ではmesenchymal-epithelial transition（MET）の遅延を認める コントロールサンプル（A）では採卵後約13～14時間で中枢神経系がほぼ完全に SPGによって覆われる。一方で***mmp2***変異体（B）ではSPGに覆われていない領域の面積が優位に増加する（C）。スケールバー：10 μm。*p＜0.05。文献29）から改変して引用。

　はほとんど影響を与えないことから、この結果はBBBが単なる物理的な障壁としての機能にとどまらず、脳内の微小環境、特に神経幹細胞の活性制御にむしろ積極的に関与していることを強く示唆している。哺乳類のBBBにおける血管内皮細胞がグルコースやホルモンを通過させるトランスポーターを有することなどからもわかるように、BBBシステムが内包する機能の多様性を表す好例である。

　また、本研究では上記以外にも進化的に保存されたエステラーゼの発現を抑制すると、加齢とともにBBB機能が低下することを見いだしている。近年、ヒトにおいても加齢依存的なBBB機能の低下が報告されていることから[32]、筆者が見いだした遺伝子の解析を行うことで、ヒトのBBB機能の加齢変化に関して前衛的な知見を得ることができると期待できる。

6. 結 語

　本稿では、神経幹細胞の可塑性に関する研究の近年の動向について、特に増殖を休止している神経幹細胞の再活性化に関する研究を中心に、筆者の研究を含めて紹介してきた。これまでに述べてきたとおり、神経幹細胞の再活性化には、適切なシグナルが適切なタイミングで入力されることが不可欠であることが明らかになりつつある。

　神経幹細胞の増殖、分化には細胞自律的な分子機構と同時に、周囲の脳内微小環境から供給される細胞非自律的なサポートが不可欠である。さらに興味深いことに、脳損傷後には損傷周囲の微小環境が変化し、神経幹細胞の増殖と神経への分化を促進する。この微小環境は「損傷誘導性幹細胞ニッチ」（injury-induced stem cell niche）として提唱され、神経幹細胞ニッチ自身も環境依存的な可塑性を有することがわかってきた[33]。このように、近年の研究、ならびに筆者らの研究によって、神経幹細胞の増殖活性を制御する脳内微小環境は予想をはるかに上回る多様性を有していることが明らかになりつつある。今回の研究で得た一連の遺伝子の解析を進めることで、この多様性を制御する分子基盤の確立に貢献していきたいと考えている。

謝　辞

　以上の研究は慶應義塾大学医学部生理学教室で行われたものです。岡野栄之教授をはじめ、ラボメンバーにご指導、ご鞭撻を賜りましたことをここに深く感謝致します。また、本研究にご助成を賜りました公益財団法人ブレインサイエンス振興財団に深く御礼申し上げます。

─────── 参 考 文 献 ───────

1)　Altman J (1963) Autoradiographic investigation of cell proliferation in the brains of rats and cats. *Anat Rec* **145**: 573-591.

2)　Kaplan MS & Hinds JW (1977) Neurogenetis in the adult rat: electron microscopic analysis of light radioautographs. *Science* **197**: 1092-1094.

3) Nottebohm F (1985) Neural replacement in adulthood. *Ann N Y Acad Sci* **457**: 143-161.

4) Eriksson PS, *et al.* (1998) Neurogenesis in the adult human hippocampus. *Nat Med* **4**(11): 1313-1317.

5) Walker TL, *et al.* (2008) Latent Stem and Progenitor Cells in the Hippocampus Are Activated by Neural Excitation. *Journal of Neuroscience* **28**(20): 5240-5247.

6) Kempermann G, Kuhn HG, & Gage FH (1997) More hippocampal neurons in adult mice living in an enriched environment. *Nature* **386**(6624): 493-495.

7) van Praag H, Kempermann G, & Gage FH (2000) Neural consequences of environmental enrichment. *Nat Rev Neurosci* **1**(3): 191-198.

8) Mirescu C, Peters JD, & Gould E (2004) Early life experience alters response of adult neurogenesis to stress. *Nat Neurosci* **7**(8): 841-846.

9) Stranahan AM, Khalil D, & Gould E (2006) Social isolation delays the positive effects of running on adult neurogenesis. *Nat Neurosci* **9**(4): 526-533.

10) Shors TJ, *et al.* (2001) Neurogenesis in the adult is involved in the formation of trace memories. *Nature* **410**(6826): 372-376.

11) Snyder JS, Soumier A, Brewer M, Pickel J, & Cameron HA (2011) Adult hippocampal neurogenesis buffers stress responses and depressive behaviour. *Nature* **476**(7361): 458-461.

12) Ernst A, *et al.* (2014) Neurogenesis in the striatum of the adult human brain. *Cell* **156**(5): 1072-1083.

13) Fuentealba LC, *et al.* (2015) Embryonic Origin of Postnatal Neural Stem Cells. *Cell* **161**(7): 1644-1655.

14) Furutachi S, *et al.* (2015) Slowly dividing neural progenitors are an embryonic origin of adult neural stem cells. *Nat Neurosci* **18**(5): 657-665.

15) Sousa-Nunes R, Yee LL, & Gould AP (2011) Fat cells reactivate quiescent neuroblasts via TOR and glial insulin relays in Drosophila. *Nature* **471**(7339): 508-512.

16) Ito K & Hotta Y (1992) Proliferation pattern of postembryonic neuroblasts in the brain of Drosophila melanogaster. *Dev Biol* **149**(1): 134-148.

17) Homem CC & Knoblich JA (2012) Drosophila neuroblasts: a model for stem cell biology. *Development* **139**(23): 4297-4310.

18) Chell JM & Brand AH (2010) Nutrition-responsive glia control exit of neural stem cells from quiescence. *Cell* **143**(7): 1161-1173.

19) Britton JS & Edgar BA (1998) Environmental control of the cell cycle in Drosophila: nutrition activates mitotic and endoreplicative cells by distinct mechanisms. *Development* **125**: 2149-2158.

20) Szeman B, *et al.* (2012) [Changes in cognitive function in patients with diabetes mellitus]. *Orv Hetil* **153**(9): 323-329.

21) Fernandez-Hernandez I, Rhiner C, & Moreno E (2013) Adult neurogenesis in Drosophila. *Cell Rep* **3**(6): 1857-1865.

22) Bjornsson CS, Apostolopoulou M, Tian Y, & Temple S (2015) It takes a village: construct-

ing the neurogenic niche. *Dev Cell* **32**(4): 435-446.

23) Schwabe T, Bainton RJ, Fetter RD, Heberlein U, & Gaul U (2005) GPCR signaling is required for blood-brain barrier formation in drosophila. *Cell* **123**(1): 133-144.

24) Nelson KS, Furuse M, & Beitel GJ (2010) The Drosophila Claudin Kune-kune is required for septate junction organization and tracheal tube size control. *Genetics* **185**(3): 831-839.

25) Stork T, *et al.* (2008) Organization and function of the blood-brain barrier in Drosophila. *J Neurosci* **28**(3): 587-597.

26) Hindle SJ & Bainton RJ (2014) Barrier mechanisms in the Drosophila blood-brain barrier. *Front Neurosci* **8**: 414.

27) Speder P & Brand AH (2014) Gap junction proteins in the blood-brain barrier control nutrient-dependent reactivation of Drosophila neural stem cells. *Dev Cell* **30**(3): 309-321.

28) Bainton RJ, *et al.* (2005) moody encodes two GPCRs that regulate cocaine behaviors and blood-brain barrier permeability in Drosophila. *Cell* **123**(1): 145-156.

29) Kanda H, Shimamura R, Koizumi-Kitajima M, & Okano H (2019) Degradation of extracellular matrix by Matrix metalloproteinase 2 is essential for the establishment of the blood-brain barrier in Drosophila. *iScience* **16**: 218-229.

30) Page-McCaw A, Ewald AJ, & Werb Z (2007) Matrix metalloproteinases and the regulation of tissue remodelling. *Nat Rev Mol Cell Biol* **8**(3): 221-233.

31) Schwabe T, Li X, & Gaul U (2017) Dynamic analysis of the mesenchymal-epithelial transition of blood-brain barrier forming glia in Drosophila. *Biol Open* **6**(2): 232-243.

32) Montagne A, *et al.* (2015) Blood-brain barrier breakdown in the aging human hippocampus. *Neuron* **85**(2): 296-302.

33) Imitola J, *et al.* (2004) Directed migration of neural stem cells to sites of CNS injury by the stromal cell-derived factor 1alpha/CXC chemokine receptor 4 pathway. *Proc Natl Acad Sci U S A* **101**(52): 18117-18122.

34) Awasaki T, Lai SL, Ito K, & Lee T (2008) Organization and postembryonic development of glial cells in the adult central brain of Drosophila. *J Neurosci* **28**(51): 13742-13753.

35) Hindle SJ & Bainton RJ (2014) Barrier mechanisms in the Drosophila blood-brain barrier. *Front Neurosci.* **8**: 414.

菅田　浩司（かんだ・ひろし）

京都大学大学院生命科学研究科システム機能学分野 准教授
2005年大阪大学大学院医学系研究科博士課程修了。博士（医学）。2005年カリフォルニア大学バークレー校（博士研究員）、日本学術振興会海外特別研究員、2008年慶應義塾大学医学部助教、2016年同専任講師を経て、2019年より現職。

神経膠腫が大脳皮質に及ぼす機能的・構造的影響

keywords ▶▶▶ 脳内ネットワーク、fMRI、統辞、機能的結合性、神経膠腫

金野　竜太
昭和大学医学部内科学講座脳神経内科学部門 講師

はじめに

　神経膠腫は脳に発生する悪性腫瘍であり、周囲の脳に浸潤し、時に圧排しながら増大する。以前より左大脳半球の脳腫瘍により言語や注意などの認知機能が障害されることが知られており[1]、神経膠腫が大脳皮質に何らかの機能的影響を及ぼしていると考えられてきた。しかし、神経膠腫自体に対する研究と比較して、神経膠腫が大脳皮質全体に及ぼす影響に関しては、十分な研究がなされてこなかった[2]。

　我々はこれまで、認知機能に対する神経膠腫の影響について、認知機能のなかでも言語機能、特に統辞処理に注目して研究を行ってきた。統辞処理とは、文法規則に基づき文の構造を正しく理解するための処理である。文理解において統辞処理は重要な機能であるものの、一般的な神経心理学的検査では適切に評価することは困難であった。そこで我々は、適切に統辞処理能力を評価するために、新しい絵と文のマッチング課題を作成した[3]。本課題を用いた研究により、健常者では統辞処理負荷の増大に伴い左下前頭回弁蓋部／三角部と左運動前野外側部の脳活動が高まり、同部位に神経膠腫を有する患者では統辞処理障害を呈することを明らかにした[4]。また、機能的磁気共鳴映像法（functional magnetic resonance imaging：

fMRI）と拡散テンソル画像（diffusion tensor imaging：DTI）を用いた研究により、統辞処理は両側大脳半球と小脳に及ぶ3つの脳内ネットワークの相互作用により支えられていることを明らかにした[5]。さらに、神経膠腫患者では脳内ネットワークの機能的結合性が障害されており、この影響は病変部位周囲だけではなく、脳内ネットワーク全体に及ぶことを明らかにした[6]。これらの知見をまとめると、局所の神経膠腫により大域的な機能的結合性の変化が惹起され、それが認知機能の低下に関与することが示唆される。次なる課題は、このような大域的な変化が機能面だけではなく、皮質構造にも及ぶのか明らかにすることである。

　本稿では、まず言語の3要素である音、意味、統辞の脳内ネットワークについて概説し、次に統辞処理を支える脳内ネットワークに注目して、神経膠腫が大脳皮質に及ぼす機能的影響に関するこれまでの研究成果を解説する。最後に、神経膠腫が大脳皮質に及ぼす構造的影響に関する研究の今後の展望を述べる。

1. Wernicke-Geschwind model

　言語機能は、音・意味・統辞の3要素によって特徴づけられる[7]。聴覚的理解には音から言語音を抽出し意味情報を引き出す処理が必要であり、発話には意味を音情報に変換する処理が必要となる。意味を持った言葉の最小単位は単語であり、複数の単語が文法規則に従い配列したものが文である。言語の脳内処理機構を明らかにするためには、音・意味・統辞の3要素が脳内でどのように処理され、その処理がどのように相互作用するのか知ることが重要である。

　言語の脳内処理機構に関する研究は1800年代に大きな転機を迎えた。Paul Broca（1824-1880）は発話の機能を担う言語野（運動性言語野、ブローカ野）が左下前頭回後部に位置することを示し、Carl Wernicke（1848-1905）は言語理解の機能を担う言語野（感覚性言語野、ウェルニッケ野）が左側頭回後方に位置することを報告した。1900年代になるとNorman Geschwind（1926-1984）がこの2つの脳領域と両野を結ぶ弓状束という神

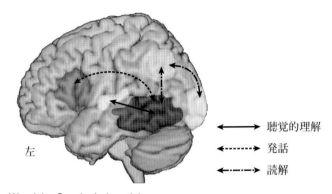

聴覚的理解
発話
読解

図1　Wernicke-Geschwind model
ブローカ野、ウェルニッケ野、その他の脳領域を示す。図は左脳の外側面を示す。

経線維を介した脳内ネットワークの重要性を指摘した。そして、視覚情報と聴覚情報の変換に左角回が関与すると考えた。Geschwindはこのモデルを利用して、聴覚的理解・発話・読解などの言語要素に関して、それぞれの言語ネットワークを提唱し、このモデルはWernicke-Geschwind modelとして知られている（**図1**）。

①聴覚的理解

　まず音刺激が一次聴覚野（ブロードマン41野）からウェルニッケ野に伝達され、ウェルニッケ野において音から意味情報が引き出される。

②発　話

　ウェルニッケ野において意味情報が生成され、その情報が弓状束を介してブローカ野に伝達し、ブローカ野において意味情報が音を産出するための運動情報へと変換される。そして、運動情報が各運動野へ伝達され発話が起こる。

③読　解

　視覚情報が視覚野（ブロードマン17野など）から角回に伝達される。そして、角回において視覚情報から言語情報へと変換され、ウェルニッケ野において言語情報から意味情報が引き出される。

　近年の研究により、言語処理にはここであげた脳領域以外にもさまざまな脳領域が関与することが明らかとなっている。したがって、Wernicke-Geschwind modelは修正を加える必要がある。しかし、言語処理の脳内メカニズムにおいて、脳領域間のネットワークの重要性を指摘したその先見性は見事というしかない。

2.音声処理の脳内メカニズム

　言語を特徴づける3要素のうち、音と意味は音声処理と密接に関係する。言語における音声処理は、Wernicke-Geschwind modelに基づくと、音声処理はウェルニッケ野を中心とした神経ネットワークが関与すると考えられる。近年のfMRIやDTIなどの神経画像技術を用いた研究に基づくと、腹側経路と背側経路の2つの神経ネットワークからなる「2重経路モデル（図2）」が音声処理の脳内メカニズムとして有力視されている[8]。

　まず、物理音に対して時間スペクトル分析を行い、言語音と非言語音を認識する処理には上側頭回が関与する。次に、言語音の時系列的な情報に区切りをつけ、言語的意味を持つ最少の言語単位に構成しなおす処理が行われる。この処理を音韻処理と呼び、上側頭溝周囲の脳領域が関与するとされる。音韻処理を受けた情報は、腹側経路と背側経路に分けて解析される。

　腹側経路は聴覚的理解に寄与する。まず、音韻処理を受けた情報から語彙情報を引きだす。この音声－語彙インタフェースの役割は、上および中側頭回が担う。そして、語彙情報は統辞処理や意味処理など他の言語処理との相互作用を受け、聴覚的理解が可能となる。この役割は前側頭葉の関与が想定される。

　一方、背側経路は発話機能に関与する。まず、音韻処理を受けた情報とその他の感覚情報を統合して、発声を行うための運動情報への変換が行われる。この感覚－運動インタフェースの役割は、シルビウス裂周囲の頭頂葉と側頭葉の境にあたる領域（area Spt）が担う。そして、運動情報は下前頭回・運動前野・島皮質などに伝達され発話が可能となる。この2つのネ

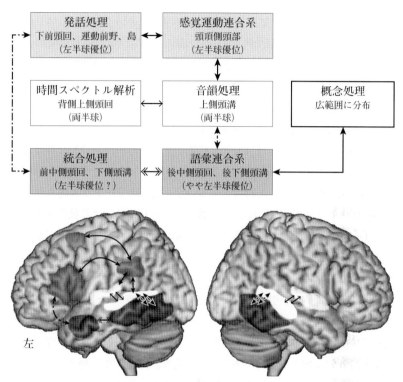

図2　音声処理に関与する2重経路モデル
音声処理の機能解剖の枠組み（上段）と各言語処理の脳部位（下段）を示す。

ットワークの相互作用により音声処理は行われている。音声処理において、統辞処理と意味処理がどのように関連するのか明らかにすることが、今後の課題といえる。

3. 統辞処理における左前頭葉優位性

　言語処理のうち左前頭葉優位性が知られている機能のひとつに統辞処理がある[9]。文の意味内容を正確に理解するためには、与えられた文の構造を、文法規則に基づき正しく解析する処理が必要である。たとえば、「太

郎が次郎を引く」という文と「太郎を次郎が引く」という文では、同じ単語を使いながらも、機能語（が、を）の位置によって、それぞれの文の表す意味だけでなく、構造そのものが異なる。このような文の構造などに依存した処理を統辞処理と呼ぶ。これまでの健常者を対象としたfMRI研究により、統辞処理に伴い左下前頭回弁蓋部／三角部と左運動前野外側部（図3）の活動が上昇することが知られている[10, 11]。

　文理解において統辞処理は重要な機能であるものの、一般的な神経心理学的検査では適切に評価することは困難であった。そこで我々は、適切に統辞処理能力を評価するために、新しい絵と文のマッチング課題を作成した（図4）[3]。課題に用いられる刺激は、2人の登場人物による動作を表す絵と文から構成されており、被験者は絵と文の意味内容のマッチングを行った。実験では、「主語と目的語を含む文」と「主語のみを含む文（例：□と△が歩いてる）」の2条件をテストした。主語と目的語を含む文の条件では、能動文（例：△が○を引いてる）、受動文（例：○が△に引かれる）、かき混ぜ文（例：○を△が引いてる）をランダムな順序で提示した。「△が○を引いてる」という文のように人物を○△□の記号で表したのは、意味的な情報を最低限に抑えるためである。たとえば、「泥棒　警官　捕まえる」という文では、常識的な意味によって助詞を補うことができるため、統辞処理能力テストとしては不十分である。我々が用意したような意味的な手掛かりが抑えられた文の意味内容を正しく理解するためには、適切な統辞処理に基づき主語と目的語の関係（どちらが動作を行い、どちらが動作を受けるのか）を理解することが特に重要となる。一方、主語のみを含む文では、2つの名詞のあいだの関係を理解する統辞処理の負荷が低いと考えられる。この課題を用いて統辞処理時の脳活動をfMRIで計測したところ、文理解時の統辞処理負荷の増大に伴い、左下前頭回弁蓋部／三角部・左運動前野外側部・左中側頭回の活動が上昇することが明らかとなった（図5）。この結果は、左前頭葉の2領域が統辞処理の中枢として機能することを支持するものである[9]。

左運動前野外側部
左下前頭回弁蓋部／
三角部
左

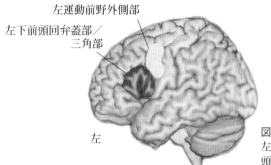

図3　統辞処理の中枢
左運動前野外側部と左下前頭回弁蓋部／三角部を示す。

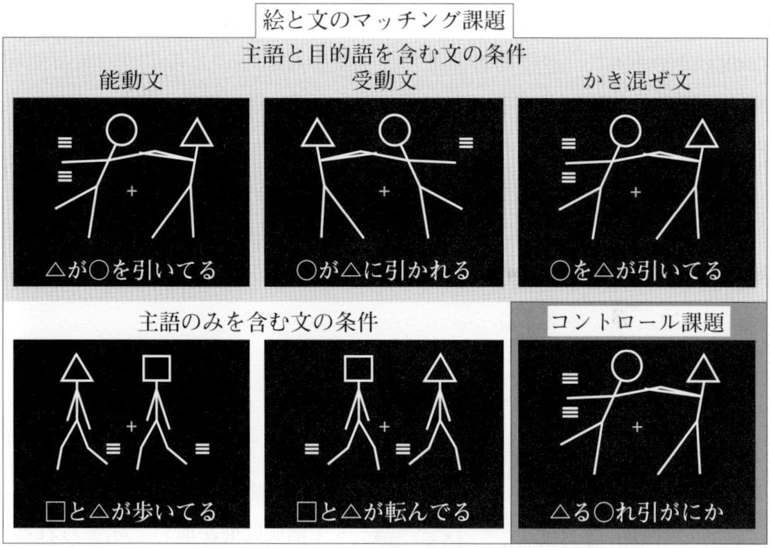

絵と文のマッチング課題
主語と目的語を含む文の条件
能動文
受動文
かき混ぜ文
△が○を引いてる
○が△に引かれる
○を△が引いてる
主語のみを含む文の条件
コントロール課題
□と△が歩いてる
□と△が転んでる
△る○れ引がにか

図4　統辞処理能力テスト
条件間では、絵のセットや音節の数、そして記憶の負荷や課題の難易度を統制した。さらに、コントロール課題では、文のかわりに日本語として意味をなさない文字列を提示して、絵と文字列で○□△の記号あわせをテストした。これは、図形認識や課題に対する反応などを統制するためである。参加者は、絵と文の内容があっているか否かを判断して、約6秒以内に2つのボタンの一方を押す。左右を反転させた絵を半数含めて、絵の表す動作の方向を統制したうえで、3条件をランダムな順序でテストした。

4. 左前頭葉の神経膠腫による統辞処理障害

　左前頭葉の重要性は、健常者を対象とした fMRI 研究だけではなく、脳損傷例を対象とした神経心理学的研究においても示されている。左前頭葉の脳損傷により運動性失語症をきたした場合は、発話の障害が主症状であり言語理解の障害は少ないと考えられてきた。しかし、運動性失語症の患者では単語レベルの意味理解障害はないものの、文レベルの意味理解において障害をきたす場合がある。運動性失語症の患者に見られる文意味理解障害の特徴として、簡単な文構造の文（能動文など）における文意味理解は正常であるが、複雑な構造の文（受動文など）における文意味理解が障害されることが知られている。このような言語障害は agrammatic comprehension[12, 13] と呼ばれてきた。しかしながら、このような統辞処理障害は運動性失語症の患者において必ず見られる症状ではなく、その発症メカニズムについては明確にされてこなかった。

　健常者を対象とした先行研究の結果を考慮すると、左下前頭回弁蓋部／三角部や左運動前野外側部の脳損傷により統辞処理障害が生じる可能性が推測された。そこで我々は、左下前頭回弁蓋部／三角部や左運動前野外側

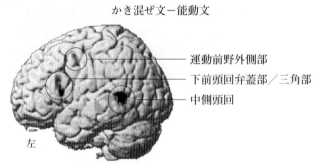

かき混ぜ文－能動文

　　　　　　　　　　　　　　　── 運動前野外側部
　　　　　　　　　　　　　　　── 下前頭回弁蓋部／三角部
　　　　　　　　　　　　　　　── 中側頭回

左

図5　統辞処理時の脳活動
かき混ぜ文と能動文での脳活動を直接比較した。左下前頭回弁蓋部／三角部と左運動前野外側部のほかに、左中側頭回の活動の上昇を認めた。

部の神経膠腫により統辞処理障害が起こるかどうか調べた[4]。統辞処理能力テストとして、上述の絵と文のマッチング課題を用いた（図4）。統辞処理障害を呈する患者では、主語のみを含む文では明らかな文意味理解の障害を呈さないものの、主語と目的語を含む文では文意味理解の障害を呈することが予想された。課題に対する「誤答率」をvoxel-based lesion symptom mapping法[14]を用いて調べたところ、左下前頭回弁蓋部／三角部に神経膠腫がある患者と左運動前野外側部に神経膠腫がある患者では、その他の左前頭葉に神経膠腫がある患者より、主語と目的語を含む文において誤答率が高いことが明らかとなった。さらに、患者群を、①左下前頭回弁蓋部／三角部に神経膠腫がある患者、②左運動前野外側部に神経膠腫がある患者、③その他の左前頭野に神経膠腫がある患者、の3群に分けて解析したところ、①と②の患者群では、主語と目的語を含む文3条件すべてにおいて、健常者対照群よりも高い誤答率を示した（図6A〜D）。一方、主語のみを含む文では明らかな差は認めなかった。これらの結果は、左運動前野外側部や左下前頭回弁蓋部／三角部に神経膠腫がある患者は、確かに統辞処理障害を呈することを示す。

　さらに、主語と目的語を含む文3条件の誤答率に注目すると、左運動前野外側部に神経膠腫がある患者は、かき混ぜ文で特に高い誤答率を示した（図6A）一方で、左下前頭回弁蓋部／三角部に神経膠腫がある患者は、受動文とかき混ぜ文の両方で特に高い誤答率を示した（図6B）。なお、左運動前野外側部と左下前頭回弁蓋部／三角部以外の左前頭葉に神経膠腫がある患者は、健常者と同等の誤答率であった（図6C、D）。能動文と比較すると、受動文とかき混ぜ文は文構造が複雑なため、統辞処理の負荷が高いと考えられる。以上より、左運動前野外側部と左下前頭回弁蓋部／三角部のどちらに神経膠腫があるかで、異なるタイプの統辞処理に障害が生ずることが明らかとなった。この知見は、これまでfMRIなどで繰り返し報告されてきた統辞処理における左前頭葉の優位性を裏付けるものである。

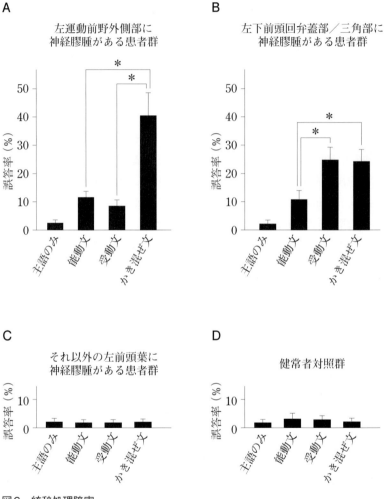

図6　統辞処理障害
A：左運動前野外側部に神経膠腫がある患者の誤答率。かき混ぜ文で特に高い誤
答率を示した。
B：左下前頭回弁蓋部／三角部に神経膠腫がある患者の誤答率。かき混ぜ文と受
動文で特に高い誤答率を示した。
C：左運動前野外側部と左下前頭回弁蓋部／三角部以外の左前頭葉に神経膠腫が
ある患者の誤答率。健常者と同等の誤答率を示した。
D：健常者対照群の誤答率。

5. 神経膠腫患者における統辞処理時の脳活動

　統辞処理障害を呈する患者において、脳活動パターンが健常者と比較してどのように変化するのか明らかにすることにより、統辞処理障害の病態解明につながり、健常者における統辞処理の脳内メカニズムの解明に寄与すると考えられる。そこで、我々はfMRIを用いて左下前頭回弁蓋部／三角部や左運動前野外側部の神経膠腫により統辞処理障害を呈する患者の脳活動を調べた[5]。検査課題にはこれまでと同様に、絵と文のマッチング課題を使用した。先行研究の結果に基づき[4]、さきほど述べた3群に分けて解析した。まず、「主語と目的語を含む文」と「主語のみを含む文」の脳活動をfMRIにより計測した。そして、両条件にかかわる脳活動の比較によって、統辞処理負荷の増大に伴う脳活動変化をfMRIにより調べた。

　健常者対照群では、課題が正解だったときにのみ、左前頭葉と左側頭葉に脳活動の上昇が見られた（**図7A**）。一方、左運動前野外側部に神経膠腫がある患者では、課題が正解だったときにのみ、左脳と右脳の広い領域で脳活動が上昇した（**図7B**）。左下前頭回弁蓋部／三角部に神経膠腫がある患者では、課題が正解だったときと不正解だったときの両方で、左運動前野外側部、左角回、舌状回、小脳核に脳活動の上昇が観察された一方で、左下前頭回の腹側部（三角部と眼窩部）と左側頭葉の活動は低下した（**図7C**）。なお、左運動前野外側部と左下前頭回弁蓋部／三角部以外の左前頭葉に神経膠腫がある患者の脳活動は健常者対照群と同様であった（**図7D**）。これら14の領域は、文構造によって選択的に活動が変化したことから、すべて何らかのかたちで統辞処理に関連すると考えられる。そこで、「主語と目的語を含む文」と「主語のみを含む文」の2条件をあわせた「絵と文のマッチング課題」に対し、同一の絵と文字を使用しているが日本語として意味をなさない文字列を提示した「コントロール課題」を対比させて比較条件を緩めたところ、健常者対照群でも14の領域すべてで活動が上昇した（**図7E**）。この結果から、これらの14の領域が健常者でも統辞処理を支えており、「主語と目的語を含む文」のように「主語のみを含む文」よりも負

荷の高い統辞処理では、今まで知られていた左前頭葉の活動が上昇したと考えられる。

　以上の結果より、明確な統辞処理障害と対応して、神経膠腫の場所によって異なる脳活動が生じることが明らかになった。また、従来の研究だけでは機能が特定できなかった領域が、健常者と患者群の脳活動をさまざまな条件で比較することにより多数見いだされた。その結果、統辞処理は左前頭葉だけではなく、右前頭葉や側頭葉、頭頂葉、小脳の働きが関与することが初めて見いだされた。つまり、統辞処理には左右の大脳半球間での情報伝達が重要であることが示唆される。

6. 統辞処理に関与する3つの脳内ネットワーク

　次に、これら14の領域が脳においてどのような脳内ネットワークを形成しているかを解明するため、2領域ごとにペアを作って、コントロール課題遂行時も含めた脳活動の時系列に関する相関（機能的結合）を健常者に

図7　健常者と神経膠腫患者の統辞処理時の脳活動の比較
A：健常者対照群の脳活動。「主語と目的語を含む文」と「主語のみを含む文」の2条件どうしの比較に加えて、さらに課題が正解だったときと不正解だったときで脳活動を比較した。従来知られていた左運動前野外側部と左下前頭回弁蓋部／三角部のほかに、左上／中側頭回や左中／下側側頭回といった左側頭葉の活動も認めた。
B：左運動前野外側部に神経膠腫がある患者の脳活動。健常者対照群と同様の比較の結果、課題が正解だった場合のみ左下前頭回弁蓋部／三角部の一部のほかに、右前頭葉脳や内側面にも強い活動が認められた。
C：左下前頭回弁蓋部／三角部に神経膠腫がある患者の脳活動。図は正答の施行における脳活動を示す。課題が正解だったときと不正解だったときの両方で、左運動前野外側部・左角回・舌状回・小脳核の脳活動が上昇した。
D：その他の左前頭葉に神経膠腫がある患者の脳活動。健常者対照群と同様の比較の結果、健常者対照群と同様の脳活動パターンを認めた。
E：0健常者対照群で比較条件を緩めた結果。健常者対照群で、「絵と文のマッチング課題」のすべての条件に対し「コントロール課題」を比較した結果を示す。活動が上昇した領域には、14の領域が含まれている。患者で見られた異常な脳活動の昂進が、活動領域としては健常な脳活動の一部であることがわかる。

主語と目的語を含む文の条件－主語のみを含む文の条件

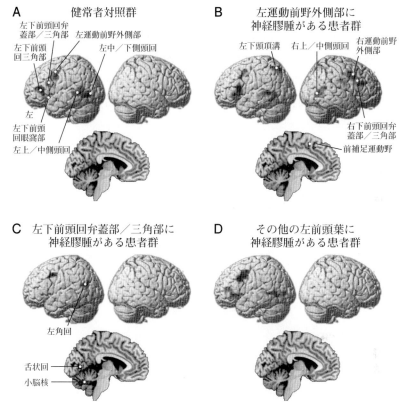

A　健常者対照群

左下前頭回弁
蓋部／三角部
左運動前野外側部
左下前頭
回三角部
左中／下側頭回
左
左下前頭
回眼窩部
左上／中側頭回

B　左運動前野外側部に
神経膠腫がある患者群

左下頭頂溝
右上／中側頭回
右運動前野
外側部
右下前頭回弁
蓋部／三角部
前補足運動野

C　左下前頭回弁蓋部／三角部に
神経膠腫がある患者群

左角回
舌状回
小脳核

D　その他の左前頭葉に
神経膠腫がある患者群

E　絵と文のマッチング課題－コントロール課題
健常者対照群

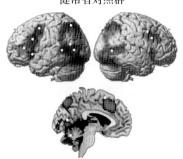

ついて調べた（**図8A**）[5]。その結果、14の領域が明確に3つのグループに分けられることが明らかとなった（**図8B**）。これらのグループにより構成されるネットワークは、左前頭葉の3領域である左運動前野外側部・左下前頭回弁蓋部／三角部・左下前頭回三角部／眼窩部をそれぞれ含んでいる。

　さらに、これらの脳内ネットワークについて、各ネットワーク内の神経線維による解剖学的結合を調べた。健常者でMRIによる拡散テンソル画像

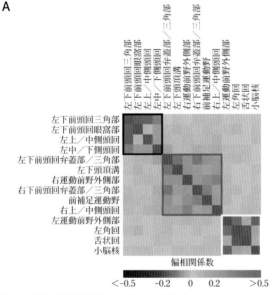

A

図8　統辞処理に関与する3つの脳内ネットワーク

A：2領域における脳活動の時系列データの偏相関解析。偏相関係数が高いほど機能的結合が強いことを示す。統辞処理に関連する14領域が、3つのグループにはっきりと分離しており、グループ内の高い相関に対して、グループ間の相関はほとんどないことがわかる。

B：統辞処理に関連する脳内ネットワーク。各脳内ネットワーク内の領域間では、興奮性の神経結合があると考えられる。

C：3つの脳内ネットワーク内の神経結合。健常者の拡散テンソル画像法による3つの脳内ネットワーク。図は左から順に、左外側面から、後方から、上方から、神経線維束を投影したもの。

法を用いた解析の結果、各脳内ネットワークの脳領域間は確かに神経線維
の束で結合しあっていることが明らかとなった（**図8C**）。

　ネットワークⅠは、左下前頭回弁蓋部／三角部・左下頭頂溝・前補足運
動野・右下前頭回弁蓋部／三角部・右運動前野外側部・右上／中側頭回後
方領域の各脳領域が、脳梁・右弓状束などを介して脳内ネットワークを形
成する。これまでの先行研究によれば、これらの脳領域は文法規則の誤り

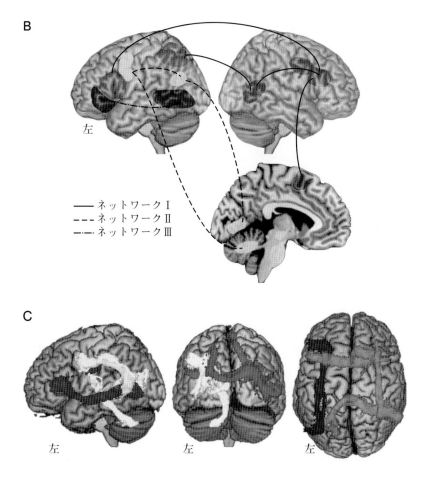

を含む文の修正や[15)]、音韻情報を手掛かりとした統辞処理[16)]など、統辞処理を補助する機能が想定される。

　ネットワークIIは、左運動前野外側部・左角回・舌状回・小脳核の各脳領域が、左弓状束や視床小脳路などを介して脳内ネットワークを形成する。これらの脳領域は主に言語表出や視覚情報処理に関与することが知られており[17～21)]、運動感覚情報と統辞処理の入出力系脳内ネットワークとして機能していることが想定される。また、以前より小脳が認知機能に関与することは指摘されてきたが[22, 23)]、この知見は小脳が統辞処理に関与することを裏付けるものと考えられる。

　ネットワークIIIは、左下前頭回三角部／眼窩部・左上／中／下側頭回後方領域の各脳領域が、左中縦束を介して脳内ネットワークを形成する。これらの脳領域は読解中枢である左下前頭回眼窩部に加えて、音韻や意味処理にかかわる左上／中側頭回を含むことから[24)]、統辞処理と意味処理に関与すると考えられる。

　以上の結果から、統辞処理には両側前頭葉を含む広範囲の脳領域が関与することがわかった。また、いずれの脳内ネットワークも左前頭葉の脳領域を含むことから、統辞処理に関与する脳内ネットワークにおいては、左前頭葉がこれらの脳内ネットワークを統合する役割を担うことが想定された。我々は最近の研究において、受動態のかき混ぜ文「△に○が引かれる」や可能文「△に○が引けてる」といった、さらに複雑な文構造の文理解時の脳活動をfMRIにより計測したところ、かき混ぜ文や文構造の複雑さにより左下前頭回弁蓋部／三角部と左運動前野外側部の脳活動がさらに増強することを確認した[25)]。この知見は、この2領域を中心とした左前頭葉が統辞処理において重要であることが支持するものである。一方、右前頭葉はネットワークIを介して関与する機能、すなわち、統辞処理を補助する役割が想定される。このような両側大脳半球間での情報処理の共有が統辞処理において重要であろう。

7. 統辞処理と小脳

　上述のとおり、統辞処理には大脳半球に加えて小脳も関与することが示唆される。古典的には小脳は運動機能の制御に関与する中枢であり、言語機能に関しては大脳皮質に関する研究が多い。したがって、脳内ネットワークⅡにおいて小脳が統辞処理に関与するという知見は、若干の違和感を覚える読者もいるかもしれない。しかし、小脳が言語などの認知機能にかかわることは、1990年代の初めから認知神経科学のトピックスのひとつとなっている[22, 23]。また、脳病変による認知機能障害（cerebellar cognitive affective syndrome）に失文法などの言語機能障害が含まれることが以前より知られていた[26]。さらに、機能画像研究により、言語活動に伴い小脳の脳活動が高まることが報告されるようになった[27]。以上の知見は、小脳が言語などの認知処理に関与することを示唆している。

　小脳の左右差と統辞処理との関連で見ると、右小脳の脳梗塞により失文法をきたした症例報告が最初である[28]。しかしながら、左小脳の脳梗塞により失文法を呈した症例も報告されており[29]、左右差に関する議論は結論づけられていない。脳内ネットワークⅡは小脳核と前頭前野の脳内ネットワークが含まれている。小脳核には室頂核、中位核、歯状核などが含まれる。このうち、認知情報は後中位核と歯状核の腹側部から異なる視床の領域を介して前頭前野に入力することが報告されている[30]。我々の結果では脳活動が小脳核に広く及んでおり[31]、左右差についてはさらなる解析が必要である。しかしながら、先行研究の結果を考慮すると、後中位核と歯状核の腹側部が統辞処理の脳内ネットワークに関与する可能性が想定される。

　小脳がどのように統辞処理に関与するのか明確なモデルは明らかではない。しかし、小脳の認知機能への関与として有力視されているのが、「内部モデル」による説明である[32]。内部モデルとは、小脳には外部世界の仕組みを脳の内部でシミュレーションする神経機構である。統辞処理の脳内ネットワークを内部モデルで解釈すると、左前頭葉が右前頭葉や側頭頭頂領域の脳領域などに3つの脳内ネットワークを介して作用し、統辞に関連

した処理が行われる。このループが繰り返されると統辞処理を内部シミュレーションする神経機構が形成され、無意識下での統辞に関連した処理が行われるようになる。その内部モデルの信号の入出力に左運動前野外側部が関与することで、無意識下の統辞処理を正確かつ円滑に左前頭葉を中心とした脳内ネットワークが担うというモデルが提案できる。これからは、統辞処理などの言語機能の脳内処理メカニズムがどの程度、小脳の内部モデルで説明可能であるかを検証することが、今後の課題といえよう。

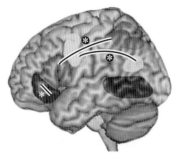

左運動前野外側部に
神経膠腫がある患者群　　左下前頭回弁蓋部/三角部に
神経膠腫がある患者群　　その他の左前頭葉に
神経膠腫がある患者群

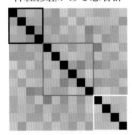 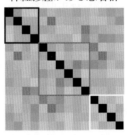 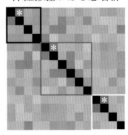

図9　神経膠腫による機能的結合性の変化
左運動前野外側部に神経膠腫がある患者、左下前頭回弁蓋部/三角部に神経膠腫がある患者、その他の左前頭葉に神経膠腫がある患者の偏相関解析の結果。アスタリスクは健常者と同程度の相関係数を示した部位を示す。神経膠腫存在部位のみならず、脳内ネットワーク全体の機能的結合性が乱れた。しかし、統辞処理障害が起こらなかった患者群では、左前頭葉を中心とした機能的結合性が部分的に保たれていた。

8. 統辞処理の脳内ネットワークにおける
　機能結合の変化と統辞処理障害の関係

　統辞処理障害を呈する神経膠腫患者では脳活動パターンが健常者と異なり、統辞処理障害がない患者では健常者と同じ脳活動パターンであった。我々は、左前頭葉の神経膠腫が脳内ネットワークの機能的結合性に与える影響を明らかにするために、神経膠腫患者のfMRIデータの時系列に関する偏相関解析を行った（**図9**）。その結果、神経膠腫の存在により脳内ネットワークの機能的結合性が乱れることが明らかとなった[6]。興味深いことに、この影響は腫瘍存在部に限定されず、脳内ネットワーク全体に及ぶこと、すなわち、脳内ネットワーク全体の機能的結合性が乱れることが明らかとなった。さらに、この影響は左下前頭回弁蓋部や左運動前野外側部以外の左前頭葉に神経膠腫がある患者群、すなわち、行動データ上は明らかな統辞処理障害を呈さない患者群においても認められた。統辞処理障害が明らかではない患者群の機能的結合性を詳細に検討すると、左前頭葉を中心とした機能的結合性が保たれていることが明らかとなった。この知見は、左前頭葉を中心とした脳内ネットワークが統辞処理の機能維持にとって重要であることを示唆する。言語脳内ネットワークにおける左前頭葉の重要性は、最近の術中マッピングを用いた解析においても示唆されている[33]。以上より、統辞処理には左右の左前頭葉を含む3つの脳内ネットワークが関与し、左前頭葉の脳損傷により脳内ネットワーク全体の結合性が障害されることが統辞処理障害の発症に関与することが推測される。

　脳内ネットワーク全体の機能的結合性の変化と統辞処理障害の関連性について、神経膠腫だけではなく神経変性疾患でも報告されている。神経変性疾患は、「ある特定の神経細胞が徐々に障害を受け脱落する」疾患であり、脳内ネットワーク全体の網羅的な検討に向いている。我々は、左下前頭回の脳萎縮を解剖学的特徴のひとつとする神経変性疾患である進行性非流暢性／失文法性失語の患者の脳血流低下部位を検討した[34]。その結果、左前頭葉だけではなく、脳内ネットワークⅠに含まれる右前頭葉の脳血流

患者1

左

患者2

患者3

患者4

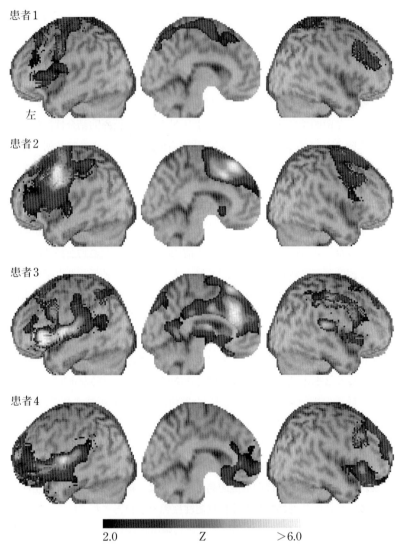

2.0　　　　　Z　　　　＞6.0

図10　非流暢／失文法型原発性進行性失語の患者の脳血流低下部位[34)]
脳血流シンチグラフィーのデータをeZIS[44)]により解析したもの。健常者と比較し
て有意な血流低下を認めた脳領域を示す。いずれの患者も統辞処理障害を呈し
た。左前頭葉だけではなく、右前頭葉において統辞処理に関連する脳内ネット
ワークの各脳領域の血流低下を示した。

低下が有意であることを報告した（**図10**）。この知見は、統辞処理障害の発症において、両側の前頭葉を含む脳内ネットワーク全体の機能結合の変化が関与する可能性を示唆する。この機能結合の変化が、患者脳における脳内ネットワークの機能低下を反映しているのか、患者において言語処理負荷が増大した結果を反映しているのか明らかにすることが重要であり、機能結合に関するさらなる検討が必要と考えられる。また、右前頭葉の脳損傷単独でどの程度の統辞処理障害をきたしうるのか明らかにすることにより、統辞処理に関連する脳内ネットワークの左右差に関する知見がさらに深まるであろう。

9. 大脳皮質構造と認知機能の関係と今後の展望

脳形態画像解析においてsurface based morphometry (SBM) が注目されている。SBMでは皮質厚や脳回皺裂といった形態情報の個別評価が可能である。SBMによる皮質構造の評価法としては、局所脳回の曲率を計測するものや[35]、フラクタル次元を局所脳構造に適応した解析法などがある[36]。これまでSBMを健常者に適応した研究により、皮質構造の複雑性が年齢[37,38]や認知機能[39]と関連することが示されてきた。また、アルツハイマー病や軽度認知障害などの認知機能障害を呈する患者と比較して、健常者では皮質構造の複雑性が保たれていることも報告されている[40,41]。我々も、皮質構造の複雑性が保たれているほど、記憶能力評価テストの成績がよいことを報告した[42,43]。以上より、認知機能は機能的結合性だけではなく大脳皮質構造とも関連していると考えられる。

これまでの神経膠腫に関する研究については、神経膠腫自体に関する研究は多いものの、神経膠腫が他の脳領域に及ぼす影響に関する研究はきわめて少ない[2]。しかし、左前頭葉の局所の神経膠腫により、左右の大脳半球に及ぶ脳内ネットワークの機能的結合性が大域的に変化することを考慮すると[6]、神経膠腫による皮質構造の変化は、病巣部位に局在した皮質構造の変化だけではなく、右大脳半球を含めた広範な脳領域において皮質構造の変化が認められることが予想される。SBMを神経膠腫や脳血管病変な

ど占拠性病変の患者に適応した報告はない。今後、皮質フラクタル次元解析を含めたSBMを活用し、神経膠腫による皮質構造の変化がどの皮質領域にまで及ぶか定量化することで、神経膠腫の大脳皮質構造に対する大域的な影響を明らかにすることが可能となる。機能面と構造面の双方に対するアプローチにより、認知機能障害発症における脳内メカニズムの解明につながることが期待される。

謝　辞

　本稿で紹介した研究は東京大学大学院総合文化研究科、東京女子医科大学脳神経外科、昭和大学医学部内科学講座神経内科学部門において行われたものです。ご指導していただいた東京大学の酒井邦嘉教授、東京女子医科大学の村垣善浩教授、昭和大学の河村満教授とともに、一緒に実験・解析を協力して行った同僚、共同研究者に深謝します。また、研究を支援してくださった公益財団法人ブレインサイエンス振興財団に心より御礼申し上げます。

──────── 参 考 文 献 ────────

1) Hahn CA, Dunn RH, Logue PE, King JH, Edwards CL, Halperin EC: *Int J Radiat Oncol Biol Phys* **55**, 992-999, 2003.
2) Duffau H: *Diagn Interv Imaging* **95**, 945-955, 2014.
3) Kinno R, Kawamura M, Shioda S, Sakai KL: *Hum Brain Mapp* **29**, 1015-1027, 2008.
4) Kinno R, Muragaki Y, Hori T, Maruyama T, Kawamura M, Sakai KL: *Brain Lang* **110**, 71-80, 2009.
5) Kinno R, Ohta S, Muragaki Y, Maruyama T, Sakai KL: *Brain* **137**, 1193-1212, 2014.
6) Kinno R, Ohta S, Muragaki Y, Maruyama T, Sakai KL: *Springerplus* **4**, 317, 2015.
7) Hagoort P: *Curr Opin Neurobiol* **28**, 136-141, 2014.
8) Hickok G, Poeppel D: *Cognition* **92**, 67-99, 2004.
9) Sakai KL: *Science* **310**, 815-819, 2005.
10) Hashimoto R, Sakai KL: *Neuron* **35**, 589-597, 2002.
11) Embick D, Marantz A, Miyashita Y, O'Neil W, Sakai KL: *Proc Natl Acad Sci U S A* **97**, 6150-6154, 2000.
12) Schwartz MF, Saffran EM, Marin OS: *Brain Lang* **10**, 249-262, 1980.
13) Saffran EM: *Br J Psychol* **73 (Pt 3)**, 317-337, 1982.

14) Bates E, Wilson SM, Saygin AP, Dick F, Sereno MI, Knight RT, Dronkers NF: *Nat Neurosci* **6**, 448-450, 2003.

15) Meyer M, Friederici AD, von Cramon DY: *Brain Res Cogn Brain Res* **9**, 19-33, 2000.

16) Friederici AD, von Cramon DY, Kotz SA: *Neuron* **53**, 135-145, 2007.

17) Friederici AD: *Physiol Rev* **91**, 1357-1392, 2011.

18) Seghier ML, Fagan E, Price CJ: *J Neurosci* **30**, 16809-16817, 2010.

19) Horwitz B, Rumsey JM, Donohue BC: *Proc Natl Acad Sci U S A* **95**, 8939-8944, 1998.

20) Habas C: *Cerebellum* **9**, 22-28, 2010.

21) Mariën P, De Smet HJ, Wijgerde E, Verhoeven J, Crols R, De Deyn PP: *Cortex* **49**, 284-300, 2013.

22) Ito M: *Nat Rev Neurosci* **9**, 304-313, 2008.

23) Leiner HC, Leiner AL, Dow RS: *Trends Neurosci* **16**, 444-447, 1993.

24) Griffiths JD, Marslen-Wilson WD, Stamatakis EA, Tyler LK: *Cereb Cortex* **23**, 139-147, 2013.

25) Tanaka K, Ohta S, Kinno R, Sakai KL: *Proceedings of the Japan Academy, Series B* **93**, 511-522, 2017.

26) Mariën P, Ackermann H, Adamaszek M, Barwood CH, Beaton A, Desmond J, De Witte E, Fawcett AJ, Hertrich I, Küper M: *The Cerebellum* **13**, 386-410, 2014.

27) Petersen SE, Fox PT, Posner MI, Mintun M, Raichle ME: *J Cogn Neurosci* **1**, 153-170, 1989.

28) Silveri MC, Leggio MG, Molinari M: *Neurology* **44**, 2047-2050, 1994.

29) Blancart RG, Escrig MG, Gimeno AN: *Neurología (English Edition)* **26**, 56-58, 2011.

30) Lu X, Miyachi S, Takada M: *Proc Natl Acad Sci U S A* **109**, 18980-18984, 2012.

31) Dimitrova A, Weber J, Redies C, Kindsvater K, Maschke M, Kolb FP, Forsting M, Diener HC, Timmann D: *Neuroimage* **17**, 240-255, 2002.

32) Ito M: *Image, language, brain*, 149-162, 2000.

33) Saito T, Muragaki Y, Maruyama T, Tamura M, Nitta M, Tsuzuki S, Konishi Y, Kamata K, Kinno R, Sakai KL: *J Neurosurg* **125**, 803-811, 2016.

34) Kinno R, Kii Y, Kurokawa S, Owan Y, Kasai H, Ono K: *J Neurolinguistics* **44**, 107-119, 2017.

35) Luders E, Thompson PM, Narr KL, Toga AW, Jancke L, Gaser C: *Neuroimage* **29**, 1224-1230, 2006.

36) Yotter RA, Nenadic I, Ziegler G, Thompson PM, Gaser C: *Neuroimage* **56**, 961-973, 2011.

37) Kochunov P, Mangin JF, Coyle T, Lancaster J, Thompson P, Riviere D, Cointepas Y, Regis J, Schlosser A, Royall DR, Zilles K, Mazziotta J, Toga A, Fox PT: *Hum Brain Mapp* **26**, 210-220, 2005.

38) Liu T, Wen W, Zhu W, Trollor J, Reppermund S, Crawford J, Jin JS, Luo S, Brodaty H, Sachdev P: *Neuroimage* **51**, 19-27, 2010.

39) Liu T, Wen W, Zhu W, Kochan NA, Trollor JN, Reppermund S, Jin JS, Luo S, Brodaty H, Sachdev PS: *Neuroimage* **56**, 865-873, 2011.

40) Im K, Lee J-M, Seo SW, Kim SH, Kim SI, Na DL: *Neuroimage* **43**, 103-113, 2008.

41) King RD, Brown B, Hwang M, Jeon T, George AT, Alzheimer's Disease Neuroimaging I: *Neuroimage* **53**, 471-479, 2010.

42) Kinno R, Shiromaru A, Mori Y, Futamura A, Kuroda T, Yano S, Murakami H, Ono K: *Front Aging Neurosci* **9**, 405, 2017.

43) Kinno R, Mori Y, Kubota S, Nomoto S, Futamura A, Shiromaru A, Kuroda T, Yano S, Ishigaki S, Murakami H: *NeuroImage: Clinical*, 101746, 2019.

44) Matsuda H, Yagishita A, Tsuji S, Hisada K: *Eur J Nucl Med* **22**, 633-637, 1995.

金野　竜太（きんの・りゅうた）

昭和大学医学部内科学講座脳神経内科学部門 講師

2002年昭和大学医学部卒業、2007年昭和大学大学院医学研究科博士課程修了。博士（医学）。2004年東京大学大学院総合文化研究科国内留学。2010年昭和大学医学部内科学講座神経内科学部門助教。2014年より現職。専門は臨床神経科学。（とくに失語症学／現在は大脳皮質構造と認知機能障害の関係に関心をもつ）

剥離手法を応用した
生体埋植蛍光イメージセンサの
高感度化

keywords ▶▶▶ イメージセンサ、生体埋植デバイス、超小型光源
励起光除去フィルタ、蛍光観察

笹川 清隆
奈良先端科学技術大学院大学 先端科学技術研究科 物質科学領域

はじめに

　脳のはたらきを解明するうえで光学的な手法は非常に有用な方法のひとつとなっている。特に、電位感受性色素[1]や蛍光カルシウムプローブなどを用いることで、神経活動に伴う細胞の膜電位やCaイオン濃度変化を蛍光強度として変換することができる。これらと顕微鏡技術を組み合わせることによって、神経の活動を可視化することは一般的な技術となってきている。

　複雑な脳の機能を解明するためには、生きたままの状態で行動に伴う活動を観察することも求められる。このような要求から、近年では、マウス等の小動物に対しても *in vivo* イメージングを可能とする装置が開発されてきている。

　脳を光学的に観察するもっとも基本的な方法は、開頭して顕微鏡等で観察することである。市販の顕微鏡を用いて、細胞を観察するのに十分な空間分解能や蛍光検出性能が実現可能である。また、共焦点顕微鏡や多光子顕微鏡を用いれば、非常に高いコントラストや3次元像を得ることもできる。しかし、装置は大型であり、観察対象の頭部を固定する必要があるため自由に行動している状態での観察は困難である。これを解決する手法と

して、自由に回転可能なボールを観察対象の下に配置して、擬似的に自由
行動させる方法が用いられている場合もある[3]。一方で、マウスの頭部に
搭載可能な超小型顕微鏡も開発されている。近年のスマートフォンに搭載
されているような比較的小型のイメージセンサと一般的な蛍光顕微鏡の光
学系を小型化したものから構成されており、2g程度の重量で1光子蛍光イ
メージングが実現されている[4~6]。

　大型の顕微鏡を用いる手法としては、光ファイバパンドルを利用する方
法も開発されている[7]。顕微鏡光学系の寸法の制限が大きく緩和されるた
め、複数種類のフィルタを用いた多色蛍光観察などへの対応も容易である。
一方で、空間分解能は基本的には光ファイバのコアピッチによって決定さ
れる。また、撮像面積を広くする場合、ガラスの束である光ファイババン
ドルが硬いことが課題となる。

　筆者らのグループは、これらとは異なる手法である生体埋植イメージセ
ンサを独自に設計し、これを用いた脳活動イメージングシステムの開発を
行っている[8~12]。**図1**にシステムの構成を示す。イメージセンサとして必
要最低限の機能を搭載した超小型センサは、観察対象の極近傍に配置する
ことが可能である。これにより、光学系を単純化できることから、刺入部

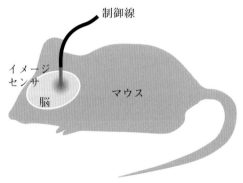

図1　生体埋植イメージセンサの構成。専用設計した超小型イメージセンサを観
察対象領域の極近傍に配置する。

の寸法や重量も非常に低く抑えられる。この特徴から、他の手法と比較して、特に生体深部[10]や複数領域の同時観察などに適している。また、顕微鏡系を用いた*in vivo*での断面観察では、小型のプリズムなどを用いられることが多いが、侵襲性はかなり大きくなってしまう。これに対して、非常に薄い撮像素子を刺入することによって、低い侵襲性で断面観察が可能となることも特長といえる。

　本稿では、生体埋植イメージセンサの概要を述べ、その性能改善のための蛍光観察用光源である超小型LED、および高い励起光除去性能を実現するハイブリッドフィルタについて解説する。

1. 生体埋植CMOSイメージセンサ

　CMOSイメージセンサは、固体撮像素子のひとつであり、スマートフォンをはじめとしてさまざまな機器に搭載されるようになっている。携帯機器へ搭載されているものは、カメラ専用機と比べて小型化されたものであるが、生体に埋植して撮像を行うという用途を考えた場合、そのまま適用することは難しい。

　生体に埋植することを目的として専用のCMOSイメージセンサを設計することによって、通常のイメージセンサを用いる場合では達成が難しいユニークな特徴を備えることが可能となる。搭載する機能を目的に対して必要十分なものに限定することで、イメージセンサの寸法を小さくすることができる。極限まで小さくすることによって、生体に埋植あるいは刺入した際の侵襲性が低減される。すなわち、観察対象領域の極近傍へ撮像面を配置することが可能となる。このような、いわゆるコンタクトイメージングの手法をとることにより、レンズを搭載せずに微細な構造を観察することができる。レンズを用いないことは、さらなる小型・軽量化につながる。**図2**に示す小型イメージセンサ搭載デバイスの重量は、脳表に配置するためのもので約0.02 gと成体マウスの1/1,000程度となっている[12]。これにより、マウス等の小動物でも、埋植による行動の制限は非常に少なくすることができる。

　また、一般的なイメージセンサは、四角い板状であり、その4辺に配線を施すための電極が多数並んでいる。多数の配線により各種の設定や安定動作、高速駆動などが容易となるが、生体への埋植においては、不都合が生じる。特に、生体深部への刺入を行う場合などは、配線は一辺にのみ配置されていることが求められる。また、自由行動下における撮像実験では、制御信号線による対象の動きの制限を少なくするため、配線数が少ないことが望ましい。

　実際に独自に設計したイメージセンサの例を**図2a**に示す。撮像領域には、7.5 μm角の画素が120 × 268個配置されている。すなわち、撮像面積は、0.9 mm × 2.0 mmである。チップの幅は約1.0 mmであり、厚さは研磨によって約150 μmに薄型化している。駆動に必要な配線数は4本であり、接続のための電極はチップの一辺の端に配置されている。配線の内訳は、電源供給のために2本と駆動制御線1本、出力信号線1本となっている。イメージセンサチップ内には、起動時の初期化を行うための回路および画素を順次に選択するためのスキャナ回路が搭載されており、少ない配線での動作を可能としている。各画素で読み取られた輝度情報はアナログ信号で

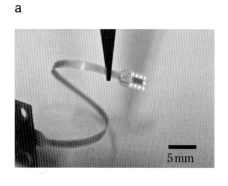
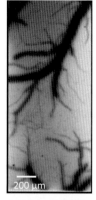

5 mm

200 µm

図2　(a) 試作した生体埋植イメージセンサ。(b) 脳表に血管像の撮像例。文献12)より改変引用。

あるが、最終的にはデジタル信号に変換されてコンピュータ上へ取り込まれる。デジタル信号への変換回路はチップ外に配置され、埋植イメージセンサの消費電力と回路寸法は低く抑えられている。

図2aの例では、イメージセンサはポリイミドを用いたフレキシブル基板上に配置されている。イメージセンサ回路のチップはシリコン上に形成されており剛性が高いが、フレキシブル基板を用いることで生体の動作によってかかるストレスをある程度低減することができる。また、光源を配置する場合にフレキシブル基板上であれば比較的容易に実装することが可能である。

生体内に埋植して駆動を行うためには、防水加工が必須となる。レンズを用いず、観察対象にほぼ接触させた状態で観察するためには、透明かつ薄い膜で全体を覆う必要がある。これを実現する樹脂膜のひとつにパリレン膜がある。この材料は生体適合性も高く、可視光に対して透明である。また、蒸着によって全体を包むように成膜をすることができる。図2aのデバイスでは、1.5 μm程度のパリレンC膜によってコーティングが施されており、生体内に埋植した状態でのイメージング実験にも問題なく使用できる。図2bはラットの脳表に配置した生体埋植イメージセンサの撮像例である。レンズは非搭載であるが、血管構造が明瞭に観察されている。

CMOSイメージセンサの特徴として、さまざまな回路の集積化が比較的容易であるという点があげられる。画像を取得するだけではなく、他の計測機能を統合することによって、より多面的な情報を得ることが可能になると期待される。ただし、生体埋植デバイスでは、寸法の増加が整体に対する侵襲性の増大につながるため、観察領域付近に配置される重要性の高い回路である必要がある。そのような条件を満たす回路としては、電位計測のための電極および増幅器があげられる。さらに、増幅器を測定電極付近であるチップ上へ統合することによって微弱な信号の計測が可能となる。光だけでなく、細胞の活動に伴う電位計測を可能とすることによって多面的な解析へつながるものと期待される。

本稿で紹介している埋植型イメージセンサは、外部の装置と有線接続し

たシステムとなっている。配線数は少なく、大きな負担は与えないものの、観察対象は完全に自由な行動ができるというわけではない。今後、Bluetooth等の無線通信技術を導入することによって、無線化システムへの展開も求められる。近年では、無線モジュールの小型化によってマウス等への小動物への適用も視野にはいってきている。通信速度や電池容量等でさらなる改善が望まれるが、限られた条件下では十分に実現可能であると考えられる。

2. 超小型蛍光励起光源

生体埋植イメージセンサと組み合わせる光源としては、小型の発光ダイオード（LED）を用いる。発光ダイオードは、特定の波長帯で発光し、エネルギー効率が高い。また、半導体製造プロセスにより作製されるため、小型化も比較的容易であり、一辺が0.3 mm程度の小型なものも市販されている。これを活用することによって、生体埋植型デバイスと親和性の高い超小型蛍光励起光源の開発を行った。

2-1　剥離による超薄型化

脳内に刺入し深部を観察する場合、侵襲性を低減するためにデバイスの寸法は可能な限り小さいことが望ましい。光源部分の厚さを低減するためにレーザーリフトオフ（Laser Lift Off；LLO）法[13]を用いる。緑色蛍光を観察する場合、光源としては青色LEDを用いることとなる。青色のLEDの多くはサファイア基板上に発光層である窒化ガリウムの層が形成されているが、サファイアは広い光透過スペクトルを持っており、紫外線も透過する。一方、発光層である窒化ガリウムは、可視光は透過するものの紫外線は不透過である。この特性を利用し、**図3a**のようにサファイア側の面から高強度の紫外レーザー光を照射すると、界面付近の窒化ガリウムによって吸収され、局所加熱される。これによって、界面付近の窒化ガリウムは分解し、サファイア基板から剥離することができるようになる。**図3b**に、剥離した青色LEDの例を示す。厚さは約8 μmであり、剥離前の基板を含め

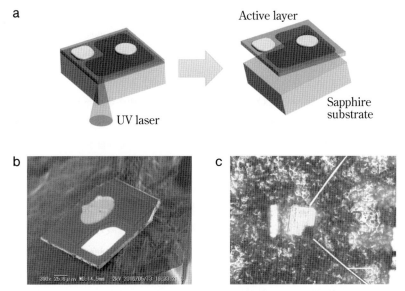

図3　(a) レーザーリフトオフ法による LED 発光層の剥離。(b) 超薄型 LED の SEM 像。(c) 発光確認結果。文献14) より引用。

た厚さ約90 μm と比べて非常に薄くすることが可能である。また、剥離後でも問題なく発光することが確認できる (**図3c**)[14]。

2-2　励起フィルタの統合による波長制限

　LED は、特定の色で発光するが、蛍光観察用の光源として考えた場合、その発光スペクトルは必ずしも狭いとはいえない。**図4**に青色 LED の発光スペクトル例を示す。フィルタが非搭載の場合、青色の波長帯に発光のピークがあるものの、緑色の波長帯においてもピーク波長に対して数％の強度がある。実際、フィルタによって青色成分をカットして観察すると、青色 LED は緑色に見える。この緑色の発光強度は、緑色蛍光タンパク質 (GFP) 等の蛍光を観察する場合は、大きな背景光成分となる。本研究では、薄型 LED 上に搭載可能な励起フィルタを搭載し改善を試みた。

GFPを観察対象とする場合、励起フィルタは高い波長選択性が求められる。これは、GFPの吸収スペクトルと発光スペクトルの間隔が狭いためである。わずかな波長の差で、反射帯から透過帯へと特性を変化させることは、吸収フィルタでは実現が難しく、干渉フィルタを用いる必要がある。

LEDの剥離で用いたLLO法を応用し、干渉フィルタを転写によって搭載する技術を開発した。紫外線に対して高い透過性を示す石英ガラス上に干渉フィルタを成膜し、裏面からの紫外線照射によって界面からフィルタを剥離する。

図4の実線は、干渉フィルタを搭載したLED光源の発光スペクトルを示している。フィルタには、カットオフ波長475 nmのショートパスフィルタを用いた。この結果から緑色波長帯の強度が大きく低減されていることがわかる。参考として示した励起光除去フィルタの透過スペクトル（点線）との重畳部分は大きく低減しており、フィルタによって励起光源からの光を効率よく除去できることが示唆されている。

図4の結果は、LEDに対して垂直方向に放射される光を観察したもので

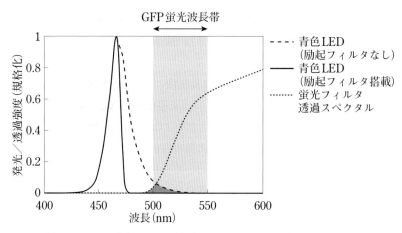

図4　励起フィルタの有無による励起光源スペクトルと励起光除去フィルタ透過スペクトルの比較。

ある。干渉フィルタの透過スペクトルは角度依存性を持っており、傾きが大きくなるとともに短波長側へとシフトする。先に述べたようにLEDの放射スペクトルは広がりを持っているが、傾くとともに透過可能な波長成分が少なくなるということになる。その結果、放射角が制限される。この効果は、エネルギーの利用効率は低くなるが、指向性をもたせて光照射の範囲を制限するという用途にも応用可能である。

　試作したフィルタ搭載LED光源と、フィルタ非搭載LED光源の場合の比較を行った蛍光観察例を図5に示す。観察対象はGFPを発現した100 μm厚のマウス脳スライス（GAD67-GFP）である。図5aは蛍光顕微鏡で観察した結果である。図5bはフィルタ非搭載のLED光源とフィルタを搭載したイメージセンサを用いて透過型コンタクト蛍光観察を行った結果である。蛍光顕微鏡と比較して、コントラストがまったく異なっている。これは、透過するLEDの緑色成分がGFP蛍光よりも強く、明視野観察になってしまっているためである。図5cはフィルタ搭載LED光源を用いて同様の観察を行った結果である。画像は図5aとほぼ同様のパターンを示しており、

a 蛍光顕微鏡像　　　b 励起フィルタなし　　　c 励起フィルタあり

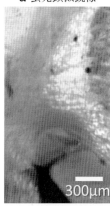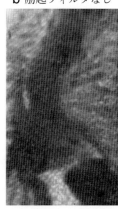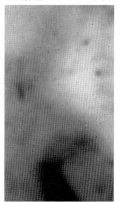

300μm

図5　緑色蛍光発現脳スライスの観察結果。(a) 蛍光顕微鏡による蛍光像。(b) 励起フィルタ非搭載光源および (c) 励起フィルタ搭載小型光源を用いた撮像結果。

GFPからの蛍光が検出されている。このように干渉フィルタを剥離し、搭載することによって薄型かつ励起光源として適した波長特性のLED光源を作製することができる。

2-3　小型光源搭載イメージセンサ

　生体埋植イメージセンサは、独自に設計をしているため、さまざまな機能を追加可能である。この特徴を活かし、薄型化したLEDを搭載可能なイメージセンサを試作した[15]。図6に試作イメージセンサチップの写真を示す。撮像部である画素アレイの上下にLED搭載箇所を配置している。また、LEDへの電源供給を行うための配線は、チップ内部の金属配線層を用いている。さらに、金属配線層は、LED周辺の遮光層としても利用されている。

　本手法では、チップ上に直接LEDを搭載することによって基板は不要となる。そのため、LEDを基板上に別々に搭載する場合と比較して、薄型化が容易となる。集積回路の素子はSi基板表面付近の数μmの深さまでに形成されており、さらなる薄型化を行うことも可能である。この技術を用いることによって、生体組織への侵襲性をさらに低減することが可能になると期待される。

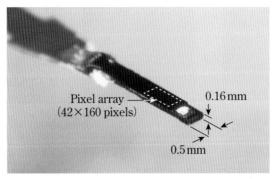

図6　超薄型LED搭載生体埋植イメージセンサ。文献15)より引用。

3. レンズレス系用励起光除去フィルタ

　フィルタ技術の発達により、一般的な蛍光観察用顕微鏡を用いて、蛍光を発する個々の細胞を観察することは容易に可能となっている。しかし、レンズを用いないデバイスで蛍光観察を行う場合、レンズを用いる一般的な顕微鏡とは異なる問題が発生する。

3-1　干渉フィルタ

　現在の蛍光顕微鏡でもっともよく用いられる励起光除去フィルタは、異なる屈折率の薄膜透明材料を積層した干渉フィルタである。各層の厚さを精密に調整し、各界面で反射される光の位相差を制御することによって、特定の波長帯のみを透過あるいは反射させることができる。また、非常に高い反射率（低い透過率）や高い波長選択性（波長の違いによる透過率の差）を実現することも可能である。製造技術の成熟に伴い、その設計自由度と性能の高さから広く用いられるようになっている。

　干渉フィルタの重要な特徴のひとつに透過特性に入射角度依存性があることがあげられる。入射角によって、干渉フィルタを構成する膜を光が透過する際の実行的な距離が変わる。その結果として、各界面で反射する光の位相関係が変わるために特性が変化する。透過スペクトルには、**図7a**のように、入射角が傾くとともに短波長側へ徐々にシフトするという影響が現れる。

　この効果は、レンズを用いた顕微鏡光学系では大きな問題とはならない。観察対象に励起光が照射されると、光が散乱されてさまざまな方向に散乱光が広がるが、観察対象からの光は対物レンズでほぼ平行な光線に変換された後に励起光除去フィルタに入射する。観察対象の位置によってフィルタへの入射角は異なるものの、その差はわずかであり、ほぼ垂直入射すると見なすことができる。

　一方、レンズを用いない光学系では、観察対象で散乱された光がさまざまな角度でフィルタへと入射する。通常の1光子励起による蛍光観察では、

励起光は蛍光よりも短波長であり、励起光除去フィルタは励起光を反射し、それよりも長波長である蛍光を透過するように設計されている。先に述べた通り、フィルタに対する傾きとともに透過スペクトルは短波長側にシフトするため、ある程度以上の傾きになると透過波長帯が励起光の波長帯を含むようになり、透過するようになる。この結果、レンズレス系では、干渉フィルタを用いても励起光除去性能は観察対象の散乱効率によってほぼ決定されてしまう。散乱効率は観察対象と周辺媒質の屈折率差によって決定され、液中の細胞等からの散乱はそれほど大きくはないものの、蛍光タンパク質の蛍光の効率も0.1％以下程度であることから、問題となることも少なくない。また、干渉フィルタの反射率や波長選択性はフィルタを構成する多層膜の層数を多くすることによって改善が可能であるが、入射角による透過スペクトルのシフトを回避することはできない。

3-2 吸収フィルタ

　吸収フィルタでは、色素等をガラスや樹脂に添加し、特定の波長の光を吸収させることによって透過特性が制御される。吸収フィルタの透過スペクトルは、用いられる色素によってほぼ決定される。そのため、一般的に

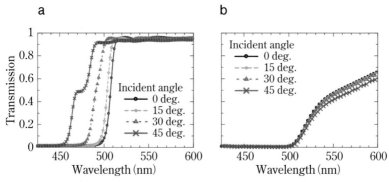

図7　(a) 干渉フィルタおよび (b) 吸収フィルタの透過スペクトルの入射角による変化。

波長選択性は十分に多くの層で構成される干渉フィルタと比較すると高くはない。

　吸収フィルタの重要な特徴のひとつは、干渉フィルタと異なり、透過スペクトルの角度依存性がないことにある。図7bは、黄色吸収フィルタの透過スペクトルを示している。このように、入射角が変化しても、その透過特性はほぼ変化しない。この点において、レンズレス蛍光光学系にも適しているということができる。

　吸収フィルタの透過率については、基本的に厚さとともに指数関数的に減少する。また、吸収係数は色素濃度に伴って大きくなる。しかし、可能な限り濃度を高くし、その吸収係数をもとに必要な厚さのフィルタを準備すれば、微弱な蛍光も観察可能になるかというと、そうはならない。吸収フィルタでは、励起光を吸収したフィルタ自体が蛍光を発するためである。そのため、フィルタ厚を大きくすることによって達成できる実効的な励起光除去性能には限界点が存在する。その蛍光強度は色素によって異なるが、多くの場合、蛍光タンパク質等と比較して十分には低くはない。

　この問題は、レンズを用いた蛍光観察系においては、観察対象とフィルタのあいだの距離を大きくとることで低減できる。蛍光は基本的に指向性を持たずさまざまな方向へ放射されるため、レンズの焦点からはずれた位置にあるフィルタの蛍光は、撮像面へは集光されない。しかし、提案するレンズレス蛍光観察系のように観察対象が撮像面に近接している場合、これを分離することはほぼ不可能となる。

3-3　ハイブリッドフィルタ

　前節までに述べたとおり、レンズレス蛍光観察系において、干渉フィルタと吸収フィルタにはレンズを用いた蛍光観察系とは異なる問題があった。干渉フィルタは、傾きの大きい散乱光成分が透過してしまい、吸収フィルタは、フィルタ自体が蛍光を発してしまう。しかし、これらのそれぞれの欠点は、相補的なものである。干渉フィルタは、入射光のエネルギーを反射するためにフィルタ自体は蛍光を発しない。散乱光の一部は透過するが、

全体の入射光のエネルギーと比べるとわずかである。吸収フィルタは角度依存性がないので、干渉フィルタを透過した散乱光の除去をすることができる。入射光強度が低ければ吸収フィルタの蛍光もそれに伴って低くなる。

　この考えに基づき、干渉フィルタと吸収フィルタから構成されるハイブリッドフィルタを提案、作製した[16]。通常、干渉フィルタは、屈折率と膜厚を制御した高品質な膜を積層する必要があるため、平坦なガラス基板等に成膜される。しかし、レンズレス系では基板を透過する際の光線の広がりによって、空間分解能が低下する。そこで、光ファイバの束で構成された板であるファイバ・オプティック・プレート（FOP）を基板として用いた（図8a）。FOPでは、面上の各点に入射した光が、光ファイバのコアを伝搬して反対の面より出射されるため、空間分解能はコアピッチによって決定される。今回使用したFOPでは、コアピッチが3 μmであり、使用したイメージセンサの画素ピッチよりも細かいものである。

　吸収フィルタは、比較的蛍光を発生しにくく溶解性の高い黄色色素を用い、母材とする樹脂の溶液と混合し、固化させて作製した。小さい面積の板上に平坦な膜を搭載するために、スピンコート法を用いて作製膜を転写する手法を用いた。

　図8bは、それぞれのフィルタの励起光透過率を測定した結果である。横軸は吸収フィルタの厚さを示しており、吸収フィルタは十分薄い領域では、厚さとともに透過率が指数関数的に減少しているが、ある点を超えるとフィルタを厚くしても透過率が減少していない。正しくは、励起光は引き続き減衰しているが、フィルタ自体が蛍光を発するために実効的な透過率が底を打っている。これに対し、ハイブリッドフィルタは、吸収フィルタを搭載しない状態で励起光透過率10^{-4}程度であり、ここを起点として、吸収フィルタ厚の増加とともに、吸収フィルタのみの場合と類似の曲線を描いている。結果として、励起光透過率は約10^{-8}に到達しており、蛍光顕微鏡用の干渉フィルタに近い性能が実現されている。

　図9は、ハイブリッドフィルタと吸収フィルタを比較するためにひとつのセンサ上の半分をハイブリッドフィルタに、もう半分を吸収フィルタの

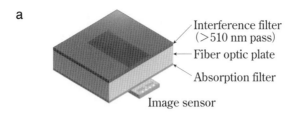

a

Interference filter
(＞510 nm pass)

Fiber optic plate

Absorption filter

Image sensor

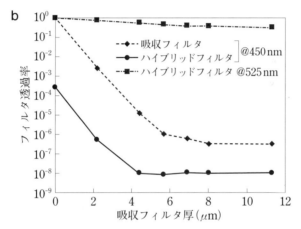

b

フィルタ透過率

吸収フィルタ
ハイブリッドフィルタ]@450 nm
ハイブリッドフィルタ @525 nm

吸収フィルタ厚(μm)

図8 (a) ハイブリッドフィルタ搭載イメージセンサの構成。(b) ハイブリッド
フィルタおよび吸収フィルタの励起光透過率測定結果。文献16)より改変引用。

吸収フィルタ＋FOP   ハイブリッドフィルタ

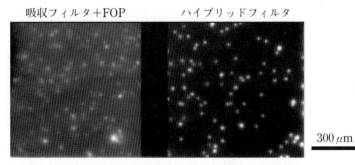

300 μm

図9 吸収フィルタおよびハイブリッドフィルタを搭載した比較用イメージセン
サによる蛍光ビーズ撮像結果。文献16)より改変引用。

みにしたデバイスでの蛍光ビーズ観察例である。ハイブリッドフィルタを用いることによって、背景成分が抑えられ、蛍光ビーズが明瞭に観察できている。また、蛍光ビーズからの蛍光も明るくなっている。これは励起光のほとんどが表面の干渉フィルタ層によって反射され、蛍光ビーズに照射されている光の強度が増加されているためである。

FOPを基板として用いたハイブリッドフィルタは、単体でフィルタとして機能し扱いやすいため、市販のイメージセンサと組み合わせることも可能である[17]。これにより、大判のレンズレス蛍光イメージングを作製することも可能である。視野を大きくする場合、レンズ光学系では、イメージセンサだけではなく、レンズも大きくする必要がある。レンズレス系では、センサ以外の寸法は大きく変わらない。そのため、数十 mm^{2}の撮像面積でも掌サイズで実現可能となる。

3-4 生体埋植イメージセンサへハイブリッドフィルタの搭載

前節で紹介したハイブリッドフィルタは、干渉フィルタをFOP上に形成することによって、デバイスの厚みによる空間分解能の低下を回避していた。しかし、デバイスの体積が大きくなるため、生体埋植イメージセンサ、特に刺入型のセンサでは、このような手法は適していない。しかし、高濃度に色素を添加した樹脂によって構成される吸収フィルタは、機械的強度や熱耐性が低く、干渉フィルタの直接成膜が難しい。

これを解決する手法として、光源へのフィルタ搭載にも用いたLLO法を応用し、干渉フィルタの転写を行った[18]。転写法をとることにより、成熟された一般的な成膜法によって作製した干渉フィルタを樹脂フィルタ上へ搭載することが可能になる。

図10aに提案法により作製したハイブリッドフィルタ生体埋植イメージセンサの例を示す。このセンサでは、干渉フィルタはロングパスフィルタとショートパスフィルタを組み合わせたバンドパス構成となっている。これにより、生体組織から発せられる赤色帯の自家蛍光が低減され、緑色蛍光検出性能の向上が期待される。図10bは、提案フィルタを搭載したセン

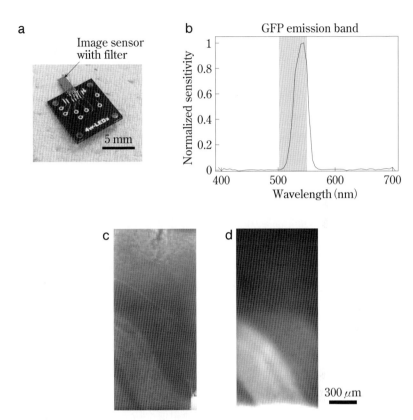

図10 （a）ハイブリッドフィルタ搭載生体埋植イメージセンサ。（b）感度スペクトル。（c）試作イメージセンサによるGFP発現脳スライスの明視野観察結果。（d）同、蛍光観察結果。文献18）より改変引用。

サの分光感度特性である。この測定では、励起光はセンサに対して垂直に照射した。波長が520 nm以下の領域はほぼ不透過になっている。この短波長側の境界は、干渉フィルタと吸収フィルタでほぼ同程度に設計してある。一方、長波長側の境界（波長550 nm）はショートパス型の干渉フィルタで決定されている。

　吸収フィルタの透過スペクトルは入射角度に依存しないが、干渉フィル

タでは、入射角が傾くとともに短波長側へとシフトする。この結果、透過波長帯は傾きに従って狭くなり、画素が感度を持つ入射角が制限されることになる。

　GFPを導入させた100 μm厚のマウス脳スライスを用いてイメージングを行った結果を**図10c**に示す。光源を変えることにより、明視野観察と蛍光観察を行った。観察領域は、海馬付近である。撮像結果から、提案フィルタによって蛍光検出に十分な波長選択性と励起光除去性能が得られることがわかる。蛍光像は明視野像と比較すると空間分解能が低いが、フィルタを積層することによってフィルタ厚が10 μm以上となっていることが原因となっている。蛍光は等方的に放射されるため、フィルタが厚くなると伝搬距離に伴って光が広がり、空間分解能が低下してしまう。レンズレス系でこの課題を解決する手法として、特定の入射角に対して高い感度を有する画素と画像処理を組み合わせた技術を利用する手法が提案されてきている[19,20]。

まとめ

　専用設計イメージセンサを用いることで、通常の顕微鏡光学系では実現できないような超小型のイメージング系が構築できることを示した。その特徴は、他の技術と比較して、自由行動下計測や脳深部観察、複数点の同時観察などに特に適している。本稿では、剥離および転写法を応用した超小型光源やフィルタ搭載技術を利用することにより、生体埋植イメージセンサのさらなる低侵襲化や蛍光観察性能の向上ができることを示した。今後の展開として、さらなる高性能化の他にイメージセンサ以外の計測技術を統合した多機能化や無線化などがあげられる。これにより、脳機能解明の進展に寄与できることを期待する。

謝　辞
　本稿で紹介した研究は、奈良先端科学技術大学院大学先端科学技術研究科物質創成科学領域光機能素子科学研究室で行われたものです。ご指導お

よびご協力をいただいた太田淳教授（奈良先端科学技術大学院大学）、徳田崇教授（東京工業大学）、野田俊彦准教授（豊橋技術科学大学）、春田牧人助教（奈良先端科学技術大学院大学）、および研究室の皆様に感謝いたします。また、研究のご支援を賜りました公益財団法人ブレインサイエンス振興財団に御礼を申し上げます。

──────── 参 考 文 献 ────────

1) Blasdel GG, Salama G: *Nature*, **321**, 579-585, 1986.
2) Nakai J, Ohkura M, Imoto K: *Nature Biotechnology* **19**, 137-141, 2001.
3) Dombeck DA, Graziano MS, Tank DW: *J. Neurosci.* **29**, 13751–13760, 2009.
4) Sawinski J, Wallace DJ, Greenberg DS, Grossmann S, Denk W, Kerr JN: *Proc. Natl. Acad. Sci. U.S.A.* **106**, 19557-19562, 2009.
5) Ghosh KK, Burns LD, Cocker ED, Nimmerjahn A, Ziv Y, El Gamal A, Schnitzer MJ: *Nat. Methods* **8**, 871-878, 2011.
6) UCLA miniscope project. http://miniscope.org
7) Ferezou I., Bolea S., Petersen CCH : *Neuron* **50**, 617–29, 2006.
8) Ohta J, Tokuda T, Sasagawa K, Noda T: *Sensors* **9**, 9073-9093, 2009.
9) Ohta J, Ohta Y, Takehara H, Noda T, Sasagawa K, Tokuda T, Haruta M, Kobayashi T, Akay YM, Akay M: *Proc. IEEE* **105**, 158–166, 2017.
10) Takehara H, Katsuragi Y, Ohta Y, Motoyama M, Takehara H, Noda T, Sasagawa K, Tokuda T, Ohta J, *Appl. Phys. Express* **9**, 047001, 2016.
11) Kobayashi T, Motoyama M, Masuda H, Ohta Y, Haruta M, Noda T, Sasagawa K, Tokuda T, Tamura H, Ishikawa Y, Shiosaka S, Ohta J, *Biosensors and Bioelectronics* **38**, 321-330, 2012.
12) Haruta M, Sunaga Y, Yamaguchi T, Takehara H, Noda T, Sasagawa K, Tokuda T, Ohta, J: *Japanese Journal of Applied Physics* **54**, 04DL10, 2015.
13) Wong WS, Sands T, Cheung NW, Kneissl M, Bour DP, Mei P, Romano LT, Johnson NM: *Appl. Phys. Lett.* **75**, 1360-1362, 1999.
14) Sasagawa K, Haruta M, Fujimoto K, Ohta Y, Noda T, Tokuda T, Ohta J: *The 13th IEEE BioCAS (BioCAS2017)*, 2017.
15) Sasagawa K, Yamaguchi T, Haruta M, Sunaga Y, Ohta Y, Takehara H, Takehara H, Noda T, Tokuda T, Ohta J: *Ext. Abstr. Solid State Devices and Materials*, H-4-05, 2016.
16) Sasagawa K, Kimura A, Haruta M, Noda T, Tokuda T, Ohta J: Biomed. Opt. Express **9**, 4329-4344, 2018.
17) Sasagawa K, Ohta Y, Kawahara M, Haruta M, Noda T, Tokuda T, Ohta J: *AIP Advances* **9**, 035108, 2019.
18) Sasagawa K, Ohta Y, Haruta M, Noda T, Tokuda T, Ohta J: *IEEE BioCAS 2018*, Cleveland,

OH, USA, 2018.

19) Adams JK, Boominathan V, Avants BW, Vercosa DG, Ye F, Baraniuk RG, Robinson JT, Veeraraghavan A, *Science advances* **3**, e1701548, 2017.

20) Sugie K, Sasagawa K, Guinto MC, Haruta M, Tokuda T, Ohta J, *Electron. Lett.* (accepted).

笹川　清隆（ささがわ　きよたか）

奈良先端科学技術大学院大学 先端科学技術研究科 物質科学領域 准教授
（1999年京都大学理学部卒業）、2004年奈良先端科学技術大学院大学物質創成科学研究科博士課程修了。工学博士。2004年情報通信研究機構専攻研究員、2008年奈良先端科学技術大学院大学物質創成科学研究科助教、2018年より同大学先端科学技術研究科物質創成科学領域助教（改組のため）。2019年より現職。
専門は集積回路、高機能イメージセンサ、バイオイメージング。

高次脳機能の概日変化と
その分子メカニズム

keywords ▶▶▶ 概日リズム、記憶形成、認識記憶、海馬、不安様行動
扁桃体、SCOP、視交叉上核

清水　貴美子
東京大学大学院理学系研究科生物科学専攻

はじめに

　私たちは朝に目覚め夜に眠る。食事時には空腹を感じる。植物が花を咲かせ鳥が渡るなど、これらはすべて体内にある概日時計を拠り所にしている。概日時計は、概ね24時間の周期で時を刻む計時システムであり、地球上に生息するほぼすべての生物が共通して持つ基本システムのひとつである。個体にはそれぞれ固有の周期の概日時計が存在するが、地球の回転に伴う24時間の明暗周期に同調して、通常はちょうど24時間のサイクルで時を刻む。概日時計の発振中枢は、哺乳類では視床下部視交叉上核（suprachiasmatic nucleus：SCN）という、左右一対の非常に小さな神経核に存在する。この発振中枢の時計（中枢時計）のほかに、体のほとんどの場所、ほとんどの細胞には末梢時計が存在する。これらは中枢時計の支配を受けて機能する。概日時計がコントロールする生理機能は広範囲に及ぶ。そのなかでも、マウスの記憶形成能および不安様行動の概日リズムコントロールに関して、筆者らの研究成果を紹介するとともに、さまざまな動物の研究知見についても概説する。

　本稿の文章内にでてくる単位CTは概日時刻の単位であり Circadian Time の略である。個体により概日時計の周期が異なり、その周期を24時間に割

り当てたもので、CT0 〜 12が主観的昼、CT12 〜 24が主観的夜である。

1. 記憶形成能の概日変化

　動物において、餌の場所とその餌にありつける時刻との連合記憶 (time-place learning) に関する研究は古くから報告されている。たとえば、ミツバチにいつも同じ時刻に同じ場所で砂糖水を与えると、その時刻に餌場に集まるようになる。このような実験は鳥類、魚類、哺乳類に至るまでさまざまな動物で観察されており、概日時計の関与が示唆されている。また、記憶テストのスコアが時刻により変化することを示した研究は多く、アメフラシや昆虫、魚類、齧歯類、ヒトと多岐にわたる。ただし、これらの多くは明暗環境下で実験されたものであり、概日時計によってコントロールされて変化しているのか、環境の明暗リズムによって変化しているのかの区別がついていないものがほとんどである。内在の概日時計によってコントロールされていることを示すためには、環境の明暗サイクルによる影響を排除し、一定の光条件下で実験を行うことで内在の概日時計の制御を示すことができる。

1-1　種を超えて存在する記憶形成能の概日変化

　脊椎動物に比べて単純な神経系を用いた記憶・学習の研究材料として古くからアメフラシが使われてきた。アメフラシの水管に弱い刺激を与えると鰓を引き込む反射が見られるが、尾部等の別の部位へ強い刺激を加えると、この鰓引き込み反射の応答が増大し、この増大した状態は長期にわたり持続する。これは感作 (sensitization) と呼ばれる反応で、記憶・学習のモデルとなっている。感作には長期と短期があり、前者はタンパク質の合成を伴い、後者は既存のタンパク質の修飾によるとされている。これら短期／長期感作にかかわるcAMP、PKAやMAPK、CREB、C/EBPは、種を超えて記憶形成に重要な共通の分子である。昼行性のアメフラシ (*Aplysia californica*) の鰓引き込み反射の長期感作 (トレーニング後24時間以上) は、主観的昼 (CT3、9) にトレーニングしたほうが、主観的夜 (CT15、21) に

トレーニングするよりも応答が増大する[1]。一方、数時間後の短期感作の場合は時刻による変化が見られない。また、長期感作による反応の増強は、トレーニングの時刻に依存しており、テストの時刻には依存しない。

　アメフラシの記憶の測定は、オペラント条件付けでも観察されている[2]。餌である海藻をネットに入れてアメフラシに呈示するが、ネットにはいっているため飲み込みたいのに飲み込めない。飲み込めないことを学習すると、餌に対する反応が弱くなるという負の強化が見られる。このような方法で24時間後の長期記憶を測定すると、昼行性の*Aplysia californica*では、主観的昼（CT3、9）にトレーニング／テストしたほうが主観的夜（CT15、21）にトレーニング／テストするよりも成績が良い。この学習による負の強化は、トレーニングの時刻に依存し、テストの時刻には依存しない。また、短期記憶には時刻の違いによる影響は観察されない。さらに、夜行性アメフラシである*Aplysia fasciata*を使った実験も行っており、明暗条件下の実験ではあるが、夜にトレーニング／テストしたほうが成績が良いという結果を示している[2]。

　昆虫のなかでは、ショウジョウバエ（*Drosophila melanogaster*）とゴキブリ（*Leucophaea maderae*）について、記憶スコアの概日変化が報告されている。

　ゴキブリでは、香り（条件刺激）と報酬（無条件刺激）との連合学習により記憶の評価がされている[3]。ゴキブリにペパーミントとバニラの香りを提示すると、通常はバニラの香りに寄っていく。しかし、ペパーミントの香りの場所に報酬刺激であるスクロース液を、バニラの香りには罰刺激である食塩水を置いてトレーニングを行うと、記憶できれば餌がなくともペパーミントの香りに近付いていくようになる。このトレーニングを6時間おき4時点で行った結果、長期記憶（トレーニングから48時間後）においても、短期記憶（トレーニングから30分後）においても、主観的夜の前半（CT14）に学習するともっとも記憶スコアが良い。夜行性であるゴキブリにとって、餌を得るための記憶が夜にもっとも効率よく形成されることは、生存していくためには理にかなったシステムなのかもしれない。一般的に

記憶のプロセスは、主にacquisition（学習の獲得）、consolidation（記憶の固定化）、retrieval（記憶の想起）の3つの過程からなる。ゴキブリの場合、トレーニング時に進行するacquisitionの過程が概日時計によってコントロールされていることが示されている。

　ショウジョウバエは基本的には昼行性の昆虫であるが、自然の明暗環境下では朝と夕にピークを持つ二峰性の活動パターンを示す。ショウジョウバエにおいても、匂い（条件刺激）と電気ショック（無条件刺激）の負の連合学習において、3分後の短期記憶スコアの概日変動が観察されている[4]。4時間おき6時点で行った実験結果は、主観的夜の前半（CT13、17）に記憶スコアが良い。さらに、行動の概日リズムが消失する変異体（*period*、*timeless*の変異）では、この短期記憶の概日変動が消失する。

　昼行性であるゼブラフィッシュ（*Danio rerio*）の記憶スコアにも概日変動があり、そのメカニズムに踏み込んだ研究が行われている。水槽を、ランプが点灯するが電気ショックが与えられない区画と、点灯はせず電気ショックが与えられる区画の2つに分け、このなかで魚をトレーニングし、安全な部屋を記憶させる。ランプ（条件刺激）と電気ショック（無条件刺激）との連合学習であるActive avoidance conditioning（能動回避条件付け）という記憶の測定方法である。このトレーニングは、主観的夜（CT16、19、21、23）に行うよりも主観的昼（CT2、4、8、11）に行ったほうが、24時間後の長期記憶スコアが良い[5]。この長期記憶スコアの概日変動も、テスト時ではなくトレーニング時に形成される。また、夜に松果体から分泌されるホルモンであるメラトニンを投与しておくと主観的昼の記憶スコアが低下し、逆に松果体除去やメラトニン受容体阻害剤の投与によって主観的夜の記憶スコアが上昇することから、メラトニンが記憶形成能の概日変動を生み出していることを示している。メラトニンは、睡眠に影響することはよく知られている事実であり、睡眠調節を介して記憶のしやすさを変化させている可能性もある。

1-2　齧歯類の記憶形成能と概日変化

　概日時計遺伝子（*Cry1/2*[6]、*Bmal1*[7]、*Period1*[8]、*Npas2*[9]）を欠損したマウスの記憶スコアは、いずれの場合も低下している。また、概日時計中枢であるSCNを物理的に破壊した場合にも、恐怖記憶、認識記憶、空間記憶の形成が阻害される[10]。これらの時計遺伝子欠損マウスの実験やSCN破壊実験では、ある一時点（あるいは時刻が特定されていない）の実験結果しか示されておらず、記憶形成能の時刻変動についての情報はほとんどなかった。しかしこれらの報告は、概日時計と記憶形成機構のあいだに強い連関があることを示していた。このような背景のなか、近年、我々の研究を含むいくつかのグループが、概日時刻依存的な記憶スコアの変動を報告している。

　齧歯類を用いて、環境の明暗を排除して内在の概日時計の影響を調べた報告は非常に少ない。Chaudhury & Colwellは、マウスを用いて、2種類の恐怖条件付けテストを行い、24時間以上の長期記憶を測定している[11]。2種類の恐怖条件付けテストとは、周りの環境（特定のチャンバー）と電気ショックとの連合学習を測定するcontext fear conditioningと、音と電気ショックとの連合学習を測定するcued fear conditioningの2つの記憶測定法である。どちらの方法でもacquisition、retrieval、extinction（記憶の消去）のすべての過程が概日調節を受けることが示されている。acquisitionもretrievalも主観的昼（CT3）のほうが主観的夜（CT15）よりも効率が良い。Extinctionとは記憶の消去のことであり、積極的に記憶を消去させるシステムである。恐怖記憶は脳内に保持されたうえで、この恐怖を否定するような新しい記憶を形成することにより恐怖を感じ難くさせることがextinctionであると考えられている。Extinctionは、テスト（電気刺激なしでチャンバーに入れる）を繰り返し行うことで測定でき、主観的夜（CT15）に繰り返しテストを行ったほうが、主観的昼（CT3）に行うよりも記憶の消去が早い。

　同様に、Eckel-Mahanらもマウスを使って24時間後の長期記憶の概日変化を報告している[12]。Context fear conditioningは、トレーニング／テスト

を主観的昼（CT4）に行うと、主観的夜（CT16）に行うよりも高い長期記憶スコアを示すことを示した。彼女らはさらに分子レベルにまで踏み込んだ実験を行っている。カルシウム依存性のadenylate cyclaseである*AC1*と*AC8*の二重欠損マウスでは、この context fear conditioning の記憶の概日変化はなくなり、どの時刻でも記憶できなくなる。恐怖記憶が形成されるときにcAMPが必要であることは既知であったが[13]、このcAMP量が概日変動することによって記憶形成能の時刻変化が生み出されるということを、彼女たちは明らかにした。

1）認識記憶の概日変化とその分子メカニズム

Context fear conditioning は特に扁桃体と海馬に依存して記憶が形成され、cued fear conditioning は特に扁桃体に強く依存するとされている。このように恐怖を伴う記憶には扁桃体の関与が欠かせないが、我々は、恐怖を伴わずに、よりシンプルな記憶を評価する方法として、新奇物体認識テスト（novel object recognition task）（**図1**）を行った。マウスに2つの物体を呈示し（トレーニング、学習）、一定時間後にテストを行う。テストでは学習で呈示した物体のひとつと新しい形の物体ひとつを提示する。マウスがトレーニングで見た形を覚えていれば、テストではマウスは新しい物体にアプローチする時間が長くなる。マウスは新しいものに興味があるという、マウスの好奇心を利用した記憶（認識記憶）の測定法である。この記憶過程では特に海馬が強く関与することは、我々を含むいくつかの論文で示されている[14〜17]。4時間おきの異なる時刻にこのトレーニング（学習）を行い、24時間後の長期記憶を測定した。その結果、主観的夜の前半（活動期の前半、CT12、16）に記憶のスコアがもっとも高いことがわかった（**図2A**）[18]。学習とテストのどちらのタイミングが記憶スコアの時刻変動に影響しているのかを調べたところ、トレーニングのタイミングによって記憶スコアは変動し、テストのタイミングは記憶スコアに影響しないことがわかった。また、トレーニングからテストまでの時間を8分にした短期記憶では、記憶スコアに昼夜の差が認められない（**図2B**）。これらの結果を総合すると、

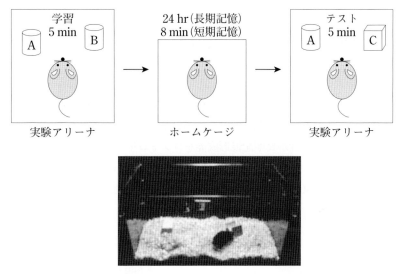

図1　新奇物体認識テスト
実験アリーナにおいて、マウスに2つの積み木（A、B）を5分間呈示してトレーニング（学習）する。その後、ホームケージに戻して一定時間（長期記憶の場合は24時間、短期記憶の場合は8分）経過した後、再び実験アリーナにおいて5分間のテストを行う。テスト時には、トレーニング時に呈示した既知の積み木のひとつ（A）と新奇の積み木（C）を呈示する。2つの積み木（既知Aと新奇C）への探索時間の割合（%）で記憶の強さを評価する。下の写真はマウスが積み木Cを探索している様子。すべての実験は恒薄明（4 lux）で行われており、写真は4 luxの実験環境下で撮影されたものである。

　この記憶タスクにおいて長期記憶の概日変動が生まれるのはacquisitionやretrievalではなく、consolidationのプロセスが概日時計の調節を受けるためであるとわかった。

　中枢時計であるSCNを物理的に破壊し、恒常暗条件下でマウスを飼育すると、活動の日周リズムはなくなり、1日中短い間隔で活動と休息を繰り返す。このSCN破壊マウスの新奇物体の長期認識記憶の概日変化を調べると、主観的暗期も主観的明期も同じように長期記憶スコアが悪かった（**図3A**）。しかし、短期記憶はまったく影響を受けず、どの時刻にも記憶スコ

アは良かった（**図3B**）。我々はさらに、SCNの中枢時計は無傷に維持したまま、海馬を含む一部の脳領域でのみ、概日時計の中心分子*Bmal1*を欠損させることにより海馬時計を破壊させた。この海馬時計破壊マウスは、主観的暗期でも主観的明期でも同じように長期記憶スコアが悪かった（**図3C**）。海馬時計は中枢時計によって支配されているため、中枢時計が海馬時計を介して認識記憶の概日変動を生み出していると考えられた。

さらに、海馬時計が長期記憶形成能をコントロールする分子メカニズムにアプローチするため、SCOP（SCN circadian oscillatory protein）という分子に着目した。SCOPはもともとSCNにおいて発現量が概日変動する分子

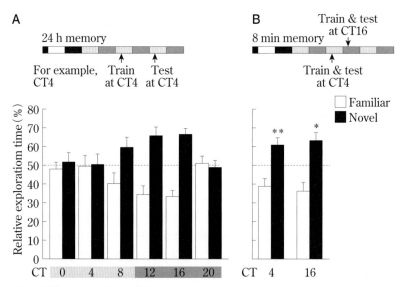

図2　記憶スコアの概日変動

A：トレーニングから24時間後の長期記憶を4時間ごとに測定したときの既知物体（Familiar）および新奇物体（Novel）への探索時間の割合を示す。CT12、16において新奇物体への探索時間の割合が高くなり、マウスの活動期の前半に長期記憶スコアが高いことがわかる。

B：CT4とCT16において、トレーニングから8分後の短期記憶を測定したときの探索時間の割合を示す。どちらの時刻にも記憶のスコアが高い。

として単離してきた分子であり、少なくともSCNにおいては概日時計の調節を受けることがわかっていた[19]。さらに、物体認識の長期記憶を形成するために海馬のSCOPが重要な働きをしていることも突き止めていた[16]。海馬のSCOPも概日時計の制御を受けているのであれば、SCOPが概日時計と長期記憶形成とをつなぐキープレイヤーではないかと考えた。SCOPは、脂質ラフト内においてGタンパク質K-Rasと結合してK-Rasの活性を制御する機能を持つ[20]。海馬依存性の長期記憶形成時にはSCOPはカルパインによって分解され、それによって遊離されたK-Rasが活性化し、その下流のERK-CREB経路が活性化する[16]。ERK-CREB経路は海馬依存性の

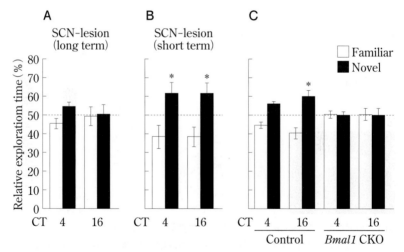

図3　概日時計を破壊したときの記憶スコアの概日変化
A：視交叉上核（SCN）を物理的に破壊した時の長期記憶の概日変化を示す。CT16の記憶スコアはCT4と同程度に低い。
B：SCNを物理的に破壊した時の短期記憶の概日変化を示す。どの時刻にも記憶スコアは高く、SCNの中枢時計は短期記憶（の概日変化）に必要ないことがわかる。
C：海馬を含む一部の脳領域で時計分子Bmal1をノックアウトしたマウスの長期記憶の概日変化を示す。CT16の記憶スコアはCT4と同様に低い。*P＜0.05 by Student's t-test（versus 50%）

長期記憶形成に必須の経路である。

　我々はまず、海馬においてSCOPが概日変化しているかどうかを確かめた。海馬CA1領域における脂質ラフト内のSCOP量は、主観的昼よりも主観的夜に高いという概日変化をしていた（**図4A**）。また、脂質ラフト内K-Rasの量もSCOPとまったく同様の概日変化をしていた。我々の予想通りに、海馬のSCOPは概日時計の調節を受けて概日変化をしていることがわかった。次に、SCOPが認識記憶の長期記憶形成の概日変化を生み出すために必須かどうかを確かめるため、レンチウイルスを用いて海馬CA1領域の*Scop*をノックダウンした（**図4B**）。このマウスの記憶スコアは、本来記憶できるはずの主観的暗期CT16において記憶が形成されなかった（**図4C**）。

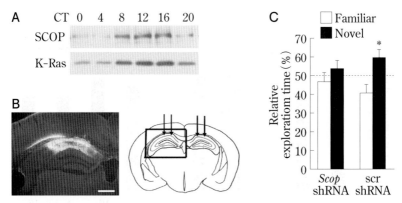

図4　海馬CA1での*Scop*ノックダウンの長期記憶への効果
A：海馬CA1領域の脂質ラフト画分におけるSCOPとK-RasのWestern Blotting結果を示す。海馬CA1領域の脂質ラフトではSCOP量とK-Ras量は同じ位相で概日変動していることがわかる。
B：海馬CA1領域の4か所（矢印）にレンチウイルスを投与する（右）。この場合は、*Scop*に対するshRNAと、感染マーカーとしてのGFPを発現するレンチウイルスを投与している。左の写真は、実際にレンチウイルスが感染した領域で観察されるGFP蛍光を示す。
C：*Scop* shRNAにより、海馬CA1特異的にSCOPの発現を抑制したときのCT16の長期記憶スコアを示す。*Scop* shRNAによってCT16の長期記憶が低下していることがわかる。*$P < 0.05$ by Student's t-test（versus 50%）

　これらの実験から、主観的暗期の初めには海馬ラフト内のSCOP量が多いため、SCOPと結合できるK-Ras量が多く、記憶形成時にカルパインのSCOP分解によって活性化されるK-Rasが多く、その下流のERK-CREB経路の活性化量も多くなると考えられた（図5C）。ERK-CREB経路は長期記憶形成に必須の経路であるため、主観的暗期の長期記憶形成能が高いというメカニズムが成り立つ。

　我々は、本当にこのメカニズムが正しいことを確認するため、記憶形成時の海馬CA1領域のERKの活性化量が時刻依存的に変化しているかどうかを解析した。ERKの活性化はリン酸化ERKとして検出することが可能である。記憶学習後のマウス脳を単離し、免疫組織染色により海馬CA1領域のリン酸化ERK陽性細胞の数を数えたところ、主観的暗期に学習させたときに、優位にリン酸化ERK陽性細胞の数が多かった（図5A、B）。一方、*Scop*ノックアウトマウスを用いて同様の実験を行ったところ、学習後のリン酸化ERK陽性細胞に時刻依存的な変化が見られなかった（図5A、B）。この実験より、確かにSCOP、K-Ras、ERKを介して長期記憶形成能の概日変化を生み出していることがわかった（図5C）。

2) 海馬神経細胞の概日リズム

　海馬の神経細胞をマウスから取り出して培養（初代培養神経細胞）しても、神経細胞の概日リズムが存在することを、我々は次のような方法で示すことができた（図6A）。時計分子（PERIOD2）とルシフェラーゼの融合分子を発現する遺伝子改変マウス（*Period2*::Luciferase knock-in mouse）を用いて、そこから作成した初代培養神経細胞の発光を数日間継続的に計測する。このリズミックな海馬初代培養神経細胞の脂質ラフトを単離すると、そのなかのSCOP量は個体の海馬と同様に、概日変動が認められた。この神経細胞に学習を模倣するような刺激を施すと、SCOPが分解しERKが活性化するが、このときのERKの活性化量は、SCOP量が多い時刻にはERKの活性化量も多い（図6B）。一方、*Scop*ノックアウトマウスを用いて同様の実験を行うと、時刻依存的なERKの活性化の違いは見られなくなった

（**図6C**）。この *in vitro* の実験は、SCOP量が多いとK-Ras、ERKの活性化量が多いという、マウスを使った *in vivo* の実験結果と一致する。

　我々が行った認識記憶の実験では、活動期の初め（主観的夜の初め）に長期記憶スコアが良いが、Chaudhury & ColwellやEckel-Mahanらが示すように、恐怖記憶では主観的昼に長期記憶スコアが良い。これらは、記憶スコアのピークが昼夜逆になっている。記憶の種類によって海馬や扁桃体などの脳部位の寄与が異なることが、記憶スコアのピークの違いを生み出すのかもしれない。生態学的に考えると、夜行性のマウスにとって、探索

A

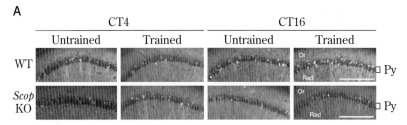

図5　学習依存的ERK活性化の時刻変化
A：海馬CA1領域冠状断面のリン酸化ERKの免疫組織染色像。野生型（WT）では、Pyramidal cell layerに見られるGFP陽性細胞の数がCT16に学習（Trained）したときにのみ増加している。Scopノックアウトマウスの海馬CA1（*Scop* KO）ではCT16に学習してもリン酸化ERK陽性細胞の数は増加しない。Scale bars：300 μm、Py：pyramidal cell layer、Or：oriens layer、Rad：radiatum layer
B：Aのリン酸化ERK陽性細胞（p-ERK）の数をグラフにした結果を示す。$**P <$ 0.01 by Student's *t*-test
C：昼夜で記憶形成能が変化する分子メカニズム。主観的昼の前半（夜行性のマウスにとって休息期の前半）において、学習前は海馬の脂質ラフト内に存在するSCOPとK-Rasの結合体が少なく、学習の刺激がはいっても、SCOPの分解に伴うK-Ras, ERKの活性化量が少ないため、長期記憶が形成されない。主観的夜の前半（マウスは夜行性なので活動期の前半）においては、学習前は海馬の脂質ラフト内に存在するSCOPとK-Rasの結合体が多い。このタイミングで学習の刺激がはいると、SCOPはカルシウム依存性のプロテアーゼであるカルパインによって分解されるため、SCOPの分解に伴い多くのK-Rasが遊離されて活性化する。その結果、より多くのERKが活性化し、CRE依存的な記憶関連遺伝子の転写が強く誘導されて長期記憶につながる。

B

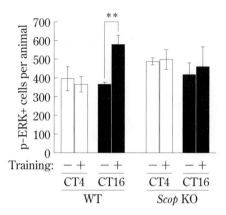

C

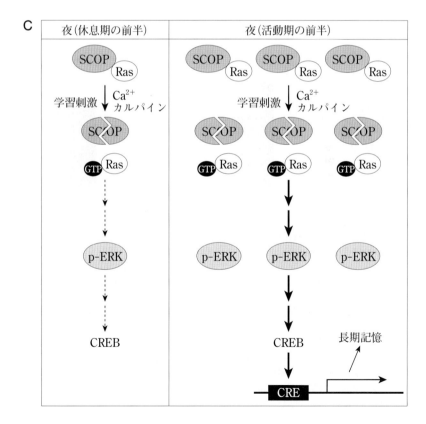

A

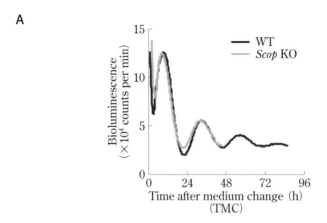

B C

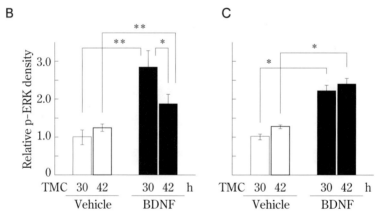

図6　海馬初代培養神経細胞のリズムとERKの活性化

A：*Period2*::Luciferaseノックインマウスの海馬初代培養神経細胞を培地交換により リズムを同調させ、Dish-typeをリアルタイム発光検出器で検出すると、概日 リズムが観察される。このリズムは野生型 (WT) でも *Scop* KO でも同様に観察される。

B：海馬初代培養神経細胞の異なる時刻で、学習を模した刺激 (BDNF) を与える と、ERKの活性化量 (p-ERK) は時刻依存的に変化する。SCOPが多い時刻 (TMC30) にp-ERKが高い。

C：*Scop* KOの海馬初代培養神経細胞では野生型で見られる時刻依存性のp-ERK 量の違いは見られない。棒グラフの数値はWestern blotting のバンドを定量化し たものである。TMC: Time after medium change. $**P < 0.01$ and $*P < 0.05$ by Student's t-test

行動をしてさまざまな環境の変化を記憶する暗期（活動期）に記憶形成能を良くすることは、自然なことのように思える。そして、休息期で油断しているときのほうが恐怖に対するインパクトが大きいため、恐怖記憶がされやすいのかもしれない。また、ヒトでも記憶しやすさには時刻変化がありそうだといわれているが、今回発見した仕組みにかかわるすべての分子はヒトにも存在するため、ヒトにもあてはまる仕組みかもしれない。ただし、長期記憶のピークが活動期の前半だとすれば、夜行性のマウスに対して昼行性のヒトでは、長期記憶の学習効果のピークは昼の前半（午前中）にあたる。このような記憶の固定化の時刻変化を利用して、より効率よく学習効果を上げる時間があるかもしれない。

2. 不安様行動の概日変化

海馬依存性の記憶形成能をはじめさまざまな生理機能が概日時計によってコントロールされていることは既に述べたところであるが、哺乳類の情動も概日時計によってコントロールされることが示唆されている。たとえば時差ボケやシフトワーク、不規則な生活リズムなどにより気分障害へのリスクが増大するのは、ヒトの概日時計が環境の明暗周期とずれてしまうため、あるいは、概日時計機能自体が乱れてしまったためだと考えられている[21]。また季節性情動障害（冬季うつ病）や大うつ病、双極性障害などの患者さんの多くには、概日時計機能の異常が見られることがわかっている[22,23]。しかし、概日時計が情動を制御するメカニズムはこれまでほとんど理解されていなかった。

齧歯類を用いた実験も多く行われている。概日時計遺伝子の改変、概日時計中枢の物理的破壊、頻繁なJetlagなどにより概日時計機能を崩壊させると、いずれの場合も、不安様行動が正常でなくなる[24]。不安様行動とは、ヒトの不安に相当するとされる、ヒト以外の動物の定量可能な行動を不安様行動と呼ぶ。

不安や恐怖などの情動を司る重要な脳部位として、背側終脳の一部を構成する小さな神経核である扁桃体があげられる。そのなかでも、特に扁桃

体基底外側核（Basolateral Amygdala：BLA）と呼ばれる領域が、情動の制御に重要であるといわれている[25]。我々はマウスの不安様行動試験を行い、マウスの不安行動が1日のなかでダイナミックに変化し、この変化がBLAに発現するSCOPにより作り出されることを明らかにした[26]。

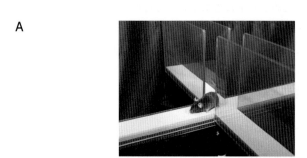

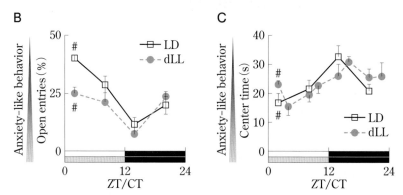

図7　マウス不安様行動の概日変化
A：高架十字迷路試験。
B：明暗条件（LD、時刻の単位はZT）でも、恒薄明（dLL、時刻の単位はCT）でも、高架十字迷路試験を用いてマウス不安様行動を測定すると、概日変動が見られた。壁のない通路（Open arm）にはいる回数（Open entries）が多いほうが不安が低いと判断される。
C：オープンフィールド試験を用いてマウス不安様行動を測定すると、概日変動が見られる。壁から離れて中央にでてくる時間（Center time）が長いほうが不安が低いと判断される。#$P < 0.05$ between CTs/ZTs by one-way ANOVA

2-1 高架十字迷路試験とオープンフィールド試験

　齧歯類の不安様行動の測定にはさまざまな方法が存在するが、我々は高架十字迷路試験（**図7A**）とオープンフィールド試験を用いて実験を行った。高架十字迷路試験は、壁のある通路と壁のない通路で構成された高架式の十字迷路を用いる。マウスを中央に置くと多くの場合は壁のある通路にはいるが、不安が低いと、壁のない通路をより多く探索する。オープンフィールド試験は、広くなにもない空間にマウスを置くと不安が強いと壁から離れず、不安が低いと壁から離れて中央エリアを探索する。これらは、潜在的危険に対する忌避行動と新奇環境に対する探索行動との葛藤を測定していると考えられている。

　1日のうちの異なる時刻で、野生型マウスの不安レベルを測定したところ、1日のなかで大きく変化することを見いだした。この変化は、昼夜を模した明暗サイクル下でも、光の影響を排除した恒薄明（恒常的に薄暗い）環境下でも見られることから、概日時計によって制御されていることがわ

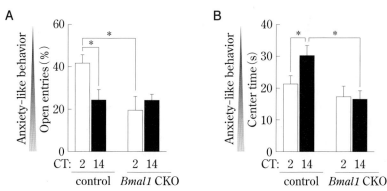

図8　概日時計の破壊による不安様行動の増加
A：高架十字迷路試験による不安様行動。扁桃体を含む一部の脳領域（背側終脳）において*Bmal1*をノックアウト（*Bmal1* CKO）すると、CT2での不安様行動が増加し、2つの時刻の差がなくなる。
B：オープンフィールド試験による不安様行動。*Bmal1* KOによりCT14の不安様行動が増加し、2つの時刻の差がなくなる。*$P < 0.05$ by Student's t-test

かる。ただし、高架十字迷路試験とオープンフィールド試験では、不安の
ピーク時刻が異なるという結果が得られた。高架十字迷路試験では、主観
的夜の初めに不安がもっとも高く（**図7B**）、オープンフィールド試験では、
逆に、主観的昼の初めに不安がもっとも高い（**図7C**）。どちらの試験も不
安様行動の測定として使われているわけであるが、実は、異なる生理現象
を反映していることも示唆されている[27～30]。したがって、高架十字迷路
試験とオープンフィールド試験はそれぞれ、「不安」の異なる側面を表して
いると我々は考えている。

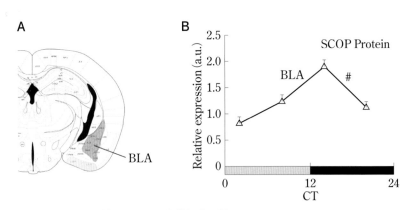

図9　SCOP量の低下による不安様行動の低下
A：マウス脳の冠状断面のBLA部分を示す。
B：BLAのSCOPタンパク質量の概日変動。#*P* < 0.05 between CTs by one-way
ANOVA。
C：背側終脳特異的に*Scop*をノックアウト（*Scop* CKO）すると、高架十字迷路試
験によるCT14の不安様行動は低下し、2つの時刻の差がなくなる。
D：背側終脳特異的*Scop* CKOでは、オープンフィールド試験によるCT2の不安
様行動は低下し、2つの時刻の差がなくなる。
E：AAVウイルスを用いてBLA特異的に*Scop*をノックアウトする（BLA-*Scop*
KO）。写真は、AAVウイルスが感染した場所（BLA）を示すGFP蛍光像。
F：BLA特異的な*Scop* KOは、高架十字迷路試験によるCT14の不安様行動は低
下し、2つの時刻の差がなくなる。
G：BLA特異的な*Scop* KOは、オープンフィールド試験による不安様行動に変化
は見られない。*P* < 0.05 by Student's *t*-test

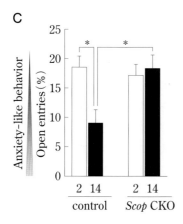

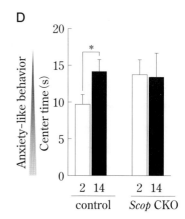

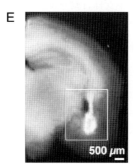

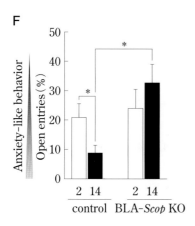

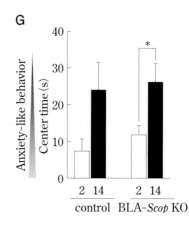

2-2　不安様行動の概日時計制御とそのメカニズム

　概日時計の中心分子である*Bmal1*を、扁桃体を含む一部の脳領域（背側終脳）においてのみ欠損させると、不安の概日変動が消失し、一日中一定に高い不安レベルを示すようになった（図8A、B）。したがって、背側終脳に存在する概日時計がマウスの不安レベルを1日のなかで変化させていることがわかる。不安が高いレベルで一日中一定になるというこの結果は、高架十字迷路試験でもオープンフィールド試験でも同じ結果であった。

　扁桃体基底外側核（BLA）においてSCOP量は概日変動を示したことから（図9A、B）、我々は、不安レベルの概日変化においても、BLAのSCOPが中心的な役割を持つのではないかと考えた。まずは、BLAを含む背側終脳の領域で*Scop*を欠損させ、不安様行動を測定した。高架十字迷路試験でもオープンフィールド試験でも、マウス不安様行動の概日変化は消失し、一日中低いレベルで一定の不安レベルを示した（図9C、D）。さらに、ウイルスを用いて、BLAにおいてのみ*Scop*を欠損させたマウスを作成し（図9E）、不安様行動を測定した。高架十字迷路試験においては、マウス不安様行動の概日変化は消失し、一日中低いレベルで一定の不安レベルを示した（図9F）。ところが、オープンフィールド試験ではBLAでの*Scop*欠損の影響は見られず、野生型と同様に不安様行動の概日変化を示した（図9G）。つまり、高架十字試験で見られる不安様行動の概日変化にはBLAのSCOPが必要だが、オープンフィールドで見られる不安様行動の概日変化にはBLA以外の背側終脳領域のSCOPが必要であることがわかる。

　ここで、BLAのSCOP量と、高架十字迷路試験の不安様行動の結果について再考してみる。背側終脳における*Scop*ノックアウトマウスでは不安が低いレベルでどの時刻も一定になった。一方、背側終脳における*Bmal1*ノックアウトマウスでは、不安が高いレベルでどの時刻も一定になった。*Bmal1*ノックアウトマウスのBLAにおけるSCOP量を確認してみたところ、SCOP量は高い量を維持したままどの時刻にも一定になっていた（図10）。したがって、BLAのSCOPは不安を増強する機能を持ち、BLAのSCOP量がリズミックに概日変化することによって、高架十字試験で見られる不安

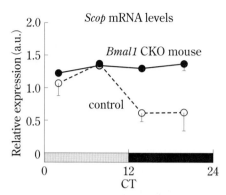

図10 **Bmal1** CKO マウスの BLA の **Scop** mRNA 量
野生型の BLA で見られる *Scop* 量の概日変動は、*Bmal1* CKO マウスの BLA では、一日中一定に高い発現量を維持している。

様行動の概日変動が作られると考えられた。

　生体防衛機能の基礎となる不安レベルが一日を通してダイナミックに変化するということは、生存にとって有利にはたらくよう、概日時計が不安の変動を積極的に作り出しているのではないかと推測できる。一日の危険な時刻には捕食者からの攻撃に備えて不安レベルを高めておくことは有利にはたらくだろうし、一方で、安全な巣穴などに戻れば不安を解消してストレスを軽減することも必要である。食餌を探索するには多少の危険を冒しても防御を最大に発揮して餌場に出向くことは必須だったと思われる。一日のなかのこのような不安や防御レベルのリズムは、生物が過酷な環境を生き抜いて種を存続させるためには、かなり有利にはたらいたのではないかと思われる。その結果として、現在も多くの動物にこのような不安状態のレベルが維持されているのではないかと想像される。

　哺乳類の情動制御を司る分子機構はいまだ謎に包まれている。なかでもヒトのパニック障害や社交不安障害をはじめ不安障害の理解は進んでいない。我々の発見は、概日時計による制御という側面を切り口にし、不安制御の新たなメカニズムを明らかにした点で、不安という情動の科学的理解

に少しは貢献できたのではないかと考える。さらに、今回の発見は不安状態の概日変化が生理的に意義のある、つまり生存に有利な不安リズムであることを示唆しており、自然環境とは大きく異なる光環境で生活する現代人の情動およびその異常について、新たな視点からの理解を深めるための端緒を開く可能性も秘めている。

　また、本稿で紹介した2つの脳機能、記憶形成能と不安様行動はどちらも概日時計からの時刻制御の鍵分子としてSCOPが機能していた。これらの事実から、SCOPは、記憶や情動だけでなく、さらにさまざまな脳機能と概日時計とをつないでいる可能性が考えられる。言い換えれば、SCOPがなければあらゆる脳機能は概日時計から切り離されてしまうのかもしれない。SCOPは少なくとも昆虫から哺乳類に至るまで保存された分子であり、特に哺乳類のなかでの保存性は非常に高い。このことは、我々哺乳類が地球の明暗周期のなかで進化するときに、SCOPによる脳機能の概日調節が必要だったことを意味しているのかもしれない。

──────── 参 考 文 献 ────────

1) Fernandez RI, Lyons LC, Levenson J, Khabour O, Eskin A: *Proc. Natl Acad. Sci. USA* **100**, 14415–14420, 2003.
2) Lyons LC, Rawashdeh O, Katzoff A, Susswein AJ, Eskin A: *Proc. Natl. Acad. Sci. U.S.A.*, **102**, 12589-12594, 2005.
3) Decker S, McConnaughey S, Page TL: *Proc. Natl. Acad. Sci. U.S.A.*, **104**, 15905-15910, 2007.
4) Lyons LC, Roman G: *Learn. Mem.*, **16**, 19-27, 2009.
5) Rawashdeh O, de Borsetti NH, Roman G, Cahill GM: *Science*, **318**, 1144-1146, 2007.
6) Van der Zee EA, Havekes R, Barf RP, Hut RA, Nijholt IM, Jacobs EH, Gerkema MP: *Curr. Biol.*, **18**, 844-848, 2008.
7) Wardlaw SM, Phan TH, Saraf A, Chen X, Storm DR: *Learn. Mem.*, **21**, 417-423, 2014.
8) Rawashdeh O, Jilg A, Jedlicka P, Slawska J, Thomas L, Saade A, Schwarzacher SW, Stehle JH: *Hippocampus*, **24**, 712-723, 2014.
9) Garcia JA, Zhang D, Estill SJ, Michnoff C, Rutter J, Reick M, Scott K, Diaz-Arrastia R, McKnight SL: *Science*, **288**, 2226-2230, 2000.
10) Phan TX, Phan TH, Chan GC, Sindreu CB, Eckel-Mahan KL, Storm DR: *J. Neurosci.*, **31**, 10640-10647, 2011.

11) Chaudhury D, Colwell CS: *Behav. Brain Res.*, **133**, 95-108, 2002.

12) Eckel-Mahan KL, Phan T, Han S, Wang H, Chan GC, Scheiner ZS, Storm DR: *Nat. Neurosci.*, **11**, 1074-1082, 2008.

13) Wong ST, Athos J, Figueroa XA, Pineda VV, Schaefer ML, Chavkin CC, Muglia LJ, Storm DR: *Neuron*, **23**, 787-798, 1999.

14) Clarke JR, Cammarota M, Gruart A, Izquierdo I, Delgado-García JM: *Proc. Natl. Acad. Sci. U.S.A.*, **107**, 2652-2657, 2010.

15) Cohen SJ, Munchow AH, Rios LM, Zhang G, Asgeirsdóttir HN, Stackman RW: *Curr. Biol.*, **23**, 1685-1690, 2013.

16) Shimizu K, Phan T, Mansuy I, Storm DR: *Cell*, **128**, 1219-1229, 2007.

17) Squire LR, Wixted JT, Clark RE: *Nat. Rev. Neurosci.*, **8**, 872-883, 2007.

18) Shimizu K, Kobayashi Y, Nakatsuji E, Yamazaki M, Shimba S, Sakimura K, Fukada Y: *Nat. Commun.*, **7**, 12926, 2016.

19) Shimizu K, Okada M, Takano A, Nagai K: *FEBS Lett.*, **458**, 363-369, 1999.

20) Shimizu K, Okada M, Nagai K, Fukada Y: *J. Biol. Chem.*, **278**, 14920-14925, 2003.

21) Scott AJ: *Prim Care* **27**, 1057–1079, 2000.

22) Wulff K, Gatti S, Wettstein JG, Foster RG: *Nat Rev Neurosci* **11**, 589–599, 2010.

23) McClung CA: *Pharmacol. Ther.* **114**, 222–232, 2007.

24) McClung CA: *European Neuropsychopharmacology* **21**, S683–S693, 2011.

25) Tye KM *et al.*: *Nature* **471**, 358–362, 2011.

26) Nakano JJ, Shimizu K, Shimba S, Fukada Y: *Sci. Rep.* **6**, 33500, 2016.

27) Trullas R, Skolnick P: *Psychopharmacology (Berl.)* **111**, 323–331, 1993.

28) Ramos A, Mellerin Y, Mormède P, Chaouloff F: *Behav Brain Res* **96**, 195–205, 1998.

29) Vendruscolo LF, Takahashi RN, Brüske GR, Ramos A: *Psychopharmacology (Berl.)* **170**, 287–293, 2003.

30) Ramos A: *Trends Pharmacol Sci* **29**, 493–498, 2008.

清水　貴美子（しみず・きみこ）
東京大学大学院理学系研究科生物科学専攻 助教
1999年大阪大学大学院理学研究科博士後期課程修了。博士（理学）。東京大学大学院理学系研究科 博士研究員、University of Washington, Senior Fellow を経て、2007年より現職。
専門は神経分子行動学。

アストロサイトの神経細胞保護機構

keywords ▶▶▶ アストロサイト、神経細胞、神経伝達物質
グリオトランスミッター、トランスポーター
GABA_B受容体、脳梗塞、肝性脳症

照沼 美穂
新潟大学大学院医歯学総合研究科口腔生化学分野

はじめに

　脳内には神経細胞のほかに、その同数以上のグリア細胞が存在する。1858年にドイツの病理学者Rudolf Virchowによって脳の構造支持体としてはじめて報告されたグリア細胞は、その後の研究により外胚葉由来のアストロサイト（astrocyte）とオリゴデンドロサイト（Oligodendrocyte）、中胚葉由来のミクログリア（microglia）の3種類に分類された[1]。アストロサイトという名前は、1890年代にハンガリーの解剖学者Michael von Lenhossekがその星のような外見からラテン語の星（astra）と細胞（cyte）、つまり「星状の細胞」と名付けたことに由来する[2]。

　アストロサイトは脳細胞の構造的な支持だけでなく、脳機能の恒常性に重要な働きを持つ。特にこの20年、アストロサイトの機能を解明する研究が精力的に行われ、研究技術の目覚ましい発展とともに、神経伝達物質の取り込み・リサイクリング、栄養の供給、細胞外K^+濃度の調節などのイオン緩衝作用、脳血流の調節、抗酸化物質やサイトカインなどの物質の産生と放出、水の輸送、さらには成体脳の神経新生にもかかわることが明らかとなった[3]。このようなアストロサイトの多機能性は、円滑な神経細胞の機能の維持に重要な役割を果たしていることから、アストロサイトには

神経細胞の保護作用があるとされる。一方、病的な脳ではアストロサイトの機能が障害されており、神経細胞の機能不全や神経細胞死、神経変性が観察されている[4]。本稿では、健康脳におけるアストロサイトの神経細胞保護作用や、脳梗塞や肝性脳症などの病的脳に見られるアストロサイトの防御機構や機能変化について紹介するほか、著者の研究結果についても紹介する。

1. アストロサイトの特徴的な形態

　アストロサイトは神経細胞の数よりもはるかに多く脳内に分布しており、その形態学的特徴と脳内の局在によって主に2種類に分けられる[5]。大脳皮質の灰白質に分布するアストロサイトは原形質アストロサイト（protoplasmic astrocytes）と呼ばれ、細く分枝した突起を持ち、その末端に微小な突起構造を形成している。一方、神経線維が密に存在する白質に分布する線維性アストロサイト（fibrous astrocytes）は、神経線維の走行に沿って長い線維状の突起を伸ばしている[3]。電子顕微鏡による解析から、原形質アストロサイトは神経細胞間の接合部位であるシナプスを被覆していることや、線維性アストロサイトが神経細胞の軸索線維に見られるランヴィエ絞輪と接していることが明らかとなったほか、ほとんどのアストロサイトが近隣の微小血管に巻き付くように接合していること、さらにはアストロサイトどうしがGAP結合により結合していることも明らかとなっている（**図1**）[3,6]。このようなアストロサイトの脳内での局在様式は、アストロサイトが神経細胞周囲の変化を感受するのに重要であり、微小な環境変化を素早く捉えて脳機能の恒常性の維持を可能にしている。

2. アストロサイトの神経細胞保護作用

2-1　神経伝達物質の取り込みとリサイクリング

　シナプス周囲のアストロサイトは、神経細胞からシナプス間隙に放出された神経伝達物質を感知することができ、その濃度が過剰にならないように制御している。シナプス周囲に局在するアストロサイトの突起にはグル

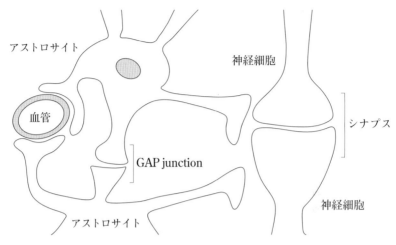

図1　アストロサイト、神経細胞、血管の関係

タミン酸やγ-アミノ酪酸（GABA）、グリシンなどのさまざまな神経伝達物質に特異的なトランスポーターが発現しており、神経細胞による神経伝達を終結させて次の神経伝達に備えるための重要な機能を有している[7,8]。特に中枢神経系の興奮性神経伝達物質として機能するグルタミン酸は、その量が過剰になると興奮毒性と呼ばれる神経細胞障害作用を有し、神経細胞死の原因となる。アストロサイトには主に2種類のNa^+依存性のグルタミン酸トランスポーター、EAAT1（glutamate aspartate transporter：GLAST）とEAAT2（glutamate transporter-1：GLT-1）が発現している（図2）。これらは細胞内外のNa^+とK^+の濃度勾配を利用してグルタミン酸を輸送するトランスポーターであり、グルタミン酸に対して数十μMオーダーの高い親和性を有する[9,10]。このようにしてアストロサイトに取り込まれたシナプス周辺の余剰なグルタミン酸は、アストロサイト内で代謝され、再び神経細胞に戻されることで円滑な興奮性神経伝達が保持されている（図2）。この一連のグルタミン酸のリサイクリングは、「グルタミン酸－グルタミンサイクル」と呼ばれ、アストロサイトの重要な働きのひとつである[11]。

　グルタミン酸トランスポーターによりアストロサイトに取り込まれたグルタミン酸は、血液から取り込まれたアンモニアとともに、アストロサイトに特異的な発現酵素であるグルタミン合成酵素によりグルタミンに変換される[11]。著者らは、グルタミン合成酵素を安定化させる分子として、アストロサイトの細胞膜に発現する$GABA_B$受容体を見いだした[12]。グルタミン合成酵素は、$GABA_B$受容体の2つのサブユニットのうちの三量体Gタンパク質と結合することができるR2サブユニットに結合する。R2サブユニットのノックアウトマウスのアストロサイトではグルタミン合成酵素の発現量が減少していたことから、アストロサイトに発現する$GABA_B$受容体は、グルタミン合成酵素の分解を阻止していると考えられる[12]。グルタミン合成酵素により作られたグルタミンはその後、アストロサイトからシナプス間隙に放出され、神経細胞に取り込まれたのちにシナプス終末に発現するphosphate-activated glutaminase（PAG）によってグルタミン酸に変

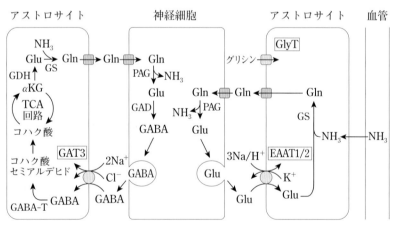

図2　アストロサイトに発現する神経伝達物質のトランスポーターとグルタミン酸–グルタミンサイクル

αKD：α-ケトグルタル酸、GABA-T：GABAアミノ基転移酵素、GAD：グルタミン酸デカルボキシラーゼ、GDH：グルタミン酸デヒドロゲナーゼ、GS：グルタミン合成酵素、PAG：phosphate-activated glutaminase

換され、再び興奮性の神経伝達物質として利用される[11]。PAGによるグルタミンからグルタミン酸への変換ではアンモニアが産生される。アンモニアは神経細胞内でロイシンやアラニンなどのアミノ酸の合成に利用され、アストロサイトに戻ることが報告されている[13]。

　アストロサイトは興奮性神経伝達物質であるグルタミン酸を取り込むだけでなく、抑制性神経伝達物質であるGABAやグリシンも取り込む[14~16]。GABAトランスポーターGAT3やGAT4によってアストロサイト内に取り込まれたGABAは、GABAアミノ基転移酵素によりコハク酸セミアルデヒドとなり、その後コハク酸セミアルデヒド脱水素酵素によってコハク酸に変換されてミトコンドリアのTCAサイクルにはいる。最終的にGABAは α -ケトグルタル酸になり、グルタミン酸やグルタミンの産生に利用される（**図2**）。なかでもアストロサイトから放出されたグルタミンは前述のように神経細胞に取り込まれ、神経伝達物質の合成に利用される[11,17]。一方、グリシンのトランスポーターとしてはGlyT1とGlyT2が同定されており、シナプス間隙のグリシンの除去に関与している（**図2**）[8,16]。グリシンはNMDA型グルタミン酸受容体のコアゴニストとしても知られていることから、アストロサイトのグリシントランスポーターは興奮性の神経伝達を調節する重要な役割を果たしていると考えられる。

2-2　シナプスの調節

　1980年代に急速に発展した蛍光 Ca^{2+} 指示薬の開発により、電気的に不活性なアストロサイトが実は細胞内の Ca^{2+} 濃度の変化により興奮していることが明らかとなった[18,19]。この細胞内の Ca^{2+} 濃度の上昇は、さまざまな神経伝達物質による刺激で起こることから、アストロサイトには多数の神経伝達物質受容体が発現していることがわかる。特に、Gタンパク質と共役した代謝型の受容体（GPCRs）のGqタンパク質を介したシグナリングが、細胞内の Ca^{2+} 濃度の変化には重要であることが明らかとなっている[20]。遅延型の抑制性神経伝達にかかわるGPCRである $GABA_B$ 受容体もアストロサイトに発現していることは報告されていたが、その生理的な役割について

は未解明であった[21,22]。著者らは、アストロサイトの$GABA_B$受容体は神経細胞同様ヘテロ二量体で細胞膜に発現していること、さらに$GABA_B$受容体の単独の活性化では細胞内のCa^{2+}濃度の上昇を起こさないが、プリン作動性P2Y受容体の活性化が先行して起こると、$GABA_B$受容体の活性化により一過性にCa^{2+}濃度が上昇することを見いだした[23]（図3）。$GABA_B$受容体はGi/o共役型のGPCRであり、$GABA_B$受容体を介したCa^{2+}濃度の上昇は小胞体から放出されたものではなく、細胞外のカルシウムの流入によるものであることも明らかとなった[23]。このP2Y受容体と$GABA_B$受容体の機能的クロストークの発見は、アストロサイトの細胞内Ca^{2+}の調節メカニズムが多岐にわたることを示しており、これらの機構が繊細に細胞内Ca^{2+}濃度の調整を行っていると考えられる。

　では、このような神経伝達物質によるアストロサイトのCa^{2+}の変化はアストロサイトにどのような影響を及ぼすのか。

　アストロサイトが神経細胞と同様にグルタミン酸やGABA、ATPなどの物質を放出することは長年知られていた[24〜26]。これらはグリア伝達物質（グリオトランスミッター）と呼ばれており、アストロサイトから神経細胞への情報伝達を担う[27]。アストロサイトの細胞内Ca^{2+}の上昇は、グリオトランスミッターの放出に関与し、神経伝達に影響を及ぼすことが報告されている。そこで、グリオトランスミッターのなかでも特に研究が進み、神経細胞への役割が報告されているグルタミン酸、ATP、D-セリンについて紹介したい。

　アストロサイトが細胞内Ca^{2+}の濃度依存的にグルタミン酸を放出し、神経細胞のNMDA型グルタミン酸受容体を活性化することは細胞培養系の実験で観察されていた[28,29]。その後、マウス海馬スライスではATP刺激によるアストロサイトの細胞内Ca^{2+}上昇がグルタミン酸の放出を促し、代謝型グルタミン酸受容体mGluRを活性化して神経伝達を活発にすることが報告されている[30]。ATPもまたアストロサイトから遊離され、オートクリン的にアストロサイトの細胞内Ca^{2+}上昇に寄与するほか、神経細胞の活性を調節する[31]。興味深いことに、これらのグリオトランスミッターの放出には

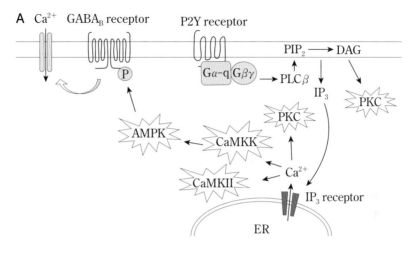

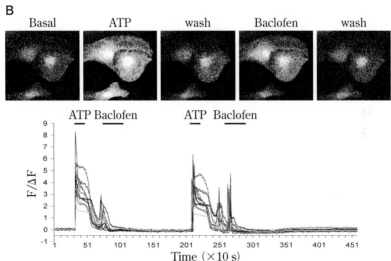

図3　アストロサイトのGABA$_B$受容体の活性化による細胞内カルシウム上昇シグナリング（文献23）より改変）

A：P2Y受容体シグナルがGABA$_B$受容体をリン酸化することで、GABA$_B$受容体を介した細胞内カルシウム濃度上昇が起こる。このときのカルシウムは細胞外から取り込まれたものである。

B：ATPとGABA$_B$受容体の活性化剤であるバクロフェンでそれぞれ刺激したときの細胞内カルシウム濃度の上昇を蛍光Ca^{2+}指示薬で示した。

神経伝達物質の放出同様、分泌小胞と細胞膜を結合させるSNAREタンパク質が関与している[32]。SNAREタンパク質のドミナントネガティブ（dbSNARE）をアストロサイトで発現するマウスでは、アストロサイトからATPが放出されず、神経伝達が抑制された[31]。著者らもこのマウスを用い、アストロサイトから分泌されるATPが、神経細胞のアデノシンA1受容体を介してNMDA型グルタミン酸受容体の細胞膜での発現量を制御していることを報告した[32]。一方、分泌小胞を介さないグリオトランスミッターの放出も報告されている。アストロサイトのグルタミン酸とATPは、2ポアドメインカリウムチャネルTREK-1とカルシウム依存性塩素イオンチャネルbest1の透過により放出されることが示されており、アストロサイトの細胞内Ca^{2+}依存的なグリオトランスミッター放出機構と共存していると考えられる[34, 35]。D-セリンはL-セリンからセリンラセメーゼによって産生される[36]。哺乳類にはD型のアミノ酸は存在しないと長く信じられてきたが、アストロサイトにはセリンラセメーゼが比較的高発現していることがわかり、イオンチャネル型のAMPA型／カイニン酸型グルタミン酸受容体や代謝型グルタミン酸受容体の刺激による細胞内Ca^{2+}上昇によりD-セリンが放出されることが明らかとなった[37]。D-セリンは分泌小胞での局在が観察されており、神経細胞同様Ca^{2+}依存性に放出されると考えられている[38]。このようにしてアストロサイトからCa^{2+}依存的・非依存的に遊離されたグリオトランスミッターは、シナプスの伝動効率を制御することが明らかになってきている[39, 40]。

2-3　カリウムイオンの緩衝作用

　神経細胞が活動すると、細胞外のK^+の上昇により細胞外のイオン環境は変化する。正常な活動電位の発現を維持するためには、このような変化をなるべく早く元に戻さなければならない。アストロサイトにはK^+チャネルやNa^+/K^+交換輸送体が高発現しており、K^+を細胞内に透過させるK^+緩衝作用がある[41]。これによりK^+濃度が上昇した細胞外の空間からK^+を排除し、細胞外のK^+を生理的な濃度に保っている。K^+は神経細胞の静

止膜電位を決定する主要なイオンであることから、アストロサイトのK^+緩衝作用は神経細胞の活動に重要な役割を果たしているといえる。

このほかにもアストロサイトは水の輸送を行う水チャネル、アクアポリンや、pHを調節するさまざまなトランスポーターを発現しており、正常な神経伝達の維持を担っている[42, 43]。

2-4 抗酸化物質の遊離

活性酸素（ROS）により起こる酸化的ストレスは、神経変性疾患や脳梗塞などの脳疾患での神経細胞死に深く関与すると考えられている[44]。神経細胞と比較して、アストロサイトは多くの抗酸化物質を含有しており、ROSの解毒を行う酵素も保有する[45, 46]。加えて、アストロサイトには不対電子を持ち、生体内分子を攻撃する物質であるフリーラジカルの産生を阻害する機能もあるとされる[47]。

高等動植物から微生物まで、生物界に広く分布するグルタチオンは、脳内でもっとも重要な抗酸化物質のひとつである。グルタミン酸、システイン、グリシンの3つのアミノ酸からなるグルタチオンは、システイン残基のチオール基の化学反応により、ROSや過酸化物を還元して消去する抗酸化作用のほか、グルタチオンS－トランスフェラーゼ（GST）やグルタチオンペルオキシダーゼの補酵素として、ROSの解毒代謝に関与する[45, 46]。これにより、細胞障害死や老化を防いでいる。さらに、アストロサイトで合成されたグルタチオンは細胞外に放出され、γ-glutamyl transpeptidaseによりグルタミン酸が切断され、システイン－グリシン（Cys-Gly）のジペプチドが生成される[48]。その後、Cys-Glyは神経細胞に取り込まれ、神経細胞内でのグルタチオン合成反応に利用される[49]。このため、アストロサイトは神経細胞がグルタチオンを合成するための原料を供給していることになる。

水溶性の抗酸化物質であるビタミンCは、ヒトの体内で合成できないため、食事から補給することが必要な物質である。ビタミンCは直接ROSの消去を行うことができるほか、同じく抗酸化作用を有するビタミンである

脂溶性のビタミンEの機能を回復する作用がある[45]。アストロサイトは酸化型ビタミンCであるデヒドロアスコルビン酸を細胞外から取り込み、ビタミンCに変換することができる。産生されたビタミンCはアストロサイト内で利用されるほか、再び細胞外に排出され、神経細胞が自身の酸化防御のために利用する。このようにアストロサイトには神経細胞が抗酸化物質を合成するのを補助する作用があり、神経細胞の酸化防御に重要な働きを有している。

2-5　サイトカインや成長因子の合成と遊離

　脳内の免疫系細胞としてはミクログリアが知られているが、アストロサイトにも同様の機能がある。脳内に炎症が起きると、アストロサイトは活性化されて増殖し、炎症部位にグリオーシス（グリア瘢痕）を形成する。このとき、アストロサイトはサイトカインやケモカイン、成長因子などを放出することが知られている[49]。

　アストロサイトが放出するサイトカインとしては、IL-1β、IL-6、TNFα、TGFβなどがある。これらのサイトカインにはそれぞれ保護的作用と障害的作用があることから、アストロサイトにおけるサイトカインの役割を一般化することは非常に難しい。また、アストロサイトはいくつかのサイトカイン受容体を発現しており、オートクリン的またはパラクリン的にサイトカインのシグナルを伝達することができるため、炎症時におけるアストロサイトの役割をより複雑にしている[49,50]。

　脳の炎症により、アストロサイトはサイトカインだけでなく遊走性サイトカイン（chemotactic cytokine）の語に由来するケモカイン（chemokine）も放出する。ヒトでは40種類以上のケモカインが報告されており、アストロサイトはCCケモカインの主要な産生細胞であり、炎症細胞が脳内に浸潤するのを調節する[51,52]。CCケモカインは単球の遊走を惹起する因子として、MCP-1からMCP-3、RANTES、MIP-1α、MIP-1β、HCC-1などが知られ、このうちMCP-1の遊走活性がもっとも強力である。多発性硬化症では、病原性T細胞が発現するサイトカインRANKLがアストロサイト

を刺激してケモカインCCL20を放出することで多数の免疫細胞が脳内に浸潤し、炎症が起きることが報告されている[53]。

　炎症性刺激によるサイトカインの放出と同時に、アストロサイトからはさまざまな成長因子が産生され放出される。たとえば、IL-1β刺激により神経成長因子（NGF）、グリア細胞株由来神経栄養因子（GDNF）、線維芽細胞増殖因子（FGF-2）などが放出する[54]。NGFやGDNFには神経細胞生存維持作用があることが知られており、FGF-2は神経突起の伸長を促すことが報告されている[55,56]。

2-6　栄養源の供給

　脳は体の2％ほどしか占めないが、全グルコース量の約25％を消費する、エネルギー要求の非常に高い臓器である[57]。興味深いことに、エネルギー要求が高いにもかかわらず、脳はエネルギーの蓄えがほとんどなく、血液からエネルギー合成の基質を断続的に得ている[58]。神経細胞とアストロサイトは異なる代謝機構を保持しており、それぞれが要求を満たすために補うようなメカニズムが存在する[59]。特にアストロサイトは神経細胞のエネルギー要求を満たすために重要な働きを持つ。

　前述のように、アストロサイトは突起をシナプスに伸長して神経細胞の活性を感知しているだけでなく、血管にも突起を巻き付けている（図1）。神経細胞は直接血管には接触していないことから、血流に乗って運ばれてくるグルコースなどの栄養分は、アストロサイトによって脳内に取り込まれる。血管細胞とアストロサイトの表面にはグルコーストランスポーター1（GLUT1）が発現しており、GLUT1を介して、血中のグルコースはアストロサイトに取り込まれる[58]。一見、アストロサイトは多量のグルコースを消費しているかのように見えるが、実際には、アストロサイトはグルコースを乳酸にするまでの過程で得られたエネルギーを利用しているだけである。神経細胞から細胞外に放出されたグルタミン酸によってアストロサイトが活性化されると、嫌気性解糖が活性化されてグルコースがGLUT1を介して取り込まれ、乳酸が合成される[60]。アストロサイト内で産生され

た乳酸は、神経細胞と接触する部位に発現するモノカルボン酸トランスポーター（MCT）によって神経細胞に送り込まれる。乳酸はその後、ピルビン酸に変換され、TCAサイクルを通ってエネルギーになる。このアストロサイトから神経細胞への乳酸の供給モデルはアストロサイト−ニューロン乳酸シャトル（ANLS）と呼ばれており、MCTの抑制はシナプス伝達の抑制を引き起こすことから、広く支持されている[61,62]。

　アストロサイトはグルコースを直ちに乳酸に変換するだけでなく、グリコーゲンとして貯蔵することができる。神経細胞、アストロサイトともにグリコーゲンとその代謝関連酵素群を豊富に発現しているが、神経細胞のグリコーゲン代謝酵素は分解または抑制されているため、グリコーゲンを貯蔵できない[63]。そこで、アストロサイトは神経細胞の活性化に同調してすぐさまグリコーゲンを乳酸に変換し、神経細胞に受け渡す[64]。このことから、アストロサイトはグルコース、グリコーゲンの2つの経路から神経細胞に乳酸を供給して脳機能の維持に努めているといえる。

　アストロサイトにはこの他にも乳酸以外のエネルギー合成基質として、アミノ酸や脂肪酸からケトン体を合成するとの報告がある[65,66]。実際、アストロサイトはケトン体を合成するHMG-CoA合成酵素とHMG-CoAリアーゼを発現している[67,68]。さらに著者らは糖尿病モデルマウスのアストロサイトのグルタミン合成酵素の発現量がグルコースによって変動することを見いだしている。TCAサイクルはグルコースだけでなくアミノ酸によっても動くことから、アストロサイトのエネルギー合成にグルタミンやグルタミン酸の濃度が重要なのではないかと考え、解析を進めている。

2-7　ミトコンドリアの供給

　ミトコンドリアは、真核生物の細胞内小器官のひとつであり、細胞に必要なエネルギーATPを産生する。細胞内で障害を受けたミトコンドリアは、ミトコンドリアの選択的分解機構であるマイトファジーによって分解される。最近、視神経乳頭部に局在するミトコンドリアは、その周囲に突起を伸ばしたアストロサイトによって取り込まれて分解されるとの報告がされ

た[69]。このことは、細胞が自身のミトコンドリアを分解するとされていた教科書を塗り替える新しい発見であった。この報告に続き、脳梗塞により障害されたアストロサイトは機能的なミトコンドリアを放出し、同時に障害を受けた神経細胞がこれを受け取って細胞生存シグナルを増強させ、神経保護や神経回復を行うと報告された[70]。アストロサイトが放出したミトコンドリアがどのようにして神経細胞に取り込まれるのかはまだわかっておらず、さらにどのようなシグナルがミトコンドリアの放出を促すかもわかっていないため、今後の報告が待たれる。

2-8 成体脳の神経新生

　神経細胞の新生は、従来、発生期においてしか行われていないと考えられていた。しかし近年では、成体脳においても神経幹細胞が存在し、神経細胞の新生が行われていることがわかってきた[71]。成体脳における神経細胞の新生は、脳の可塑性で見られるもっともダイナミックな変化であり、研究が急速に進んでいる。現在までに、神経細胞の新生が行われている場として、側室周囲や海馬の歯状回がよく知られている[71]。

　神経新生を促す物質としては、アストロサイトから放出されるWntやEphrinB2などが報告されている[72,73]。さらにアストロサイトと神経幹細胞の結合は、神経幹細胞の神経細胞への分化に重要な役割を果たしているとされる[74]。一方、アストロサイトのノッチリガンドJagged-1を介したノッチシグナルは、神経新生を抑制すると報告されている[75]。このように、アストロサイトは神経幹細胞と密接に関係しており、アストロサイトからの分子シグナルが、脳内での神経新生を調節していると考えられる。

3. 病的脳に見られるアストロサイトの防御機構や機能変化

　これまでに述べてきたアストロサイトのさまざまな機能により、神経細胞は円滑に神経伝達を行っている。このことは、アストロサイトに何らかの障害が起こると、神経細胞に機能不全が起こるということも意味する。そこで、脳梗塞と肝性脳症の2つの疾患におけるアストロサイトの神経保

護作用と神経毒性についての最新知見を紹介する。

3-1　脳梗塞

　脳梗塞による傷害を免れた脳部位を保護し回復させるためには、血流の確保に加えて、脳梗塞により惹起されたダメージ部位を取り除き、脳内環境を整えることが必要である。脳梗塞部位の辺縁部にはアストロサイトの異常増殖と形態変化であるグリオーシスが起こることが確認されていたが、その役割は明確ではなかった[76]。最近、損傷部位でのアストロサイトの増加は、神経幹細胞で高発現している受容体型チロシンキナーゼRor2の発現がアストロサイトで誘導されることでアストロサイトが神経幹細胞に似た性質を獲得することによるとの報告がされた[77]。さらに、脳梗塞辺縁部位のアストロサイトは貪食性を獲得し、傷害された神経細胞やシナプスを除去していることもわかってきた[78]。このアストロサイトの貪食にはABCA1と呼ばれるATPのエネルギーを利用してさまざまな物質を輸送するトランスポーターの一種に依存して起こるとされる。加えて、脳梗塞後の慢性期には、獲得免疫を担うリンパ球の一種であるT細胞が大量に拘束部位に集積し、そのなかの制御性T細胞（Treg）が神経修復過程を制御していることが報告されている[79]。Tregはアストロサイトの過剰な活性化を抑制し、炎症性サイトカインの産生を抑えることで神経損傷を抑えている。

　このようにアストロサイトの梗塞脳における働きなどは徐々にわかってきたが、神経細胞死を誘導するグルタミン酸などの神経伝達物質との関係性はまだわからないことが多い。著者らはアストロサイトの$GABA_B$受容体のノックアウトマウスが神経細胞の過剰な興奮と神経細胞死を誘導することを最近見いだしている。そのため、この機構と脳梗塞における神経細胞死が関連しているのではないかと考え、現在研究を進めている。

3-2　肝性脳症

　肝性脳症は、肝臓の機能障害により意識障害や異常行動を示す疾患であり、重症になると昏睡に陥り、死に至る場合もある。肝性脳症の病理所見

として知られているのが、アストロサイトの膨張と頭蓋内圧亢進による脳浮腫である[57]。これらの症状をもたらす最大の原因として考えられているのが、肝機能障害により血中に上昇したアンモニアである[80]。アンモニアは血液脳関門を通過し、アストロサイトでグルタミン酸とともにグルタミンに変換される。高アンモニア血症になると過剰量のグルタミンが合成され、浸透圧が上昇することによりアストロサイトの膨張が起こり、神経症状を発症すると考えられている[80]。さらにアンモニアによる神経症状の発症には、アストロサイトのK^+緩衝作用の低下が関与するとの報告もある[81]。アストロサイトの細胞外K^+緩衝能の低下により細胞内へCl^-を取り込む役割を担うNa^+-K^+-$2Cl^-$共輸送体（NKCC）1の活動が活発になり、細胞内のCl^-が上昇すると、Cl^-は逆に流出へと転じ、これによりGABAによる抑制性神経伝達が正常に行われないことが原因とされる。このように、肝機能の障害によるアンモニア代謝不全による血中アンモニアの上昇は、アストロサイトにおけるアンモニア代謝の許容範囲を超え、神経障害を惹起すると考えられる。著者らは現在、$GABA_B$受容体R2サブユニットがグルタミン合成酵素の安定化に寄与するという著者らのこれまでの研究成果を起点として、高濃度のアンモニアがグルタミン合成酵素の活性を含むアンモニア代謝機構に与える影響を検討している[12]。

おわりに

アストロサイトの新たな機能が次々と報告されているなかで、脳内の細胞どうしの緻密な相互作用が神経細胞の円滑な活動に大きな影響を与えていることがわかってきた。今後はアストロサイトとその周囲の細胞との直接的なクロストークをリアルタイムで追跡し、アストロサイトのシグナルの受け手、送り手としての機能をより緻密に観察していけたらと思う。

謝　辞

本稿で紹介した筆者らの研究はタフツ大学医学部神経科学部門および新潟大学大学院医歯学総合研究科口腔生化学分野で行われたものです。

Stephen Moss 先生、Philip Haydon 先生、そしてご協力いただきました研究室の皆様に深く感謝申し上げます。また、本研究をご支援いただきました公益財団法人ブレインサイエンス振興財団ならびに関係者の皆様に厚く御礼申し上げます。

──────── 参 考 文 献 ────────

1) Virchow R: Cellular pathology: as based upon physiological and pathological histology. [in German]. First edition ed. Berlin: August Hirschwald, 1858.

2) Lenhossek Mv: Der feinere Bau des Nervensystems im Lichte neuester Forschung. Second edition. Fischer' s Medicinische Buchhandlung H. Kornfield, Berlin, 1895.

3) Sofroniew MV, Vinters HV: *Acta Neuropathol.* **119**(1): 7–35, 2010.

4) Becerra-Calixto A, Cardona-Gómez GP: *Front Mol Neurosci.* **10**: 88, 2017.

5) Cajal SR: Histologie du systeme nerveux de l' homme et des vertebres. Maloine, Paris, 1909.

6) Giaume C, McCarthy KD: Control of gap-junctional communication in astrocytic networks. *Trends Neurosci.* **19**(8): 319-25, 1996.

7) Ciappelloni S, Murphy-Royal C, Dupuis JP, Oliet SHR, Groc L: *Cell Calcium.* **67**: 46-52, 2017.

8) Eulenburg V, Gomeza J: *Brain Res Rev.* **63**(1-2): 103-12, 2010.

9) Danbolt NC: *Prog Neurobiol.* **65**:1–105, 2001.

10) Anderson CM, Swanson RA: *Glia.* **32**(1): 1-14, 2000.

11) Bak LK, Schousboe A, Waagepetersen HS: *J Neurochem.* **98**(3): 641-53, 2006.

12) Huyghe D, Nakamura Y, Terunuma M, Faideau M, Haydon P, Pangalos MN, Moss SJ: *J Biol Chem.* **289**(42): 28808-15, 2014.

13) Rae C, Hare N, Bubb WA, McEwan SR, Bröer A, McQuillan JA, Balcar VJ, Conigrave AD, Bröer S: *J Neurochem.* **85**(2): 503-14, 2003.

14) Gadea A, Lopez-Colome AM: *J Neurosci Res.* **64**: 218–222, 2001.

15) Gadea A, Lopez-Colome AM: *J Neurosci Res.* **63**: 461–468, 2001.

16) Aroeira RI, Sebastião AM, Valente CA: *Brain Struct Funct.* **219**(3): 817-30, 2014.

17) Schousboe A, Waagepetersen HS: Non‐Neuronal Cells of the Nervous System: Function and Dysfunction (Hertz, L., ed.), P. 461–475. Elsevier. Science Publishers, Amsterdam, 2003.

18) Grynkiewicz G, Poenie M, Tsien RY: *J Biol Chem,* **260**: 3440–3450,1985.

19) Cornell-Bell AH, Finkbeiner SM: *Cell Calcium,* **12**: 185-204, 1991.

20) Kettenmann H, Ransom BR: *Neuroglia.* Oxford, UK: Oxford University Press, 2004.

21) Charles KJ, Deuchars J, Davies CH, Pangalos MN: *Mol. Cell. Neurosci.* **24**(1): 214-223, 2003.

22) Lee M, Schwab C, McGeer PL: *Glia*. **59**(1): 152-65, 2011.

23) Terunuma M, Haydon PG, Pangalos MN, Moss SJ: *Neuropharmacology*. **88**: 74-81, 2015.

24) Khakh BS, McCarthy KD: *Cold Spring Harb. Perspect. Biol.* **7**: a020404, 2015.

25) Parpura V, Basarsky TA, Liu F, Jeftinija K, Jeftinija S, Haydon PG: *Nature*. **369**(6483): 744-7, 1994.

26) Newman EA: *Trends Neurosci*. **26**(10): 536-42, 2003.

27) Hamilton NB, Attwell D: *Nat Rev Neurosci*, (11): 227-238, 2010.

28) Parpura V, Haydon PG: *Proc Natl Acad Sci U S A*. **97**(15): 8629-34, 2000.

29) Bal-Price A, Moneer Z, Brown GC: *Glia*. **40**: 312-323, 2002.

30) Perea G, Araque A: *Science* **317** 1083-1086, 2007.

31) Pascual O, Casper KB, Kubera C, Zhang J, Sul JY, Takano H, Moss SJ, McCarthy K, Haydon PG: *Science* **310**: 113-116, 2005.

32) Deng Q, Terunuma M, Fellin T, Moss SJ, Haydon PG: *Glia*. **59**(7): 1084-93, 2011.

33) Bezzi P, Gundersen V, Galbete JL, Seifert G, Steinhauser C, Pilati E, Volterra A; *Nat Neurosci* **7**: 613-620, 2004.

34) Woo DH, Han KS, Shim JW, Yoon BE, Kim E, Bae JY, Oh SJ, Hwang EM, Marmorstein AD, Bae YC, Park JY, Lee CJ: *Cell* **151**: 25-40, 2012.

35) Lalo U, Palygin O, Rasooli-Nejad S, Andrew J, Haydon PG, Pankratov Y: *PLoS Biol*. **12**(1): e1001747, 2014.

36) De Miranda J, Panizzutti R, Foltyn VN, Wolosker H: *Proc Natl Acad Sci U S A*. **99**(22): 14542-7, 2002.

37) Mothet JP, Pollegioni L, Ouanounou G, Martineau M, Fossier P, Baux G. *Proc Natl Acad Sci U S A*. **102**(15): 5606-11, 2005.

38) Martineau M, Shi T, Puyal J, Knolhoff AM, Dulong J, Gasnier B, Klingauf J, Sweedler JV, Jahn R, Mothet JP: *J Neurosci*. **33**(8): 3413-23, 2013..

39) Sherwood MW, Arizono M, Hisatsune C, Bannai H, Ebisui E, Sherwood JL, Panatier A, Oliet SH, Mikoshiba K. *Glia* **65**, 502-513, 2017.

40) Takata N, Mishima T, Hisatsune C, Nagai T, Ebisui E, Mikoshiba K, Hirase H. *J Neurosci*. **31**(49): 18155-65, 2011.

41) Walz W: *Neurochem int*. **36**: 291-300, 2000.

42) Yoneda K, Yamamoto N, Asai K, Sobue K, Fujita Y, Fujita M, Mase M, Yamada K, Nakanishi M, Tada T, Miura Y, Kato T. *Brain Res Mol Brain Res*. **89**(1-2): 94-102, 2001.

43) Obara M, Szeliga M, Albrecht J: *Neurochem Int*. **52**(6): 905-19, 2007.

44) Slemmer JE, Shacka JJ, Sweeney MI, Weber JT: *Curr Med Chem*. **15**(4): 404-14, 2008.

45) Wilson JX: *Can J Physiol Pharmacol*. **75**(10-11): 1149-63, 1997.

46) Desagher S, Glowinski J, Premont J: *J Neurosci*. **16**(8): 2553-62, 1996.

47) Tiffany-Castiglion E, Qian Y: *Neurotoxicology*. **22**(5): 577-92, 2001.

48) Dringen R, Hirrlinger J: *Biol Chern*. **384**: 505-516, 2003.

49) Farina C, Aloisi F, Meinl E: *Trends Immunol*. **28**(3): 138-45, 2007.

50) John GR, Lee SC, Brosnan CF: *Neuroscientist*. **9**(1): 10-22, 2003.

51) Yoshie O, Imai T, Nomiyama H: *Adv Immunol*. **78**: 57-110, 2001.

52) Persidsky Y, Ghorpade A, Rasmussen J, Limoges J, Liu XJ, Stins M, Fiala M, Way D, Kim KS, Witte MH, Weinand M, Carhart L, Gendelman HE: *Am J Pathol*. **155**(5): 1599-611, 1999.

53) Guerrini MM, Okamoto K, Komatsu N, Sawa S, Danks L, Penninger JM, Nakashima T, Takayanagi H: *Immunity*. **43**(6): 1174-85, 2015.

54) Liberto CM, Albrecht PJ, Herx LM, Yong VW, Levison SW: *J Neurochem*. **89**(5): 1092-100, 2004.

55) Le Roux PD, Esquenazi S: *Neurol Res*. **24**: 81–92, 2002.

56) Otten U, Marz P, Heese K, Hock C, Kunz D, Rose-John S: *Ann NY Acad Sci*. **917**: 322–330, 2000.

57) Bélanger M: *Dialogues Clin Neurosci*. **11**(3): 281-295, 2009.

58) Bélanger M, Allaman I, Magistretti PJ: *Cell Metab*. **14**(6): 724-38, 2011.

59) Becerra-Calixto A, Cardona-Gómez GP: *Front Mol Neurosci*. **10**: 88, 2017.

60) Magistretti PJ., Pellerin L., Rothman DL., Shulman RG: *Science*. **283**: 496–497, 1999.

61) Magistretti PJ, Allaman I: *Nat Rev Neurosci*. **19**(4): 235-249, 2018.

62) Suzuki A, Stern SA, Bozdagi O, Huntley GW, Walker RH, Magistretti PJ, Alberini CM: *Cell*. **144**: 810-823, 2011.

63) Benarroch EE: *Neurology*. **74**: 919-923, 2010.

64) Swanson RA, Morton MM, Sagar SM, Sharp FR: *Neuroscience*. **51**(2): 451-61, 1992.

65) Bixel MG., Hamprecht B: *J Neurochem*. **65**: 2450–2461, 1995.

66) Auestad N, Korsak RA, Morrow JW, Edmond J: *J Neurochem*. **56**: 1376–1386, 1991.

67) Edmond J, Robbins RA, Bergstrom JD, Cole RA, de Vellis J: *J Neurosci Res*. **18**(4): 551-61, 1987.

68) Blázquez C, Sánchez C, Daza A, Galve-Roperh I, Guzmán M: *J Neurochem*. **72**(4): 1759-68, 1999.

69) Davis CH, Kim KY, Bushong EA, Mills EA, Boassa D, Shih T, Kinebuchi M, Phan S, Zhou Y, Bihlmeyer NA, Nguyen JV, Jin Y, Ellisman MH, Marsh-Armstrong N: *Proc Natl Acad Sci U S A*. **111**(26): 9633-8, 2014.

70) Hayakawa K, Esposito E, Wang X, Terasaki Y, Liu Y, Xing C, Ji X, Lo EH: *Nature*. **535**(7613): 551-5, 2016.

71) Vadodaria KC, Gage FH: *Cell*. **156**(5): 1114-1114.e1, 2014.

72) Lie DC, Colamarino SA, Song HJ, Désiré L, Mira H, Consiglio A, Lein ES, Jessberger S, Lansford H, Dearie AR, Gage FH: *Nature*. **437**(7063): 1370-5, 2005.

73) Ashton RS, Conway A, Pangarkar C, Bergen J, Lim KI, Shah P, Bissell M, Schaffer DV: *Nat Neurosci*. **15**(10): 1399-406, 2012.

74) Lim DA, Alvarez-Buylla A: *Proc. Natl. Acad. Sci. U.S.A*. **96**, 7526–7531, 1999.

75) Wilhelmsson U, Faiz M, De Pablo Y, Sjöqvist M, Andersson D, Widestrand Å, Potokar M, Stenovec M, Smith PL, Shinjyo N, Pekny T, Zorec R, Ståhlberg A, Pekna M, Sahlgren C, Pekny M: *Stem Cells*. **30**, 2320–2329, 2012.

76) Becerra-Calixto A, Cardona-Gómez GP: *Front Mol Neurosci*. **10**: 88, 2017.

77) Endo M, Ubulkasim G, Kobayashi C, Onishi R, Aiba A, Minami Y: *Glia*. **65**(1): 182-197,

2017.
78) Morizawa YM, Hirayama Y, Ohno N, Shibata S, Shigetomi E, Sui Y, Nabekura J, Sato K, Okajima F, Takebayashi H, Okano H, Koizumi S. *Nat Commun.* **8**(1): 1598, 2017.
79) Ito M, Komai K, Mise-Omata S, Iizuka-Koga M, Noguchi Y, Kondo T, Sakai R, Matsuo K, Nakayama T, Yoshie O, Nakatsukasa H, Chikuma S, Shichita T, Yoshimura A. *Nature.* **565**(7738): 246-250, 2019.
80) Felipo V, Butterworth RF: *Prog Neurobiol.* **67**(4): 259-79, 2002.
81) Thrane R, Thrane AS, Wang F, Cotrina ML, Smith NA, Chen M, Xu Q, Kang N, Fujita T, Nagelhus EA, Nedergaard M: *Nat Med.***19**, 1643-1648, 2013.

照沼　美穂（てるぬま・みほ）
新潟大学大学院医歯学総合研究科口腔生化学分野 教授
2000年九州大学歯学部歯学科卒業、2004年九州大学大学院歯学府博士課程修了。歯科医師。博士（歯学）。2003年日本学術振興会特別研究員、2005年米国ペンシルバニア大学ポスドク、2008年タフツ大学ポスドク、2009年タフツ大学リサーチアソシエイト、2013年英国レスター大学講師を経て、2016年より現職。専門は神経科学。特にGABAやグルタミン酸などの神経伝達物質の代謝機構や、これらの受容体の機能制御機構に興味を持って研究を続けている。

神経変性疾患の患者脳に蓄積する タンパク質凝集体の プリオン様性質

keywords ▶▶▶ αシヌクレイン、タウ、TDP-43、プリオン、細胞間伝播

野中 隆
東京都医学総合研究所・認知症プロジェクト

はじめに

　アルツハイマー病 (Alzheimer's disease：AD)、 パーキンソン病 (Parkinson disease：PD) および筋萎縮性側索硬化症 (Amyotrophic lateral sclerosis：ALS) に代表される神経変性疾患では、脳や脊髄などの神経細胞内あるいはグリア細胞内などに、その疾患を特徴づける病理構造物が出現することが知られている。ADでは神経原線維変化 (Neurofibrillary tangle：NFT)、PDではレビー小体 (Lewy body：LB) と呼ばれるこれらの病理構造物は、タンパク質が細胞内で蓄積・不溶化した凝集体である。興味深いことに、凝集体を構成するタンパク質は疾患ごとに異なっており、NFTの主要な構成タンパク質として微小管結合タンパク質の一種であるタウ、LBではαシヌクレイン、またALSで認められる細胞内凝集体ではTDP-43が同定されている。これら凝集体が形成される機構は明らかになっていないが、本来は可溶性のこれらのタンパク質が何らかのきっかけで細胞内で蓄積すると考えられている。また近年の研究成果により、これらの細胞内凝集体が細胞から細胞へと伝播する可能性が注目されている。すなわち、細胞内で異常蓄積したタウやαシヌクレインが異常プリオンタンパク質と同様な性質を有し、細胞から細胞へと伝播することを示す報告が相次いでいる。

1. 患者脳における細胞内凝集体の規則的な拡がり

　弧発性PDやレビー小体型認知症の患者脳では、LBと呼ばれる異常な病理構造物が顕著に認められることは古くから知られており、その主要な構成タンパク質として、リン酸化やユビキチン化などの翻訳後修飾を受けた αシヌクレインが同定された[1]。またこの凝集体の出現する部位が、時空間的に脳内を拡がることが病理学的に示唆されている。Braak らは、LBの出現は迷走神経背側運動核より始まり、時間経過に伴って脳幹に沿って上行性に徐々に病変が拡がるという仮説を提唱する一方で[2,3]、齊藤・村山らは、LB病理は嗅球辺縁部から前嗅覚、さらに扁桃核へと拡がるという経路を見いだした[4]。

　PDと同様にADの患者脳でも、異常リン酸化、ユビキチン化、断片化などの修飾を受けたタウが細胞内に蓄積するNFTが認められる。その形成メカニズムについては現在のところ十分に明らかにされていないが、Braak らの病理学的な解析により、NFTの形成は病気の進行に伴って規則的に進展することが報告されている[5]。すなわち、NFTは最初期に嗅内野に出現し、病気の進行とともに辺縁系、新皮質、大脳辺縁系へと拡がる。またこの病変の拡がりと臨床像とはよく相関しており、疾患のステージ分類が可能である。

　さらにALS患者脳におけるリン酸化TDP-43の蓄積に関しても、その蓄積度合いと臨床症状の関連を示すステージ分類が報告された[6]。このように、αシヌクレイン、タウ、TDP-43といったタンパク質凝集体の出現部位が、時空間的にある規則にしたがって脳内を拡がることが報告されており、これらの異常蓄積したタンパク質凝集体が細胞から細胞へと伝播する可能性が示唆され、また最近ではそれを裏付けるような*in vitro*および*in vivo*での実験結果が相次いで報告されている。

2. αシヌクレインの細胞間伝播

　αシヌクレインは、140アミノ酸からなる可溶性タンパク質である。そ

の機能は未だに不明だが脳では非常に豊富に存在している。PDやレビー小体型認知症（Dementia with Lewy body：DLB）の患者脳では、神経細胞においてリン酸化やユビキチン化を受けたαシヌクレインが線維状の凝集体（LBやレビー突起）として蓄積している。一方で、多系統萎縮症（Multiple system atrophy：MSA）では、主にオリゴデンドログリア細胞内でリン酸化αシヌクレインが蓄積しており、グリア細胞内封入体（glial cytoplasmic inclusion：GCI）と呼ばれている。

　筆者らは約17年前に、患者脳に見られるαシヌクレイン凝集体を培養細胞に再現することを目的として種々の検討を始めた。当時から、in vitroの系において、リコンビナントαシヌクレインモノマーを37℃に静置しても凝集体形成はほとんど見られないが、静置したモノマー溶液に、予め作製しておいたリコンビナントαシヌクレイン線維を少量添加すると、モノマーの線維化が促進することが知られていた。すなわち、in vitroではシード依存的にαシヌクレインが蓄積するのである。そこで筆者らは、このシード依存的なαシヌクレインの蓄積が培養細胞内でも再現できないかと考え、さまざまな試行錯誤を繰り返した結果、αシヌクレインプラスミドを一過性に発現した細胞に、リポフェクション試薬と混合したリコンビナントαシヌクレイン線維を振りかけると、細胞内において可溶性αシヌクレインがシード依存的に蓄積することを見いだした（図1）[7]。これらの凝集体は、患者脳で見られるLBと同様にリン酸化やユビキチン化といった翻訳後修飾を受けており、患者脳に見られるLBを培養細胞に再現できたと考えている。

　さらにこのシード依存的な細胞内αシヌクレイン蓄積の方法を培養細胞から実験動物へと応用できると考え、野生型マウス脳にリコンビナントヒトαシヌクレインモノマーや線維、あるいはマウスαシヌクレイン線維をシードとして注入し、マウス脳においてもシード依存的にαシヌクレインが蓄積するかどうかについて検討した。シードを接種して15か月経過した後にマウス脳を摘出し免疫組織化学的に解析したところ、シード接種群において異常リン酸化を受けたαシヌクレインの蓄積さらには伝播が、接種

側だけでなくその反対側においても誘導されることを見いだした[8]（**図2**）。また生化学的解析より、接種したヒトαシヌクレイン線維がマウス脳に蓄積しているのではなく、内在性のマウスαシヌクレインがリン酸化およびユビキチン化を受けて蓄積していることを明らかにした。この結果は、マウス脳においても、シード依存的にαシヌクレインが蓄積・凝集することを示している。さらにシードとしてマウスαシヌクレイン線維を接種した群では、αシヌクレイン蓄積の病理の出現頻度、非接種側への伝播頻度がヒト線維接種群に比べて高かったことから、αシヌクレインの伝播に「種の壁」が存在するといえる。一方、モノマー接種群ではαシヌクレインの蓄積・伝播は認められなかった。また、αシヌクレイン線維の接種部位をさまざまな箇所に変化させたところ、異常病理の出現部位が接種部位によって変化することを見いだした。興味深いことに、線維を接種した部位と神経連絡のある部位に異常なαシヌクレイン病理が伝播することが判明し、

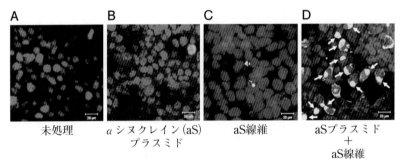

| A | B | C | D |
| 未処理 | αシヌクレイン(aS)プラスミド | aS線維 | aSプラスミド＋aS線維 |

図1　シード依存的な細胞内αシヌクレイン蓄積の培養細胞モデル
A：未処理の細胞
B：αシヌクレイン（aS）のプラスミドを一過性発現した細胞
C：aS線維（シード）をリポフェクトアミンとともに処理した細胞
D：予めプラスミドを一過性に発現した細胞に、シードをリポフェクトアミンとともに処理した細胞
いずれのサンプルも、リン酸化αシヌクレイン特異抗体で免疫染色（矢印）を行い、核をTO-PRO-3で染色した。スケールバーは20μm。
文献7）より抜粋・改変。

αシヌクレイン線維の一部はシナプスを介して細胞から細胞へと伝播する可能性が示された[9]。

　またこれらのαシヌクレイン線維を接種したマウスの行動試験に関しても検討した。αシヌクレイン線維を脳に接種した後3か月経過後に、ロタロッド、ワイヤーハング、Y迷路試験を行った。その結果、αシヌクレインモノマーを接種したコントロール群と比べて、αシヌクレイン線維を接種した群において、ロタロッドやワイヤーハング試験において有意な運動機能の低下が認められた。一方、Y迷路試験においては両者に有意な差は

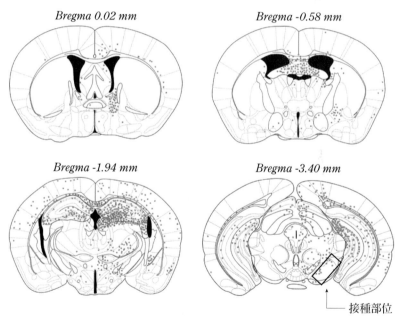

図2　ヒトαシヌクレイン線維を接種したマウスの脳における異常病理の出現部位

ヒトαシヌクレイン線維を黒質に接種し、15か月後に脳を摘出して抗リン酸化αシヌクレイン抗体による免疫染色を行った。その結果、リン酸化αシヌクレイン凝集体（ドット）は、接種部位の黒質周辺だけでなく、それより離れた皮質などの部位や、非接種側である左半球にも認められた。文献8)より抜粋・改変。

認められなかった[9]。

　上記のように、我々は培養細胞やマウスにおいてαシヌクレインがシード依存的に蓄積するモデルを確立し、これらのモデルが病気の進行機序や治療法の開発に有用であることを示してきたが、よりヒトに近い脳病変、症状や病態を再現するモデルとして、霊長類のモデルが望まれるため、コモンマーモセットにおけるαシヌクレイン伝播のモデルの構築を試みた。

　コモンマーモセットは小型の霊長類であり、繁殖効率が良いことから実験動物として広く使用されている。マウスで限界がある高次脳機能などの研究を霊長類で行うことができるという点でも、ヒトの疾患モデルとしての有用性が期待される動物である。そこでマーモセットにαシヌクレイン線維の脳内接種を行い、培養細胞やマウスモデルに見られるような異常αシヌクレイン病理が観察されるか、病変はどの部位に出現し、どう伝播するか、神経変性は誘導されるか、などについて検討した[10]。

　2頭の野生型マーモセット（26月齢）の線条体（尾状核／被殻）に*in vitro*で作製したマウスαシヌクレイン線維を接種した。接種から3か月後に脳を固定し、リン酸化αシヌクレイン特異抗体を用いた免疫組織染色により、病変の形成、拡がりを観察した。その結果、リン酸化αシヌクレイン陽性の病理が接種部位をはじめ、さまざまな場所に認められ、脳の広範囲に拡がっていることがわかった（図3）。リン酸化αシヌクレイン抗体陽性の病理はユビキチン、p62抗体にも陽性であり、βシート結合色素であるチオフラビンSやFSBでも染色された。マウスαシヌクレインとは反応せず、マーモセットαシヌクレインを認識するLB509抗体を用いた染色により、マーモセットの内在性αシヌクレインが蓄積していることが判明した。以上の結果から、人工的に作製したαシヌクレイン線維を野生型マーモセットの脳内に接種すると、3か月という短期間でレビー小体様のαシヌクレイン病変が形成され、広範に伝播することが示された。

　また、リン酸化αシヌクレインの異常病変は、接種部位である線条体に直接神経入力する皮質や扁桃体、視床などの脳領域に見られ、特にドーパミン神経が線条体へ接続する中脳黒質では蓄積が顕著であった。このこと

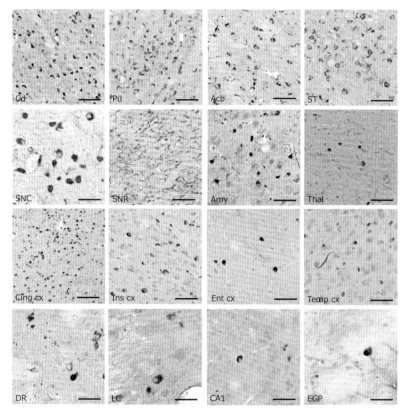

図3 マウスαシヌクレイン線維を接種したマーモセット脳におけるリン酸化α
シヌクレインの異常病理

マウスαシヌクレイン線維をマーモセット脳（線条体）に接種した。3か月後に脳
を摘出し、抗リン酸化αシヌクレイン抗体による免疫染色を行った。
Cd：caudate nucleus（尾状核）、Pu：putamen（被殻）、Acb：accumbens（側坐
核）、ST：bed nucleus of the stria terminal（分界条床核）、SNC：substantia nigra
compacta（黒質緻密部）、SNR：substantia nigra pars reticulata（黒質網様部）、
Amy：amygdala（扁桃体）、Thal：thalamus（視床）、Cing ex：cingulate cortex
（前帯状皮質）、Ins ex：insular cortex（島皮質）、Ent cx：entorhinal cortex（嗅内
皮質）、Temp ex：temporal cortex（側頭皮質）、DR：dorsal raphe nuclei（背側縫
線核）、LC：locus ceruleus（青斑核）、CA1：hippocampal CA1（海馬CA1領域）、
EGP：external segment of globus pallidas（淡蒼球）。スケールバー：50 μm。
文献10）より抜粋・改変。

からαシヌクレイン病変は逆行性に伝播することが強く示唆された。さらに、中脳黒質におけるαシヌクレインの蓄積量が多いほど、ドーパミン神経細胞マーカーであるTH抗体陽性の神経細胞が減少する傾向が認められ、αシヌクレインが凝集・蓄積することで神経細胞の機能低下や神経変性が誘導されることが示唆された。各種細胞マーカーとの共染色を行ったところ、αシヌクレインの蓄積は神経細胞内がほとんどであったが、一部のαシヌクレイン病変はミクログリアのマーカーとの共局在が観察された。このことから、αシヌクレイン凝集体、あるいはそれに伴って変性した神経細胞がミクログリアによって貪食、除去される可能性が示唆された。

3. タウの細胞間伝播

　タウは微小管結合タンパク質の一種であり、分子量約6万の可溶性タンパク質である。ヒト脳では6つのアイソフォームが発現しており、C末端側に位置する繰り返し配列の数によって3リピートタウと4リピートタウが存在している。興味深いことに、疾患ごとに異なるアイソフォームが細胞内蓄積することが知られており、ピック病では3リピートタウ、大脳皮質基底核変性症（corticobasal degeneration：CBD）や進行性核上性麻痺（progressive supranuclear palsy：PSP）では4リピートタウが蓄積する。またADでは3リピートタウと4リピートタウの両方が蓄積しNFTを形成する。すなわち、タウが蓄積する疾患においても、疾患ごとに構造が異なる「strain」と呼ばれるタウ凝集体が存在することが示唆される。最近、クライオ電子顕微鏡を用いた構造解析により、AD脳に出現するタウ凝集体とピック病に蓄積する凝集体の立体構造が解析され、実際に構造が異なるstrainが存在することが明らかとなった[11, 12]。

　αシヌクレインと同様にタウも、*in vitro*においてシード依存的に凝集体を形成することが知られている。筆者らは、これを培養細胞に応用して、タウ発現細胞にリコンビナントタウ線維を導入することにより、シード依存的に細胞内でタウが蓄積する細胞モデルを構築した[7]。興味深いことに、3Rタウのプラスミドを発現する細胞に、*in vitro*で調製した3Rタウ線維を

導入するとシード依存的に3Rタウが蓄積するが、同じ細胞に4Rタウ線維を導入しても3Rタウは蓄積しなかった。同様に、4Rタウ発現細胞に、4Rタウ線維を導入すると4Rタウの蓄積が観察されたが、3Rタウ線維を導入しても4Rタウの蓄積は生じなかった。すなわち、同じタイプのタウどうしが凝集しあうという興味深い事実が見いだされた[7]。さらに、マウスを用いた動物モデルにおいて、シード依存的にタウが細胞内に蓄積することが多数示された[13〜16]。以上の結果より、αシヌクレイン凝集体と同じく、タウ凝集体も異常プリオンと同様な伝播性の性質を有することが示唆された。

4. TDP-43の細胞間伝播

TDP-43は、前頭側頭葉変性症（frontotemporal lobar degeneration；FTLD）やALSの患者脳に認められるユビキチン陽性の細胞内凝集体の主要な構成タンパク質として2006年に同定されたタンパク質である。細胞内凝集体の構成タンパク質としては、初めて見いだされた核タンパク質であり、さまざまな遺伝子の発現調節に関与していると考えられている。患者脳においては、多くは細胞質にTDP-43の凝集体形成が見られるが、核内にも形成される。αシヌクレインやタウと同様に、異常なリン酸化、ユビキチン化および断片化といった翻訳後修飾を受けて細胞内に蓄積している。

筆者らは、TDP-43に関しても培養細胞やマウスを用いたシード依存的な蓄積モデルの構築を試みた。しかしながら、αシヌクレインやタウと異なり、TDP-43はリコンビナントモノマータンパク質を調製するのが非常に難しいため、リコンビナントTDP-43凝集体をシードとして用いることができない。そこで、患者脳に蓄積したTDP-43を界面活性剤不溶性画分として調製し、これをTDP-43発現培養細胞に導入した。その結果、患者脳に蓄積したTDP-43をシードとして、プラスミド由来あるいは内在性TDP-43が細胞質に凝集することを見いだした[17]。また、患者脳由来のTDP-43シード画分には、疾患ごとにバンドパターンが異なるC末端断片が含まれているが、この画分を培養細胞に導入すると、導入したシードと

同じC末端断片の蓄積が生じることが判明した。すなわち、TDP-43が蓄積する疾患においても、疾患ごとに構造が異なるTDP-43凝集体のstrainが存在し、それが鋳型となって、同じ構造の凝集体が細胞内で再現されることが明らかとなった。また筆者らは、患者脳に蓄積するTDP-43シードの代わりに、プリオンの一次構造と類似性があり、凝集しやすいTDP-43のC末端側ペプチドの凝集体もシードとして機能することを見いだした[18]。

おわりに

神経変性疾患患者脳などに蓄積する異常タンパク質凝集体が細胞間を伝播することは、多くの研究者によって再現され、近年では広く認知されていると思われるが、では「どのようなメカニズムで細胞間を伝播するか？」に関しては共通の知見は得られていない。図4のように、

① 細胞外に放出された凝集体がエンドサイトーシスにより近隣細胞に

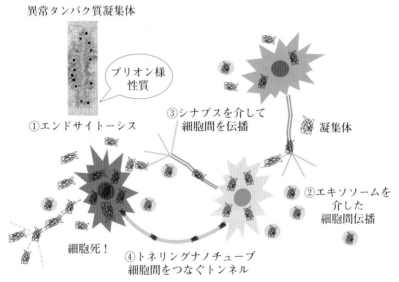

図4　細胞内凝集体が細胞間を伝播する可能性

　　取り込まれる

　②　エクソソームにより包まれた状態で凝集体が細胞間を伝播する

　③　凝集体がシナプスを介して細胞間を伝播する

　④　トネリングナノチューブという細胞間をつなぐトンネルを通って凝
　　　集体が細胞間を移動する

などさまざまな可能性が論じられているが、どの経路が主要であるのかは
はっきりとした結論がでていない。凝集体が細胞間を伝播する過程は新た
な治療法開発のターゲットとなる可能性もあり、そのメカニズム解明は非
常に重要である。

──────── **参 考 文 献** ────────

1) Fujiwara H, Hasegawa M, Dohmae N, Kawashima A, Masliah E, Goldberg MS, Shen J, Takio K, Iwatsubo T: *Nat Cell Biol.* **4**, 160-164, 2002.

2) Braak H, Rüb U, Sandmann-Keil D, Gai WP, de Vos RA, Jansen Steur EN, Arai K, Braak E: *Acta Neuropathol.* **99**, 489-495, 2000.

3) Braak H, Rüb U, Gai WP, Del Tredici K: *J Neural Transm.* **110**: 517-536, 2003.

4) Sengoku R, Saito Y, Ikemura M, Hatsuta H, Sakiyama Y, Kanemaru K, Arai T, Sawabe M, Tanaka N, Mochizuki H, Inoue K, Murayama S: *J Neuropathol Exp Neurol.* **67**, 1072-1083, 2008.

5) Braak H, Braak E: *Acta Neuropathol.* **82**, 239-259, 1991.

6) Braak H, Brettschneider J, Ludolph AC, Lee VM, Trojanowski JQ, Del Tredici K: *Nat Rev Neurol.* 2013 **9**, 708-14, 2013.

7) Nonaka T, Watanabe ST, Iwatsubo T, Hasegawa M: *J Biol Chem.* **285**, 34885-34898, 2010.

8) Masuda-Suzukake M, Nonaka T, Hosokawa M, Oikawa T, Arai T, Akiyama H, Mann DM, Hasegawa M: *Brain.* **136**, 1128-1138, 2013.

9) Masuda-Suzukake M, Nonaka T, Hosokawa M, Kubo M, Shimozawa A, Akiyama H, Hasegawa M: *Acta Neuropathol Commun.* **2**, 88, 2014.

10) Shimozawa A, Ono M, Takahara D, Tarutani A, Imura S, Masuda-Suzukake M, Higuchi M, Yanai K, Hisanaga SI, Hasegawa M: *Acta Neuropathol Commun.* **5**, 12, 2017.

11) Fitzpatrick AWP, Falcon B, He S, Murzin AG, Murshudov G, Garringer HJ, Crowther RA, Ghetti B, Goedert M, Scheres SHW: *Nature* **547**, 185-190, 2017.

12) Falcon B, Zhang W, Murzin AG, Murshudov G, Garringer HJ, Vidal R, Crowther RA, Ghetti B, Scheres SHW, Goedert M: *Nature* **561**, 137-140, 2018.

13) Ahmed Z et al. *Acta Neuropathol.* **127**: 667-683, 2014.

14) Clavaguera F et al. *Nat Cell Biol.* **11**: 909-913, 2009.

15) Clavaguera F et al. *Proc Natl Acad Sci U S A* **110**, 9535-9540, 2013.
16) Clavaguera F et al. *Acta Neuropathol* **127**: 299-301, 2014.
17) Nonaka T, Masuda-Suzukake M, Arai T, Hasegawa Y, Akatsu H, Obi T, Yoshida M, Murayama S, Mann DM, Akiyama H, Hasegawa M: *Cell Rep.* **4**, 124-34, 2013.
18) Shimonaka S, Nonaka T, Suzuki G, Hisanaga S, Hasegawa M: *J Biol Chem.* **291**, 8896-8907, 2016.

野中　隆（のなか・たかし）

東京都医学総合研究所・認知症プロジェクト 副参事研究員
1991年埼玉大学理学部卒業、1996年埼玉大学大学院理工学研究科博士課程修了。博士（理学）。
1998年日本学術振興会特別研究員、2002年東京都精神医学総合研究所・流動研究員、2004年東京都精神医学総合研究所・主席研究員を経て、2011年より現職。
専門は生化学。（神経変性疾患や認知症の発症機構の解明および治療法の開発に取り組む）

海馬長期増強の分子機構：
CaMKⅡの新規調節機構

keywords ▶▶▶ シナプス可塑性、長期増強現象、海馬
Ca²⁺/カルモジュリン依存性タンパク質キナーゼⅡ
アクチン細胞骨格、グアニンヌクレオチド交換因子
樹状突起スパイン

林 康紀
京都大学大学院医学研究科

　海馬長期増強 (LTP) は記憶学習の分子メカニズムを研究するモデルとして広く研究が行われている。LTP後のシナプス反応の増大を説明するメカニズムとしてAMPA型グルタミン酸受容体のシナプスへの移行が提唱されてきたが、実はそれは氷山の一角であった。LTPに伴い、アクチンが重合し樹状突起スパインが拡大するとともにさまざまなタンパク質がシナプスへ移行し、シナプスタンパク質全体が再構成される。このプロセスにはNMDA型グルタミン酸受容体から流入するCa²⁺とそれにより活性化されるCaMKⅡが必要であるが、それらはLTP誘導に伴い一過性に活性化されるのみで、いかに長期的なシナプスタンパク質の再構成に結びつき、かつそれらの活性が基線レベルに戻ったとき、再構成が維持されるかが今後の課題となるであろう。

1. 研究の歩み

　シナプスは神経回路における情報伝達の最小ユニットである。その伝達効率は、固定されたものではなく、さまざまな細胞内外の要因により可逆的に変化する。この性質はシナプス可塑性と呼ばれ、記憶学習の細胞基盤として多くの研究者の興味を集めてきた。

　実験的にシナプス反応が記録されるようになるはるか前にシナプス可塑性を提唱したのはDonald Hebbであった。Hebbはその著書、"The Organization of Behavior"のなかで次のように述べている[1,2]。

"When an axon of cell *A* is near enough to excite a cell *B* and repeatedly or persistently takes part in firing it, some growth process or metabolic change takes place in one or both cells such that *A*'s efficiency, as one of the cells firing *B*, is increased."

「細胞Aの軸索が細胞Bの興奮を引き起こすのに十分なほど近接して存在し、その発火活動に、反復してまたは持続して関与する場合には、一方の、あるいは双方の細胞になんらかの成長過程や代謝的な変化が生じ、細胞Bを発火させる細胞群のひとつとして、細胞Aの効率が増大する。」

　この文章ではシナプスという言葉は使われてはいないが、それを使い換言すると「あるシナプスが反復または持続して活動すると、そのシナプスが強化される」という意味にほかならず、まさにシナプスの可塑性を予言している。

　シナプス可塑性を実験的に証明したのは、BlissとLømoであった[3]。麻酔したウサギの海馬歯状回から記録を行い、そこへの貫通線維からのシナプス入力を頻回刺激したところ、その反応が増強した。これを長期増強現象（long-term potentiation；LTP）という。SchwartzkroinとWester[4]、山本長三郎ら[5]は、LTPが海馬を薄切したスライス標品でも起こることを示した。スライス標品は、さまざまな操作が可能であり、LTPの研究が加速することになった。たとえばWatkinsらにより開発された薬理学ツールをスライス標品と組み合わせることで、海馬のシナプス伝達がグルタミン酸受容体を伝達物質にしていること、さらにその受容体がNMDA型とnon-NMDA型に分類されることがわかった[6,7]。そしてLTP誘導時のNMDA型グルタミン酸受容体活性が必要であることが示された[8]。

　LTPの過程は大きく3つに分けて考えられている。まず誘導過程である。

　これはLTPを引き起こす刺激、通常はテタヌス刺激（100 Hz、1秒）やペアリング刺激（0 mV付近にシナプス後細胞を脱分極させ、シナプス前部を1Hzで30〜60秒刺激）等によって直接かつ一過性に活性化される機構である。次が発現過程であり、これは誘導過程によって引き起こされ、直接シナプス反応の増大に寄与するメカニズムである。最後が維持過程であり、これは誘導過程によってもたらされたシナプスの変化を、長期的に維持するためのメカニズムである。

　LTPの誘導過程については、ほぼ誰もがNMDA型グルタミン酸受容体とその下流のシグナルが必要であることを認めていた。NMDA型グルタミン酸受容体は静止膜電位ではMg^{2+}によりチャネルが閉じているが、脱分極するとMg^{2+}が外れ、Ca^{2+}の流入を引き起こす[9〜11]。その流入したCa^{2+}により情報伝達系が活性化され、シナプス反応の増強を引き起こすと考えられてきた。シナプス後部のCa^{2+}をキレート剤を用い不活化するとLTPが起こらなくなり、またシナプス後部でケージ化したCa^{2+}を脱ケージ化するだけでLTPが起こることから、シナプス後部のCa^{2+}が必要十分であると考えられている[12]。

　一方、シナプス後部の一過性のCa^{2+}上昇がどこに作用してLTPを誘導するのかについては必ずしも一致が認められなかった。ひとつは、Ca^{2+}がシナプス後部局所で作用し、シナプス後部のグルタミン酸感受性を向上するという可能性、もう一つは何らかのかたちで、シナプス前部からのグルタミン酸の放出確率を高めるという可能性が考えられた。この2つを区別するため、シナプス伝達の量子仮説に基づき、シナプス反応の大きさに対して統計的解析を組み合わせた解析が行われてきた[13〜16]。その結果、LTPはシナプス後部のCa^{2+}の働きでまず誘導され、シナプス前部からの放出確率の増加として発現すると結論付けられた。このためにはシナプス後部のCa^{2+}シグナルがシナプス前部に伝わらなければならない。これを説明するものとして、逆行性伝達物質が提唱され、実際にアラキドン酸や一酸化窒素−サイクリックGMP系などいくつかの情報伝達系が候補と考えられたが[17]、実験の再現性がとれないなど[18]、一致した結果が得られなかった。

一方で、LTPの際には2種類のグルタミン酸受容体のうち、non-NMDA型グルタミン酸受容体反応が特異的に増強し、NMDA型グルタミン酸受容体は変化しないことも見いだされ、これはシナプス前部ではなく、後部に変化が起こることの証拠とされた[19]。さらに、神経筋結合部で打ち立てられた量子仮説に基づくモデルが必ずしも中枢神経系では当てはまらないことが示され[20]、その結果、LTPがシナプス前性に発現するのか、後性に発現するのかは混迷を極めた。SanesとLichtmanによる総説のタイトル "Can molecules explain long-term potentiation?" [21] は当時のうんざりとした感じをよく表している。

2. AMPA型グルタミン酸受容体のトラッフィッキング

　Liaoらは神経伝達物質グルタミン酸がシナプス前部から放出されているのにもかかわらず、AMPA型グルタミン酸受容体がシナプス表面に存在しないため、シナプス反応が認められないことがあることを見いだした[20]。これをサイレントシナプスという。ところが、サイレントシナプスでもLTPを誘導すると、シナプス反応が検出されるようになる。このようにまったくグルタミン酸受容体反応がなかったところに急に反応が認められるのはどのような分子機構であろうか。

　我々は、LTP誘導によってAMPA型グルタミン酸受容体がシナプスへ移行するのではないかと考えた。それによりAMPA型グルタミン酸受容体の数が増えれば、同じグルタミン酸放出量でもシナプス反応が増大する。これを実証するため、AMPA型グルタミン酸受容体をGFP融合タンパク質として神経細胞に発現し、二光子顕微鏡による観察下、LTPを誘導した。それにより、AMPA型グルタミン酸受容体がLTP誘導に伴い、シナプスへ移行し、そこへとどまることがわかり、LTP発現のメカニズムと考えられた[22,23]（**図1**）。

　それでは、一過性のCa^{2+}流入がいかにAMPA型グルタミン酸受容体のシナプス移行を引き起こすのであろうか。LismanらはそのメカニズムとしてCa^{2+}／カルモジュリン依存性タンパク質キナーゼ II（CaMKII）に着目し

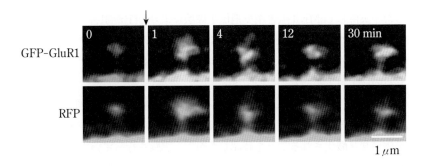

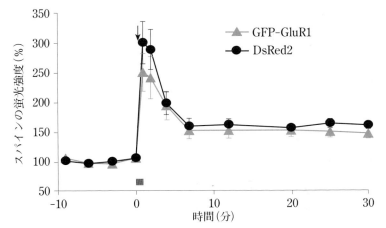

図1　AMPA型グルタミン酸受容体のシナプス移行[22, 23]
GFPと融合したAMPA型グルタミン酸受容体サブユニットGluR1と赤色蛍光タンパク質RFPを海馬神経細胞に共発現した。RFPの発現によりスパインの形態が描出される。そのうえで、LTPの誘導を行い、GFPならびにRFPシグナルの推移を観察した。LTPの誘導により、スパインが拡大し、それに伴いAMPA型受容体がシナプスへ移行した。

た[24]。CaMKⅡは旭川医科大学の藤沢仁らのグループをはじめ[25]、いくつかのグループにより独立に同定されたタンパク質キナーゼである。このCaMKⅡの特徴は一度活性化されると、自己リン酸化反応により活性を保ち続ける性質である。その性質から「記憶分子」として考えられるようにな

った。実際にCaMKⅡ阻害剤や遺伝子破壊によりLTPが阻害される[26~28]。さらに、活性化型CaMKⅡをシナプス後細胞に導入するとLTPがこれ以上起きなくなり[29,30]、またAMPA型グルタミン酸受容体がシナプスへ移行させるのに十分であった[31]。

　Barriaら、Rocheらは、CaMKⅡがAMPA型グルタミン酸受容体を直接リン酸化する可能性を考えた[32,33]。我々も実際にAMPA型グルタミン酸受容体がリン酸化されることを確認したが[34]、実験を行っていてもそうよい基質であるという感触はなく、また実際にリン酸化部位を変異させたAMPA型グルタミン酸受容体でも野生型と同様にシナプスへ移行することに気づいていた[31]。それがずっと念頭にあり、後にPhos-tag SDSを用いリン酸化を定量的に決定できるようになると早速、AMPA型グルタミン酸受容体のリン酸化を定量してみた[35,36]。その結果、脳組織でリン酸化されているAMPA型グルタミン酸受容体の量はごくわずか0.1%程度であり（図2）、培養神経細胞を刺激したり、また動物個体で学習させたりしても、倍程度にしか増加せず、シナプス可塑性を説明できるものではなかった。定量的な免疫沈降を行った実験でも同様な結果が得られた[37]。これまでの研究では、リン酸化部位特異的抗体を用いてきたが、皮肉なことにその抗体の質が非常によく、感度が高かったため、ごくわずかなリン酸化も検出していたものと考えられる。このことから、AMPA型グルタミン酸受容体はリン酸化されることは確実であるが、その比率は低く、生理的な意義は不明のままである。

図2　Phos-tag SDS-PAGEによるAMPA型グルタミン酸受容体の定量[36]
Phos-tag SDS-PAGEを用いると、リン酸化されたタンパク質の移動度が遅くなるため、リン酸化されていないタンパク質から分離できる。両者を抗体で検出することにより、リン酸化されているタンパク質の比率が推定できる。またリン酸化部位により、移動度の変化には差があるため、抗リン酸化抗体と組み合わせることで、各リン酸化部位ごとの比率がわかる。その結果、S831とS845は非常に低く、T840は約5%であった。

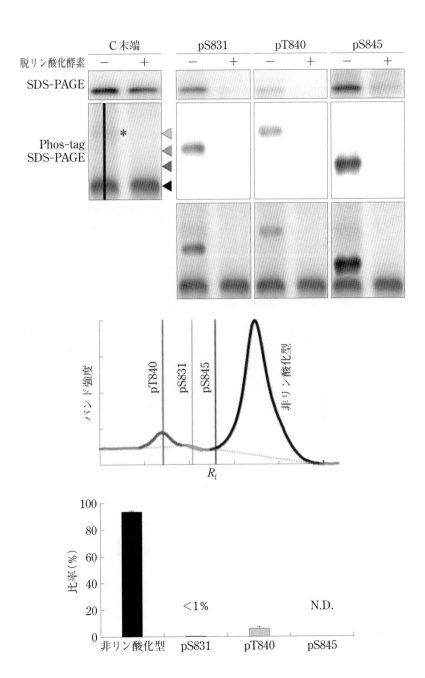

3. シナプス後部分子のシナプス移行

　それでは、AMPA型グルタミン酸受容体のシナプス移行を誘導し、さら
にそれを維持する分子機構は何であろうか。AMPA型グルタミン酸受容体
はPDZドメインタンパク質や膜貫通型AMPA型グルタミン酸受容体結合タ

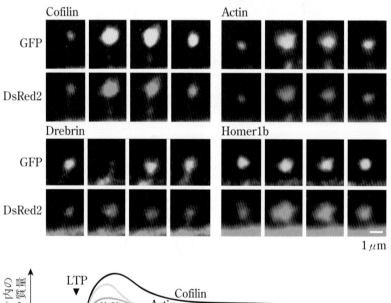

図3　さまざまなタンパク質シナプス移行[23]
図1と同様の実験を各種タンパク質について行った。その結果、シナプスへの移
行パターンは大きく3つに分けられた。第1のグループは、LTP誘導直後にスパ
インの体積変化か、それ以上に移行するもの。これらについては、何らかの能動
的な機構があると考えられる。第2のグループは、体積変化に伴い変化していく
もの、第3のグループはそれに遅れて移行していくものであった。

ンパク質 (TARP) などと結合し、そのシナプス局在が規定されている。それらのタンパク質は、さらにさまざまなタンパク質結合を介し、最終的にはアクチン細胞骨格に結合し、全体としてシナプス後膜肥厚 (PSD) を形成している。AMPA型グルタミン酸受容体がシナプスへ移行するとき、そういったタンパク質はどのような挙動を示すかを理解する必要がある。我々はさまざまなシナプスタンパク質をそれぞれGFP融合タンパク質とし、LTP誘導とともにシナプスへ移行するかを検討した[23]。この際に、観察しているシナプスで確実にLTPを誘導するため、松崎らが開発したケージ化グルタミン酸の二光子脱ケージ法を用いた[38]。

　その結果、シナプスタンパク質はそれぞれ固有の順番で移行していくことがわかった。一番始めにシナプスへ移行してくるのはアクチンとその制御タンパク質であるコフィリンであった。次にAMPA型グルタミン酸受容体や、α-actinin、Drebrin、CaMK II が続き、1時間以上たつとHomer1B、ShankといったいわゆるPSD足場タンパク質が移行してくることがわかった (図3)。特に最後に移行してくるPSD足場タンパク質は新たなタンパク質合成を必要とし、かつ脳由来神経栄養因子 (BDNF) により移行が促進された。これは同様にタンパク質合成を必要とする後期LTPと特徴を共有し、その分子実態である可能性が考えられた。

　この結果からは、LTPに伴い、アクチンをはじめとしてさまざまなタンパク質が秩序だって再構成されることが明らかになった。AMPA型グルタミン酸受容体のシナプス移行は氷山の一角を見ているのにすぎないと考えられ、シナプスタンパク質の量的な再構成がLTPの本質と考えられた。

4. アクチンリモデリング、シナプス構造可塑性、シナプスタグ

　それではLTPに伴いアクチンはどのように変化するのであろうか。

　アクチンは脱重合型である球状アクチンと重合型である線維状アクチンの2つの形態のあいだで遷移し、しかもさまざまなシグナル伝達系によりそれが制御されている。岡本らはこれをFörster共鳴エネルギー移動 (FRET) によって可視化することを試みた[39, 40]。その結果、LTP誘導に伴

いアクチンが重合することで線維状アクチンが増加し、しかもそれが長期間継続することが見いだされた（**図4**）。これは単に量的に増加しただけではなく、スパイン局所での線維状アクチンと球状アクチンの平衡が線維状アクチンに傾いたということであり、何らかのシグナル分子の継続した活性化が示唆される。

　前述した各種タンパク質のうち、特にコフィリンに興味を持った。コフィリンは、アクチンとともに急速にシナプスへ流入し、かつスパイン頭の

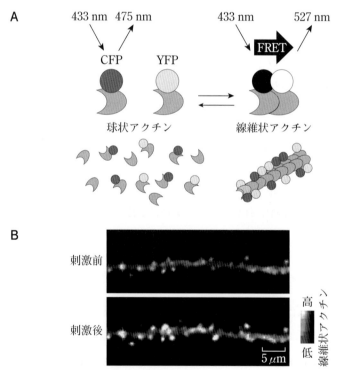

図4　LTPに伴いアクチンが重合する[40)]
A：アクチン重合状態を検出するためのFRET構築
B：LTP誘導により、局所の樹状突起スパインのアクチンの重合が亢進した。原著[40)] のカラー図参照。

底部に安定した複合体を形成する[23]。コフィリンは線維状アクチンを切断し、脱重合させる活性がよく知られるが、アクチンに結合しているコフィリンの量比が高いときにはむしろ安定化させる[41]。そこで、アクチン線維に結合しているコフィリンの濃度をコフィリン分子間でのFRETを用い、推定した。この結果、LTP誘導により、アクチン線維上でのコフィリン分子の密度が優位に上昇し、それが継続した[23]。このことから、シナプスへ流入したコフィリンが、アクチン線維と高密度で結合することによりアクチンを安定化しているものかと考えられた。現在、コフィリンを不活化することにより、この複合体がスパイン形態の拡大に必要であることを証明しようと考えている（後藤ら未発表）。

　シナプスにおける線維状アクチンには2つの機能があると想定される[42]。ひとつはシナプスの構造の規定因子としての役割である。実際にLTPに伴い、樹状突起スパインが拡大し、それが数時間にわたり維持される[40,43,44]。もうひとつは他のタンパク質の結合部位として役割である。線維状アクチンはDrebrin、α-actinin、cortactin、Spinophilin、CaMKⅡβなどの多数のアクチン結合ドメインと結合する。これらのアクチン結合タンパク質自体も、その他のさまざまなタンパク質と結合することから、シナプスの容量を規定する因子と考えられる。それに加え、線維状アクチンは形成にタンパク質合成を必要としない、刺激されたシナプス特異的に形成されることから、LTPによって形成される線維状アクチンは、特異的に新たに合成されたタンパク質を、可塑性を起こしたシナプスにのみ集積させる、シナプスタグの分子実態であると我々は提唱している[42]。

5. CaMKⅡによる一過性のCa^{2+}シグナルから長期的情報伝達への変換

　それでは一過性のCa^{2+}シグナルが、いかにしてアクチン重合ならびに樹状突起スパインの形態を長期に調節しているのであろうか。

　アクチンの制御因子としてよく知られているのはRho族低分子GTP結合タンパク質である。我々はそのひとつのRacに注目した。まず、Rac活性

が重要であるかを検討するため、Rac阻害剤EHT1864を用いたところ、LTPに伴うスパイン拡大が抑制された[45]。興味深いことに、EHT1864はLTP誘導後15分後に投与しても効果があった。つまり、持続したRacの活性がLTP後のスパイン拡大に必要であるということがわかった。またRacのFRETセンサを用い、Rac活性を測定したところ、実際Rac活性はLTP誘導後、少なくとも30分は継続することが明らかになった[45]。これらの事実から、LTP後にRac活性が継続することが線維状アクチンの増加に寄与していることが想定された。

　Racはグアニンヌクレオチド交換因子（GEF）と呼ばれる一連の分子によって活性化される[46]。Rac-GEFのうち、カルシウムシグナルの下流にあるものとしてはTiam1、β Pix、Kalirin-7が知られている。これらのGEFはCaMKファミリーのキナーゼによってリン酸化されることにより制御を受けることが知られている[46]。そこでこれらのいずれがLTPに伴うスパインの拡大に重要であるかを検討するため、これらの分子それぞれに特異的なshRNAを用いて抑制した[45]。その結果、いずれの分子を抑制したときにもスパイン拡大は阻害され、いずれも重要であるという結果となった。

　しかし一方で、どの分子がCaMKIIの下流であるかを免疫沈降法にて検討したところ、Tiam1のみがCaMKIIと安定した複合体を形成することがわかった[45]。しかもこの複合体形成はCa^{2+}とカルモジュリン存在下で増強した。β PixとKalirin-7は安定した複合体は形成しなかった。そこで次にCaMKIIとTiam1の結合をFRETで確認したところ、少なくとも30分までは安定していた[45]。このTiam1上のCaMKII結合部位を同定し、配列を解析したところ、CaMKIIの自己阻害ドメインに類似していた[45]。このことから、この配列はCaMKIIの自己阻害ドメインが通常結合しているT-siteに、自己阻害ドメインと競合的に結合することで、自己阻害を抑制する、つまり活性化するのではないかという考えに至った（**図5A**）。そこで、まずCaMKIIとTiam1をCa^{2+}とカルモジュリン存在下で結合させ、そのうえで、Ca^{2+}をキレートし、CaMKII-Tiam1複合体のキナーゼ活性を測定した。その結果、CaMKII-Tiam1複合体はCa^{2+}/カルモジュリン非存在下でも、

恒常的な活性を持っていた。つまり、CaMKⅡとTiam1とが結合すると、CaMKⅡが活性化され、さらに活性化されたCaMKⅡはTiam1を継続してリン酸化し活性を保ち続けることが示唆された[45]。

このCaMKⅡ T-siteを介したTiam1との相互作用がスパインの拡大に必要であるかを検討するため、T-site結合部位に変異を入れたTiam1を過剰発現し、LTPを誘導した。実際にこの変異体を用いた場合、FRETを用いた観察から、CaMKⅡとの相互作用ができないことは確認できた[45]。Tiam1のCaMKⅡ T-site結合部位変異体の存在下では、スパインの拡大が阻害され、CaMKⅡ T-siteとTiam1の複合体の形成がスパインの拡大に必要であることが明らかとなった[45]。実際にこの変異体をノックインしたマウスを作成したところ、新規物体認識試験に異常が生じたことから、動物個体レベルでの記憶学習にも必要であることが示唆される[47]。

6. CaMKⅡ-Tiam1相互作用は シグナルカスケード上の特異点か？

一方、CaMKⅡのFRETセンサーCamuiを用い、LeeらはLTP誘導後のCaMKⅡの活性化の時間経過を測定した[48~50]。すると、これまで信じられてきたのとは異なり、CaMKⅡの活性化は非常に短時間で、LTP誘導後1分以内に基線レベルに戻ってしまうことがわかった。CaMKⅡの活性化、CaMKⅡ T-site-Tiam1複合体形成、Racの活性化の3つのステップに関してその活性化の時間経過を詳細に比較したところ、まずCaMKⅡが最初に活性化される。それに引き続き、CaMKⅡ T-site-Tiam1の複合体が形成され、さらにその後、Racが活性化される。CaMKⅡの活性は1分以内に基線レベルに戻るのに対し、CaMKⅡ T-site-Tiam1複合体は形成後安定に存在した。それに対応して、Racの活性化も持続した。つまり、このステップが、シグナルカスケード上で、一過性のシグナルが、これ以降持続的なシグナルになるという特異点であると考えられた（**図5B**）。我々はこれをreciprocally-activating kinase-effector complex（RAKEC）と称した。

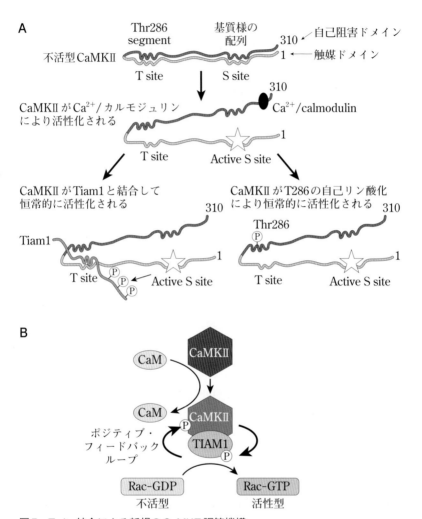

図5　T-site結合による新規のCaMKⅡ調節機構

A：CaMKⅡは不活化時は自己阻害ドメインにより抑制されている。Ca2+/カルモジュリンがその部位に結合すると、自己阻害ドメインにあるT286がリン酸化され、その結果、恒常的に活性化される。Tiam1は自己阻害ドメインと似た配列を持ち、自己阻害ドメインが通常結合するT-siteに結合することで、CaMKⅡを恒常的に活性化する。一方で、Tiam1自体がリン酸化される。文献51) より改変。

B：このメカニズムがポジティブ・フィードバックとして機能し、結合が続く限り、Tiam1の活性が維持される。

7. CaMKⅡの構造タンパク質としての機能

　ところでCaMKⅡは興奮性シナプスで非常に多い分子であるということが知られている。海馬では全タンパク質量の2％、PSDに至っては、10〜30％を占める[52,53]。半定量的質量分析の結果ではひとつのシナプスあたり、PSDを構成する足場タンパク質の代表であるPSD-95は300分子、AMPA型グルタミン酸受容体が60分子、NMDA型グルタミン酸受容体が20分子程度であるのに対し、CaMKⅡは5,600分子（モノマー換算）と多量に存在する[54,55]。CaMKⅡは酵素であり、一分子が多くの基質をリン酸化できることからなぜこんなに多量に存在するのかは不明であった。

　我々は、CaMKⅡが構造タンパク質としての機能を持つのではないかと考えた。実際CaMKⅡの量は細胞骨格タンパク質であるアクチンやチューブリンに匹敵する。これをまず実証するため、shRNAを用い、CaMKⅡ α サブユニット、β サブユニットをそれぞれ減少させたところ、β サブユニットを減少させた神経細胞では、樹状突起スパインが茸状の形態を失い、フィロポディア状になった（**図6A**）。

　α、β の2つのサブユニットは共存し、ヘテロオリゴマーを形成している。構造も非常によく似ており、唯一異なるのは、キナーゼドメインと会合ドメインの間に存在する、80アミノ酸残基のvariable domainである（**図6B**）。このドメインは、線維状アクチンに結合することが知られていたため、CaMKⅡをシナプスへ移行させるのに必要なシグナルと思われてきた[56]。ところがCaMKⅡは12量体を形成している。そのため我々は、CaMKⅡは線維状アクチンに結合するばかりではなく、複数の線維に同時に結合し、それを束化することで安定化するのではないかと考えた。

　そこで、CaMKⅡとアクチン線維を反応させ、電子顕微鏡で観察したところ、アクチン線維が束化されるのを証明できた[57]（**図6C、D**）。また、β サブユニットを神経細胞に過剰発現したところ、スパインでのアクチンのターンオーバーが遅延したことから、β サブユニットの束化作用により、アクチンが安定化されていることが伺われた。

　興味深いことに、線維状アクチン結合にかかわる variable domain には、自己リン酸化部位が多数存在する[58]（**図6B**）。これらの自己リン酸化により、結合が阻害され、アクチン線維が遊離された。そのため、シナプス可塑性の誘導に伴い、シナプス後部にCa^{2+}が流入し CaMKII が活性化されると、アクチン線維から一過性に遊離する[58]。これによりアクチン線維がさまざまなアクチン修飾因子により修飾を受けると考えられた。逆に、これらのリン酸化部位を変異すると、スパインの構造可塑性が阻害されたばかりではなく、動物個体での記憶が阻害された[58, 59]。このことから、CaMKII の β サブユニットを介する線維状アクチン束化作用により、スパ

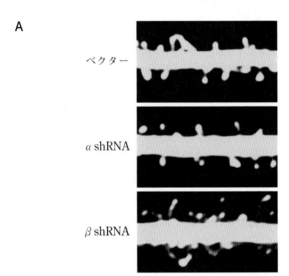

図6　CaMKII の構造タンパク質としての役割[57, 58]
A：shRNA により CaMKII α、β 発現を減少させたところ、CaMKII β サブユニットを減少させたときのみ、スパイン形態が茸状形態からフィロポディア状になった。
B：CaMKII α と β の差は主に 80 アミノ酸残基の variable domain にある。この部位には自己リン酸化部位が集積している。
C：CaMKII は線維状アクチンを束化する活性がある。電子顕微鏡写真。
D：線維状アクチンを束化している CaMKII の高拡大像。文献73）より転載。

イン形態を決定する一因子となるとともに、シナプス可塑性誘導に伴い、線維状アクチンの安定性を規定し、その可塑性的変化を促す、ゲートとしての役割を持っていると考えられる[60]。

8. CaMKⅡによるCa²⁺依存性シナプス蛋白質のクロスリンキング

それでは α サブユニットは何をしているのであろうか。

我々はTiam1のようにCaMKⅡのT-siteにCa²⁺依存的に結合しているタンパク質がほかにもあるのではないかと考えている。実はすでにいくつか

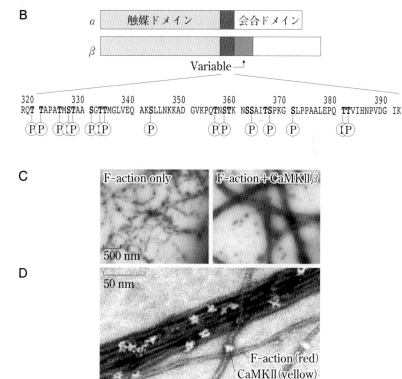

B

α 　触媒ドメイン　　会合ドメイン

β

Variable

```
320      330       340        350        360       370        380       390
RQT TAPATMSTAA SGTTMGLVEQ AKSLLNKKAD GVKPQTNSTK NSSAITSPKG SLPPAALEPQ TTVIHNPVDG IK
```

C　F-action only　　F-action＋CaMKⅡβ

500 nm

D　50 nm

F-action(red)
CaMKⅡ(yellow)

CaMKⅡ自己阻害ドメイン様の配列を持ち、T-siteに結合するタンパク質が知られている。そのなかにはNMDA型受容体サブユニットNR2Bがある[61]。NR2Bに結合したCaMKⅡもTiam1に結合した場合と同様に活性化され、NR2Bやその近傍のタンパク質をリン酸化すると予想される。それに加え、活性化されたCaMKⅡをシナプス直下に留めておく機能があると想定される。実際、CaMKⅡ T-siteに結合しないNR2Bを過剰発現するとLTPが減弱する。一方で、CaMKⅡ T-siteに結合しないNR2AにNR2Bの配列を導入し過剰発現すると、野生型NR2Aを過剰発現したときに比べ、LTPが増大する[62]。CaMKⅡは12量体を形成しており[63,64]、ひとつのオリゴマーに12か所のT-siteが存在する。そのため、NR2Bに結合したCaMKⅡは同時にTiam1とも結合することが可能である。このメカニズムを介し、活性化されたCaMKⅡがシナプス直下に存在するとともに、Tiam1のリン酸化を局所で維持するのではないかと考えられる。

さらにDensin-180/LRRC7[65]、CaMKⅡN1および2[66,67]、電位依存性カルシウムチャネル[68]、ClassⅠ代謝活性型グルタミン酸受容体[69]、ドーパミン受容体[70,71]などがCaMKⅡと直接安定した結合することが知られている。実際CaMKⅡとは多くのタンパク質が結合し[72]、そのうち少なくとも一部はT-siteとの結合と考えられる（細川ら、未出版）。そのため、CaMKⅡの機能は、アクチンを含めた多数のタンパク質をCa^{2+}依存的にクロスリンクするところにあるのかもしれない。

おわりに

本稿では、筆者が20余年続けてきた、シナプス可塑性の分子機構の仕事を紹介した。この研究は多くの方々との共同研究の結果であり、個々のお名前をあげることはできないが、篤く御礼申し上げる。また、公益財団法人ブレインサイエンス振興財団には研究助成をいただき、篤く御礼申し上げる。

利益相反に関する開示
著者は富士通研究所ならびにドワンゴから研究資金を得ている。

──────── **参 考 文 献** ────────
1) Hebb, D. O. *Organization of Behavior.* (Wiley, 1949).
2) ヘッブ, D. O.　行動の機構　脳メカニズムから心理学へ（上）　鹿取ら訳.（岩波出版, 2011）.
3) Bliss, T. V. & Lømo, T. Long-lasting potentiation of synaptic transmission in the dentate area of the anaesthetized rabbit following stimulation of the perforant path. *J Physiol (Lond)* **232**, 331-356 (1973).
4) Schwartzkroin, P. A. & Wester, K. Long-lasting facilitation of a synaptic potential following tetanization in the in vitro hippocampal slice. *Brain Res* **89**, 107-119 (1975).
5) Yamamoto, C. & Chujo, T. Long-term potentiation in thin hippocampal sections studied by intracellular and extracellular recordings. *Exp Neurol* **58**, 242-250 (1978).
6) Watkins, J. C. & Collingridge, G. *The NMDA Receptor.* (IRL Press, 1989).
7) Herron, C. E., Lester, R. A., Coan, E. J. & Collingridge, G. L. Frequency-dependent involvement of NMDA receptors in the hippocampus: a novel synaptic mechanism. *Nature* **322**, 265-268 (1986).
8) Collingridge, G. L., Herron, C. E. & Lester, R. A. Frequency-dependent N-methyl-D-aspartate receptor-mediated synaptic transmission in rat hippocampus. *J Physiol (Lond)* **399**, 301-312 (1988).
9) Jahr, C. E. & Stevens, C. F. Glutamate activates multiple single channel conductances in hippocampal neurons. *Nature* **325**, 522-525 (1987).
10) Ascher, P. & Nowak, L. The role of divalent cations in the N-methyl-D-aspartate responses of mouse central neurones in culture. *J Physiol (Lond)* **399**, 247-266 (1988).
11) Mayer, M. L. & Westbrook, G. L. Permeation and block of N-methyl-D-aspartic acid receptor channels by divalent cations in mouse cultured central neurones. *J Physiol (Lond)* **394**, 501-527 (1987).
12) Malenka, R. C., Kauer, J. A., Zucker, R. S. & Nicoll, R. A. Postsynaptic calcium is sufficient for potentiation of hippocampal synaptic transmission. *Science* **242**, 81-84 (1988).
13) Liao, D., Jones, A. & Malinow, R. Direct measurement of quantal changes underlying long-term potentiation in CA1 hippocampus. *Neuron* **9**, 1089-1097 (1992).
14) Hessler, N. A., Shirke, A. M. & Malinow, R. The probability of transmitter release at a mammalian central synapse. *Nature* **366**, 569-572 (1993).
15) Bolshakov, V. Y. & Siegelbaum, S. A. Postsynaptic induction and presynaptic expression of hippocampal long- term depression. *Science* **264**, 1148-1152 (1994).
16) Bolshakov, V. Y. & Siegelbaum, S. A. Regulation of hippocampal transmitter release during development and long-term potentiation. *Science* **269**, 1730-1734 (1995).

17) Zhuo, M., Hu, Y., Schultz, C., Kandel, E. R. & Hawkins, R. D. Role of guanylyl cyclase and cGMP-dependent protein kinase in long-term potentiation. *Nature* **368**, 635-639 (1994).

18) Lisman, J., Malenka, R. C., Nicoll, R. A. & Malinow, R. Learning mechanisms: the case for CaM-KII. *Science* **276**, 2001-2002 (1997).

19) Kauer, J. A., Malenka, R. C. & Nicoll, R. A. A persistent postsynaptic modification mediates long-term potentiation in the hippocampus. *Neuron* **1**, 911-917 (1988).

20) Liao, D., Hessler, N. A. & Malinow, R. Activation of postsynaptically silent synapses during pairing-induced LTP in CA1 region of hippocampal slice. *Nature* **375**, 400-404 (1995).

21) Sanes, J. R. & Lichtman, J. W. Can molecules explain long-term potentiation? *Nat. Neurosci.* **2**, 597-604 (1999).

22) Shi, S. H. *et al.* Rapid spine delivery and redistribution of AMPA receptors after synaptic NMDA receptor activation. *Science* **284**, 1811-1816 (1999).

23) Bosch, M. *et al.* Structural and molecular remodeling of dendritic spine substructures during long-term potentiation. *Neuron* **82**, 444-459 (2014).

24) Lisman, J. E. & Goldring, M. A. Feasibility of long-term storage of graded information by the Ca^{2+}/calmodulin-dependent protein kinase molecules of the postsynaptic density. *Proc. Natl. Acad. Sci. USA* **85**, 5320-5324 (1988).

25) Yamauchi, T. & Fujisawa, H. A calmodulin-dependent protein kinase that is involved in the activation of tryptophan 5-monooxygenase is specifically distributed in brain tissues. *FEBS Lett* **129**, 117-119 (1981).

26) Malenka, R. C. *et al.* An essential role for postsynaptic calmodulin and protein kinase activity in long-term potentiation. *Nature* **340**, 554-557 (1989).

27) Malinow, R., Madison, D. V. & Tsien, R. W. Persistent protein kinase activity underlying long-term potentiation. *Nature* **335**, 820-824 (1988).

28) Silva, A. J., Stevens, C. F., Tonegawa, S. & Wang, Y. Deficient hippocampal long-term potentiation in a-calcium-calmodulin kinase II mutant mice. *Science* **257**, 201-206 (1992).

29) Shirke, A. M. & Malinow, R. Mechanisms of potentiation by calcium-calmodulin kinase II of postsynaptic sensitivity in rat hippocampal CA1 neurons. *J Neurophysiol* **78**, 2682-2692 (1997).

30) Pettit, D. L., Perlman, S. & Malinow, R. Potentiated transmission and prevention of further LTP by increased CaMKII activity in postsynaptic hippocampal slice neurons. *Science* **266**, 1881-1885 (1994).

31) Hayashi, Y. *et al.* Driving AMPA receptors into synapses by LTP and CaMKII: requirement for GluR1 and PDZ domain interaction. *Science* **287**, 2262-2267 (2000).

32) Barria, A., Muller, D., Derkach, V., Griffith, L. C. & Soderling, T. R. Regulatory phosphorylation of AMPA-type glutamate receptors by CaM-KII during long-term potentiation. *Science* **276**, 2042-2045 (1997).

33) Roche, K. W., O'Brien, R. J., Mammen, A. L., Bernhardt, J. & Huganir, R. L. Characterization of multiple phosphorylation sites on the AMPA receptor GluR1 subunit. *Neuron* **16**, 1179-1188 (1996).

34) Hayashi, Y. *et al.* Calcium- and calmodulin-dependent phosphorylation of AMPA type glutamate receptor subunits by endogenous protein kinases in the post-synaptic density. *Brain Res Mol Brain Res* **46**, 338-342 (1997).

35) Kinoshita, E. *et al.* Separation of phosphoprotein isotypes having the same number of phosphate groups using phosphate-affinity SDS-PAGE. *Proteomics* **8**, 2994-3003 (2008).

36) Hosokawa, T., Mitsushima, D., Kaneko, R. & Hayashi, Y. Stoichiometry and phosphoiso-types of hippocampal AMPA type glutamate receptor phosphorylation. *Neuron* **85**, 60-67 (2015).

37) Babiec, W. E., Guglietta, R. & O'Dell, T. J. Basal levels of AMPA receptor GluA1 subunit phosphorylation at threonine 840 and serine 845 in hippocampal neurons. *Learn Mem* **23**, 127-133 (2016).

38) Matsuzaki, M. *et al.* Dendritic spine geometry is critical for AMPA receptor expression in hippocampal CA1 pyramidal neurons. *Nat. Neurosci.* **4**, 1086-1092 (2001).

39) Förster, T. Energiewanderung und Fluoreszenz. *Naturwissenschaften* **33**, 166-175 (1946).

40) Okamoto, K., Nagai, T., Miyawaki, A. & Hayashi, Y. Rapid and persistent modulation of actin dynamics regulates postsynaptic reorganization underlying bidirectional plasticity. *Nat. Neurosci.* **7**, 1104-1112 (2004).

41) Andrianantoandro, E. & Pollard, T. D. Mechanism of actin filament turnover by severing and nucleation at different concentrations of ADF/cofilin. *Mol Cell* **24**, 13-23 (2006).

42) Okamoto, K., Bosch, M. & Hayashi, Y. The roles of CaMKⅡ and F-actin in the structural plasticity of dendritic spines: a potential molecular identity of a synaptic tag? *Physiology (Bethesda)* **24**, 357-366 (2009).

43) Matsuzaki, M., Honkura, N., Ellis-Davies, G. C. & Kasai, H. Structural basis of long-term potentiation in single dendritic spines. *Nature* **429**, 761-766 (2004).

44) Yasumatsu, N., Matsuzaki, M., Miyazaki, T., Noguchi, J. & Kasai, H. Principles of long-term dynamics of dendritic spines. *J. Neurosci.* **28**, 13592-13608 (2008).

45) Saneyoshi, T. *et al.* Reciprocal activation within a kinase-effector complex underlying persistence of structural LTP. *Neuron* **102**, in press (2019).

46) Saneyoshi, T. & Hayashi, Y. The Ca^{2+} and Rho GTPase signaling pathways underlying activity-dependent actin remodeling at dendritic spines. *Cytoskeleton (Hoboken)* **69**, 545-554 (2012).

47) Kojima, H., Rosendale, M., Sugiyama, Y., Hayashi, M., Horiguchi, Y., Yoshihara, T., Ikegaya, Y., Saneyoshi, T. & Hayashi Y. *The role of CaMKⅡ-Tiam1 complex on learning and memory.* Neurobiol Learn Mem: 2019; 107070.

48) Takao, K. *et al.* Visualization of synaptic Ca^{2+}/calmodulin-dependent protein kinase II activity in living neurons. *J. Neurosci.* **25**, 3107-3112 (2005).

49) Kwok, S. *et al.* Genetically encoded probe for fluorescence lifetime imaging of CaMKⅡ activity. *Biochem Biophys Res Commun* **369**, 519-525 (2008).

50) Lee, S. J., Escobedo-Lozoya, Y., Szatmari, E. M. & Yasuda, R. Activation of CaMKⅡ in single dendritic spines during long-term potentiation. *Nature* **458**, 299-304 (2009).

51) Lisman J, Schulman H, Cline H. The molecular basis of CaMKⅡ function in synaptic and behavioural memory. *Nat Rev Neurosci*. 2002; **3**(3):175-90. Epub 2002/05/08. doi: 10.1038/nrn753. PubMed PMID: 11994750.

52) Kennedy, M. B., Bennett, M. K. & Erondu, N. E. Biochemical and immunochemical evidence that the "major postsynaptic density protein" is a subunit of a calmodulin-dependent protein kinase. *Proc. Natl. Acad. Sci. USA* **80**, 7357-7361 (1983).

53) Erondu, N. E. & Kennedy, M. B. Regional distribution of type II Ca^{2+}/calmodulin-dependent protein kinase in rat brain. *J. Neurosci.* **5**, 3270-3277 (1985).

54) Sugiyama, Y., Kawabata, I., Sobue, K. & Okabe, S. Determination of absolute protein numbers in single synapses by a GFP-based calibration technique. *Nat Methods* **2**, 677-684 (2005).

55) Sheng, M. & Hoogenraad, C. C. The postsynaptic architecture of excitatory synapses: a more quantitative view. *Annu Rev Biochem* **76**, 823-847 (2007).

56) Shen, K., Teruel, M. N., Subramanian, K. & Meyer, T. CaMKⅡβ functions as an F-actin targeting module that localizes CaMKⅡα/β heterooligomers to dendritic spines. *Neuron* **21**, 593-606 (1998).

57) Okamoto, K., Narayanan, R., Lee, S. H., Murata, K. & Hayashi, Y. The role of CaMKⅡ as an F-actin-bundling protein crucial for maintenance of dendritic spine structure. *Proc. Natl. Acad. Sci. USA* **104**, 6418-6423 (2007).

58) Kim, K. *et al.* A temporary gating of actin remodeling during synaptic plasticity consists of the interplay between the kinase and structural functions of CaMKⅡ. *Neuron* **87**, 813-826 (2015).

59) Kim, K. *et al.* Autophosphorylation of F-actin binding domain of CaMKⅡbeta is required for fear learning. *Neurobiol Learn Mem* **157**, 86-95 (2019).

60) Kim, K., Saneyoshi, T., Hosokawa, T., Okamoto, K. & Hayashi, Y. Interplay of enzymatic and structural functions of CaMKⅡ in long-term potentiation. *J Neurochem* **139**, 959-972 (2016).

61) Bayer, K. U., De Koninck, P., Leonard, A. S., Hell, J. W. & Schulman, H. Interaction with the NMDA receptor locks CaMKⅡ in an active conformation. *Nature* **411**, 801-805 (2001).

62) Barria A, Malinow R. NMDA receptor subunit composition controls synaptic plasticity by regulating binding to CaMKⅡ. *Neuron.* 2005; **48**(2): 289-301. doi: 10.1016/j.neuron. 2005.08.034. PubMed PMID: 16242409.

63) Chao, L. H. *et al.* A mechanism for tunable autoinhibition in the structure of a human Ca^{2+}/calmodulin- dependent kinase II holoenzyme. *Cell* **146**, 732-745 (2011).

64) Myers, J. B. *et al.* The CaMKⅡ holoenzyme structure in activation-competent conformations. *Nature communications* **8**, 15742 (2017).

65) Walikonis, R. S. *et al.* Densin-180 forms a ternary complex with the α-subunit of Ca^{2+}/calmodulin-dependent protein kinase II and α-actinin. *J. Neurosci.* **21**, 423-433 (2001).

66) Chang, B. H., Mukherji, S. & Soderling, T. R. Characterization of a calmodulin kinase II inhibitor protein in brain. *Proc. Natl. Acad. Sci. USA* **95**, 10890-10895 (1998).

67) Vest, R. S., Davies, K. D., O'Leary, H., Port, J. D. & Bayer, K. U. Dual mechanism of a natural CaMKⅡ inhibitor. *Mol. Biol. Cell* **18**, 5024-5033 (2007).

68) Wang, X. *et al.* A novel mechanism for Ca^{2+}/calmodulin-dependent protein kinase Ⅱ targeting to L-type Ca^{2+} channels that initiates long-range signaling to the nucleus. *J Biol Chem* **292**, 17324-17336 (2017).

69) Marks, C. R. *et al.* Activated CaMKⅡalpha Binds to the mGlu5 Metabotropic Glutamate Receptor and Modulates Calcium Mobilization. *Mol Pharmacol* **94**, 1352-1362 (2018).

70) Liu, X. Y. *et al.* Activity-dependent modulation of limbic dopamine D3 receptors by CaMKⅡ. *Neuron* **61**, 425-438 (2009).

71) Zhang, S., Xie, C., Wang, Q. & Liu, Z. Interactions of CaMKⅡ with dopamine D2 receptors: roles in levodopa-induced dyskinesia in 6-hydroxydopamine lesioned Parkinson's rats. *Scientific reports* **4**, 6811 (2014).

72) Baucum, A. J., 2nd, Shonesy, B. C., Rose, K. L. & Colbran, R. J. Quantitative proteomics analysis of CaMKⅡ phosphorylation and the CaMKⅡ interactome in the mouse forebrain. *ACS chemical neuroscience* **6**, 615-631 (2015).

73) Sanabria, H., Swulius, M. T., Kolodziej, S. J., Liu, J. & Waxham, M. N. βCaMKⅡ regulates actin assembly and structure. *J Biol Chem* **284**, 9770-9780 (2009).

林　康紀（はやし・やすのり）
京都大学大学院医学研究科 教授
1990年京都大学医学部卒業、1994年同大学院修了。博士（医学）。2016年より現職。興味は記憶・学習の分子・細胞機構。一緒に研究を行ってくれる大学院生を募集中。脳科学辞典編集長。

新規睡眠制御分子同定による
睡眠覚醒機構の解明を目指して

keywords ▶▶▶ 睡眠、マウス、順遺伝学、リン酸化酵素、イオンチャネル

船戸　弘正
東邦大学医学部解剖学講座 教授
筑波大学国際統合睡眠医科学研究機構 教授（WPI-IIIS）

はじめに

　誰でも毎日眠りにつく。この睡眠という現象は哺乳動物だけではなく、行動学的には節足動物までの幅広い動物種に睡眠様行動として認められている。また、睡眠は医学的にも重要なテーマである。不眠は多くの精神疾患で出現する症状であり、不眠症状等の睡眠障害は我が国国民の約2割、高齢者では3割以上に認められている。しかし、このような重要性にもかかわらず、睡眠の機能、意義、制御機構についての我々の理解はとても初歩的なものである。したがって、睡眠覚醒の仕組みを理解し睡眠を制御する方法を開発することは、医学生物学分野において非常に重要な研究テーマである。我々は、睡眠制御の分子機構を明らかにするために、マウスを用いたフォワード・ジェネティクス研究に取り組んでいる。

1. リバース・ジェネティクス研究と
　フォワード・ジェネティクス研究

　1990年代以降、相同組換えに基づく遺伝子ターゲティング手法の開発により、さまざまな遺伝子欠損マウスの睡眠覚醒が検討されてきた[1]。候補となる遺伝子を選び、その遺伝子を改変したマウスの表現型を検討するこ

とから、目的とする表現型の理解を深めようとするアプローチはリバース・ジェネティクス研究と呼ばれる。このアプローチによってオレキシンの睡眠覚醒における役割など大きな発見がなされた[2]。しかし、多くの研究は睡眠覚醒行動の変化が期待されるニューロンの興奮性や神経伝達に関する分子が検討対象として選ばれるため、真に意外な発見は少なく、ある意味では、薬理学的実験などからすでに得られている知見を、別の手法で再検討し丁寧に解析することに意義があったといえるだろう。また、ある遺伝子を欠損させたマウスの睡眠覚醒行動に異常が認められなかったとしても、睡眠が冗長性をもって制御されているために、その遺伝子が本来持つ睡眠における役割が、代償性にマスクされてしまい、一見正常に見えているのかも知れず、その分子が睡眠制御に関与していないとは言いきれないという限界もある。さらに、その遺伝子の欠損により脳の正常な発達が阻害されたり、全身臓器の構造や機能に顕著な影響を与える場合、睡眠覚醒行動を適切に評価・解釈することが困難になる。このようなリバース・ジェネティクス研究とは逆に、表現型異常を示す家系を樹立してから、その責任となる遺伝子変異を同定し、対象となる表現型を制御する分子機構を明らかにしようというアプローチがフォワード・ジェネティクス研究である[3,4]。

　フォワード・ジェネティクス研究では何世代にもわたる研究を遂行することになるため、世代時間が短いモデル動物が適している。実際に、初めて動物を用いてフォワード・ジェネティクス的研究を行ったのは、ショウジョウバエを遺伝学のモデル動物として樹立したThomas Hunt Morganである。さらにRonald KonopkaとSeymour Benzerは、概日リズム行動に着目して、化学変異原を用いてランダム突然変異を導入したショウジョウバエをスクリーニングすることによって、概日リズム行動異常を示す家系を樹立した[5]。これは、動物行動という複雑な現象は少数の遺伝子に決定的な影響を受けないという当時の一般的なコンセンサスを覆し、遺伝子が直接行動を決定しうることを示す非常に革新的な成果であった。この変異家系の原因となるPer遺伝子の発見を端緒にして[6]、コア時計遺伝子の転写

と翻訳レベルで全体としてネガティブフィードバックループが形成されており、このフィードバックがコア時計遺伝子の働きや存在量にリズムを作り出し、時間をカウントする基本的な仕組みとなっていることが示された[7]。これらの概日リズムの基本的な仕組みの解明に貢献したJeffrey C. Hall、Michael Rosbash、Michael W. Youngに2017年度のノーベル医学・生理学賞が授与されている。

　2000年以降、ショウジョウバエの行動学的睡眠の研究手法が確立し、ショウジョウバエを用いた睡眠様行動のフォワード・ジェネティクス研究が行われた。その結果、睡眠様行動に異常を示す家系が樹立され、原因遺伝子として*shaker*[8]、*sleepless*[9]、*insomniac*[10]などが報告されている。これらの家系では、いずれも覚醒時間が顕著に延長する。

　ショウジョウバエの睡眠様行動の理解が深まることの科学的な意義は大きいものの、ショウジョウバエと我々哺乳類とでは脳のサイズや構造が大きく異なり、睡眠構築に関してもショウジョウバエにはレム睡眠が認められていないなどの違いがある。哺乳類の睡眠を理解するには、マウスを用いたフォワード・ジェネティクス研究が理想的である。しかし、ショウジョウバエの世代時間が10日程度であるのに対して、マウスは4、5か月程度であり、研究遂行に必要となる時間も労力も大きい。このような現実的な困難に加えて、睡眠のように高い冗長性をもって制御されている行動は、浸透度が低いため、遺伝性の表現型異常を示す家系を樹立することは難しく、フォワード・ジェネティクス研究には向かないのではないかという懸念もあった。

2. マウスを用いた睡眠のフォワード・ジェネティクス研究

　我々は睡眠のフォワード・ジェネティクスを図1Aに示す段階を踏んで遂行している。研究開始当初は、理化学研究所バイオリソースセンター若菜茂晴研究室より定期的にランダム点突然変異マウスを導入し、脳波筋電図に基づく睡眠異常スクリーニングを行う体制であった。現在では、筑波大学生命科学動物資源センターの協力を得て、筑波大学内で点突然変異マ

ウスの生産から連鎖解析まで遂行できる体制となっている。

　ランダム点突然変異の導入のために、化学変異原であるエチルニトロソ
ウレアを雄C57BL/6Jマウスに腹腔内投与する。この結果、マウスの精祖

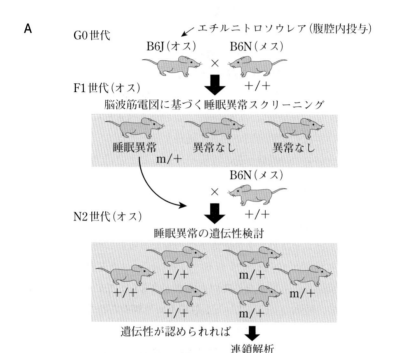

図1　睡眠のフォワード・ジェネティクス研究
A：雄C57BL/6マウスにエチルニトロソウレアを投与し、次世代F1雄の睡眠覚
醒をスクリーニングする。睡眠異常個体を検出し、さらに次世代の睡眠覚醒を検
討することで、睡眠異常の遺伝性を判定する。遺伝性が認められれば、連鎖解析
を行う。
B：*Sleepy*変異マウス家系（B023家系）の同腹仔の覚醒時間は、正常群と短縮群
に二分される。黒は遺伝子変異を持つもの、白は持たないもの。
C：B023家系の連鎖解析により、覚醒時間短縮に相関する遺伝子変異が染色体9
番に存在することが示された。LODスコアが非常に高いことから、変異による
強い効果が示唆される。挿入図にLODスコアピーク付近のSNPとLODスコアを
示した。

細胞に多数の点突然変異が生じる。この雄の精子と野生型卵との人工授精により次世代マウス（F1マウス）を作製する。雄F1マウスの睡眠覚醒を、脳波筋電図に基づいて評価し、睡眠異常を示す個体を選び出す。睡眠異常マウスが見いだされれば、このマウスを野生型雌と交配させて次世代（N2）を得る。このN2世代マウスの睡眠覚醒行動を検討し、F1世代と同様の睡眠異常を示す個体が複数存在するか検討することによって、睡眠異常の遺伝性を判断する[11]。

　図1Bは、遺伝性に覚醒時間減少を示す家系の同腹仔の覚醒時間を示し

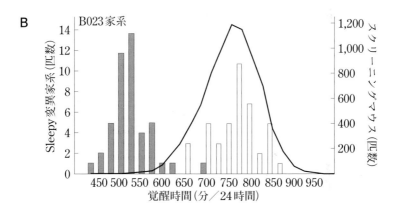

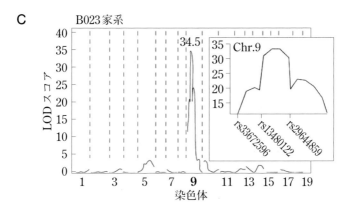

たものであるが、覚醒時間が明瞭な二峰性の分布をとることがわかる。この家系のように、運良く睡眠異常の遺伝性が認められれば、次に連鎖解析を行う。連鎖解析によって、睡眠異常を引き起こしている遺伝子変異の効果の大きさや染色体上の位置が明らかになる。**図1C**は、**図1B**に示した家系の連鎖解析の結果である。34.5という高いLODスコアが9番染色体上に認められた。解析するN2マウス数が同じであれば、LODの高さは表現型の強さに相関するため、この家系の示す高いLODスコアは、睡眠異常の強さを予測するものであった。

　続いて責任遺伝子変異を同定するために全エクソームシーケンスを行い、

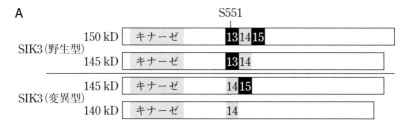

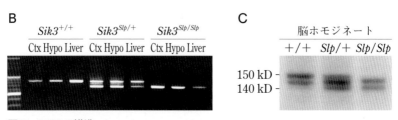

図2　SIK3の構造

A：SIK3はアミノ末端側にキナーゼドメインを持つ。野生型SIK3タンパク質には、エクソン15を持たないスプライスバリアントがある。*Sleepy*変異型SIK3タンパク質は、スプライスサイトに存在する遺伝子変異のために、エクソン13コード領域が欠失する。

B：RT-PCRによって、*Sik3* mRNAのエクソン13の有無を検討した。大脳皮質（Ctx）、視床下部（Hypo）、肝臓を用いた、RT-PCRの結果を示した。

C：ウェスタンブロットによるSIK3タンパク質の検出。Aに示したように、異なるサイズのSIK3タンパク質が検出できた。

LODスコアピークのある9番染色体上に存在する*Sik3*遺伝子に変異が同定された。しかし、同定した*Sik3*遺伝子近傍に、*Sik3*遺伝子とは異なる真の原因遺伝子が存在する可能性を否定することはできない。そのため、同定した*Sik3*遺伝子変異とまったく同じ遺伝子変異を持つマウスを新たに作製した。その結果、覚醒時間減少が確認されたことから、*Sik3*遺伝子変異が覚醒時間減少の原因となっていることが証明された[11]。

この変異の効果はセミドミナントであり、*Sik3*遺伝子ホモ変異マウスは*Sik3*遺伝子ヘテロ変異マウスよりも覚醒時間が短く、ノンレム睡眠時間が長い。また*Sik3*遺伝子変異マウスのレム睡眠は、野生型に比べて暗期で長く、明期で短いが、1日で見ると変化はなかった[11]。このことは、レム睡眠がノンレム睡眠とは独立に恒常性を持った制御を受けており、SIK3はレム睡眠の恒常性には関与していないことを示している。

3. ノンレム睡眠量を規定する*Sik3*遺伝子の同定

SIK3タンパク質はアミノ末端側にキナーゼドメインを持つリン酸化酵素であり（**図2A**）、AMPキナーゼファミリーに属する[12]。*Sik3*遺伝子変異はエクソン13直後のスプライスドナー部位に存在し、エクソン13のスキップによるインフレーム変異をもたらす（**図2B**）。その結果、52残基を欠失したSIK3タンパク質となる（**図2C**）。エクソン13がコードする領域には、プロテインキナーゼA（PKA）によりリン酸化を受けるセリン残基が存在する。

ショウジョウバエや線虫などの無脊椎動物にも*Sik3*オルソログが存在している（**図3A**）。PKAによりリン酸化を受けるセリン残基は、ショウジョウバエや線虫の*Sik3*オルソログにも保存されている（**図3B**）。名古屋市立大学粂和彦博士との共同研究により、SIK3のPKAリン酸化セリン残基をアラニンに置換すると、ショウジョウバエの睡眠様行動が増加することが示された[11]。

続いて、マウスにおいてもSIK3のPKAによりリン酸化を受けるセリン残基（S551）が睡眠覚醒制御に重要であるかを検討するために、CRISPR/Cas9法を用いて、このセリン残基をアラニンに置換したマウス

（*SIK3*$^{S551A/+}$）およびアスパラギン酸に置換したマウス（*SIK3*$^{S551D/+}$）を作製した。その結果、どちらのマウスも、顕著な覚醒時間減少を示した（**図4**）[13]。この結果は、PKA-SIK3シグナルが睡眠覚醒行動制御の重要な基点となっていることを示す。さらに、無脊椎動物の睡眠様行動が哺乳類の睡眠と同様の分子機構で制御されていることを示唆している。

野生型マウスの覚醒時間に比べて、SIK3エクソン13欠失マウス

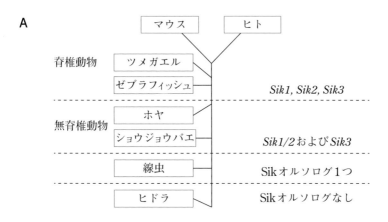

図3　SIKタンパク質の保存性
A：Sik遺伝子ファミリーの系統樹。脊椎動物はSik1、Sik2、Sik3を持つ。Sik3オルソログは、ショウジョウバエおよび線虫にも認められる。
B：SIK3タンパク質、エクソン13コード領域のアミノ酸配列。脊椎動物間でよく保存されている。プロテインキナーゼA（PKA）リン酸化部位はショウジョウバエおよび線虫にも保存されている。

（*SIK3^{SLP/+}*）、S551アラニン置換マウス（*SIK3^{S551A/+}*）、S551アスパラギン酸置換マウス（*SIK3^{S551D/+}*）はいずれも覚醒時間の減少を示すが、このような睡眠量の変化と対応して認められるSIK3タンパク質の変化のひとつが14-3-3との結合低下である。SIK3（Ex13欠失型）タンパク質、SIK3（S551A）タンパク質、SIK3（S551D）タンパク質はいずれも14-3-3との結合が低下する[13]。14-3-3との結合自体が睡眠制御に重要であるかどうかは不明であるが、14-3-3との結合低下とリンクしたSIK3タンパク質の生化学的性質の変化が覚醒時間減少、ノンレム睡眠時間増大をもたらしていると考えられる（**図5**）。

　以上のように*Sik3*遺伝子変異によりノンレム睡眠時間が変化することが示されたが、それでは*Sik3*遺伝子欠損マウスではどのような睡眠覚醒となるのだろうか。残念ながら*Sik3*遺伝子欠損マウスは9割以上が生後1日以内に死亡し、わずかに生き残ったものも顕著な低成長、るいそう、骨格系および糖代謝異常を示す[14]。そのため、脳波筋電図を用いた睡眠覚醒評価には適さない。われわれは*Sik3 flox*マウスを作製し、ニューロンのみで

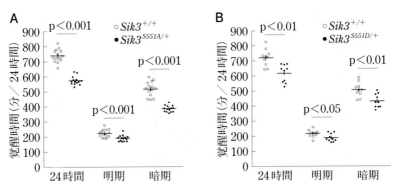

図4　SIK3 S551置換マウスの睡眠覚醒
A：551番目セリン残基をアラニンに置換したヘテロ変異マウスは覚醒時間が短縮した。
B：551番目セリン残基をアスパラギン酸に置換したヘテロ変異マウスは覚醒時間が短縮した。

*Sik3*遺伝子を欠損したマウスを得ている。これらのマウスは健康であり発育発達は正常である。これらマウスを用いた睡眠覚醒解析に取り組んでいる。

　興味深いことに、*Sleepy*変異マウスは、概日リズム行動は野生型と同様であるのに対して、*Sik3*遺伝子欠損マウスは恒暗条件での周期が延長したと報告されている[15]。機能獲得型変異と機能喪失型変異では、SIK3の睡眠覚醒または概日リズムにおける表現型の方向性が必ずしも逆にならず、単純に説明できないのかもしれない。

　リン酸化酵素は基質にリン酸基を転移する酵素である。一般に、リン酸化酵素自体も他のリン酸化酵素によるリン酸化を受け、このことがキナーゼ活性や細胞内局在に影響を及ぼす。こうして、リン酸化酵素どうしはカスケードを形成している。SIK3タンパク質の脳内でのリン酸化状態を丁寧

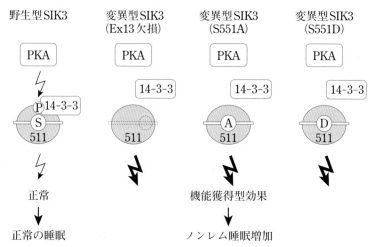

図5　SIK3を介した睡眠制御
野生型SIK3と異なり、Ex13欠失、551番目アラニン置換、551番目アスパラギン酸置換の3種の変異型SIK3はいずれも14-3-3との結合が大きく減少している。何らかの機能獲得型効果により、個体レベルでのノンレム睡眠増加がもたらされていると考えられる。

に検討するためには、ある程度のタンパク量が必要となる。そのために、CRISPR/Cas9法を用いて、FLAGタグをSIK3タンパク質アミノ末端に挿入した遺伝子改変マウスを作製した。ウェスタンブロットにより*Flag-Sik3*ノックインマウスが期待通りにFLAG-SIK3タンパク質を産生していることを、抗FLAG抗体を用いて確認した。この*Flag-Sik3*マウスは、野生型と同様の睡眠覚醒行動を示したことからFLAGタグの挿入はSIK3の機能や睡眠覚醒には大きな影響を与えていないと考えられる。断眠後に、*FLAG-SIK3*マウスより脳を取り出し、タンパク質を抽出後、抗FLAG抗体を用いてFLAG-SIK3タンパク質を精製した。定量的リン酸プロテオミクス解析の結果、断眠後にSIK3タンパク質の221番目のスレオニン残基のリン酸化状態が高まっていた。このスレオニン残基はキナーゼドメイン内にあり、リン酸化状態とキナーゼ活性とが正の相関を示すことが知られている。したがって、この結果は、断眠によってSIK3タンパク質のキナーゼ活性が高くなることを示している。

4. 睡眠負債（必要量）を規定するリン酸化タンパク質群の同定

　*Sik3*遺伝子変異マウスはノンレム睡眠時間が増大しているだけではなく、睡眠必要量の指標であるノンレム睡眠中のデルタ波が高い。したがって、ノンレム睡眠時間とデルタ波密度を考慮した指標であるデルタエナジーも大きく増大している[11]。このことから、*Sik3*遺伝子変異マウスは自然に睡眠必要量が高まりやすい状態にあると考えられる。

　睡眠必要量が高まっているという点では、*Sik3*遺伝子変異マウスと断眠した野生型マウスは同様の状態である。このまったく異なるマウス脳に共通したタンパク質レベルの変化を調べることにより、睡眠必要量を規定する分子群を同定しようと、筑波大学国際統合睡眠医科学研究機構Liu教授と共同研究を行った。LC-MS/MSを用いた定量的プロテオミクスを行ったところ、断眠マウス脳と*Sik3*遺伝子変異マウス脳に共通して存在量の変化を示したタンパク質はなかった。さらに、リン酸化の程度を検討したところ、断眠マウス脳と*Sik3*遺伝子変異マウス脳に共通してリン酸化状態が亢

進したリン酸化タンパク質を80種同定した[16]。それらの多くは断眠時間に依存したリン酸化状態の亢進を示し、断眠なし、1時間断眠に比べて、3時間断眠後はリン酸化状態が高まっており、6時間断眠後はさらに亢進した（**図6**）。リン酸化タンパク質のリン酸化状態の評価には、そのタンパク質由来のリン酸化ペプチドのうち、有意に量が変化していたものについての、変化量対数値の総和を用いている。

　このようにして同定した睡眠必要量を規定するリン酸化タンパク質群（sleep-need-index phosphoproteins: SNIPPS）80種のうち、69種はシナプスの機能や構造に深く関与するものであった（**図7**）。さらに野生型SIK3タンパク質と変異型SIK3タンパク質とに異なる結合を示すタンパク質を同定するために、*Flag-Sik3*マウスおよび、*Flag-Sik3（Slp）*マウスより脳を採取し抗FLAG抗体で精製後に、LC-MS/MSを用いた検討を行った。その結果、80種のSNIPPsのうち28種が、野生型SIK3よりもSLP変異型SIK3に強い結合を示した。この結果は、免疫沈降−ウェスタンブロットによって確認している。ただし、これらのSNIPPsがSIK3の基質であるのか、SIK3がシナプスで機能しているのかどうかについてはさらなる検討が必要である。

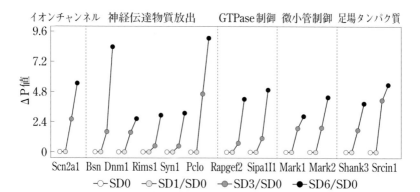

図6　睡眠負債依存的なリン酸化状態変化
これらの分子は、自由睡眠状態（SD0）や1時間断眠（SD1）に比べて、3時間断眠（SD3）でリン酸化状態が亢進し、6時間断眠（SD6）ではさらに亢進した。

5. レム睡眠制御に関与する *Nalcn* 遺伝子の同定

　Sik3 遺伝子変異マウスは主にノンレム睡眠に顕著な変化を示したが、同様のランダム点突然変異マウスのスクリーニングにより、レム睡眠に遺伝性の異常を示す *Dreamless* 変異家系を樹立した。この家系では、遺伝性にレム睡眠時間の減少およびレム睡眠エピソード長の短縮を示すが、覚醒やノンレム睡眠には顕著な異常を認めなかった（**図8**）。連鎖解析により、LODスコアのピークが14番染色体上に認められた。LODスコアピーク領

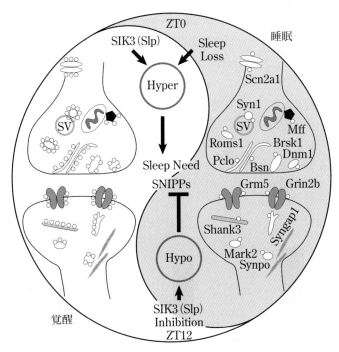

図7　シナプスに存在するSNIPPs
睡眠負債の指標となるリン酸化タンパク質群（SNIPPs）の多くはシナプスの構造や機能に関与する。SIK3の変異や睡眠遮断によって、これらSNIPPsのリン酸化状態が亢進する。

域に存在する約150遺伝子のうち、ニューロンの興奮性に影響を与えることが期待され、レム睡眠制御に重要な脳幹部に強く発現する分子を探索したところ、非選択的陽イオンチャネルであるNALCNが候補と考えられた。*Nalcn*遺伝子の40以上のエクソンをすべてダイレクトシーケンスにより変異の有無を調べたところ、*Dreamless*変異マウスのみに一塩基置換が認められた。さらに、全エクソームシーケンスによって、近傍染色体領域に*Nalcn*遺伝子以外に*Dreamless*変異マウスに共通した遺伝子変異がないことを確認した[11]。

続いて、同定した*Nalcn*遺伝子変異が*Dreamless*変異マウスのレム睡眠異常を生じさせることを証明するため、CRISPR/Cas9法を用いて、同定されたものと同一の変異を*Nalcn*遺伝子に導入した。得られた*Nalcn*遺伝子変異マウスは、ランダム点突然変異マウスのスクリーニングから樹立した*Dreamless*変異マウスと同様に、レム睡眠エピソード時間と全レム睡眠時間の短縮を示した。このことから、同定した*Nalcn*遺伝子変異がレム睡眠異常の原因であることが証明された[11]。

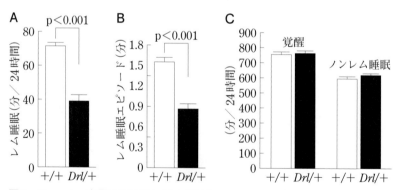

図8 *Dreamless*変異マウスのヒプノグラム
A：*Dreamless*変異マウスは、1日レム睡眠時間が短かった。
B：*Dreamless*変異マウスは、平均レム睡眠エピソード時間が短かった。
C：*Dreamless*変異マウスの覚醒時間とノンレム睡眠時間は、野生型マウスと同様であった。

　NALCNタンパク質は膜電位非依存性の非選択的陽イオンチャネルであ
り、6つの膜貫通セグメントを持つドメインが4回繰り返された構造を持つ
(図9)[17, 18]。*Nalcn*遺伝子変異によって、ドメインⅠの膜貫通セグメント6
内にあるアスパラギンがリジンに置換される。このアスパラギンを含めた
周囲のアミノ酸は系統的に非常によく保存されており、脊椎動物だけでは
なくショウジョウバエや線虫の*Nalcn*オルソログにも同じアミノ酸配列が
保存されている。

　HEK293細胞に、NALCNの開口に必要なUnc80および活性型Srcととも
にNALCNを強制発現させると、変異型NALCNは野生型NALCNに比べて
イオンコンダクタンスが非常に高いことが示された。野生型NALCN、変
異型NALCNとも電流－電位曲線は原点を通る直線となり、電位依存性を
示さなかった(図10)。さらに、*Nalcn*遺伝子変異マウスの脳幹部スライス
を用いて、パッチクランプ法によりレムオフニューロンである中脳深部核
の検討を行った[19]。*Nalcn*遺伝子変異マウスの中脳深部核ニューロンは、
野生型マウスに比べて、平均的に膜電位が高く、発火頻度が高かった。こ

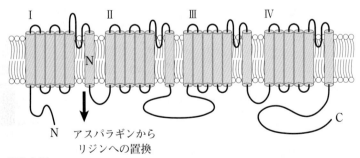

細胞外側

細胞内側

図9　NALCNタンパク質の構造
NALCNは、6回膜貫通領域からなるドメイン構造を4つ繰り返したチャネルであ
る。遺伝子変異によって、ドメインⅠの6番目膜貫通領域内にあるアスパラギン
がリジンに置換する。

　のことは、*Nalcn*遺伝子変異マウスの中脳深部核ニューロンは過活動になりやすく、その結果*Nalcn*遺伝子変異マウスのレム睡眠が早期に終了し、ひいては全レム睡眠時間が減少することを示唆している。しかし、このようなニューロンの興奮性の変化は必ずしもレムオフニューロン特異的なものではないため、かなり広範囲に発現しているNALCNが特徴的なレム睡眠異常を示すことを説明できていない。今後の検討が必要である。

　睡眠様行動におけるイオンチャネルの重要性は、先に述べたショウジョウバエの睡眠様行動を標的としたフォワード・ジェネティクス研究によりよく知られている。最初のフォワード・ジェネティクス研究で、覚醒時間の顕著に延長する原因として同定された*Shaker*遺伝子は電位依存性カリウムチャネルをコードしている[8]。同様に覚醒時間延長の原因として報告された*sleepless*遺伝子[9]にコードされるSLEEPLESSタンパク質は、SHAKERタンパク質の発現レベル、局在、機能を制御する。ショウジョウバエの睡眠様行動量の決定にSHAKERチャネルが重要であるようだ[20]。

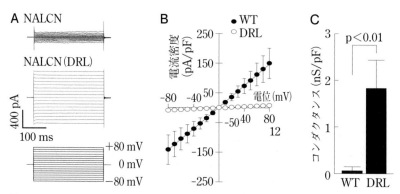

図10　HEK293細胞を用いた変異型NALCNの膜電位非依存性
A：膜電位を$-80\,mV$から$80\,mV$まで変化させた際の、野生型および変異型NALCNを流れる電流の例を示した。
B：変異型NALCNの電流－電位曲線の傾きは、野生型NALCNに比べて大きい。変異型、野生型ともに膜電位依存性は示さなかった。
C：変異型NALCNのコンダクタンスは、野生型に比べて、非常に高かった。

電位依存性カリウムチャネルは、上記のNALCNと同様に、6つの膜貫通セグメントを持つドメインが4回繰り返された構造を持つ。ヒトは約40の電位依存性カリウムチャネルがあり、12のサブファミリーに分けられる。Kv1.1（KCNA1）からKv1.8（KCNA10）が、哺乳類のShaker関連チャネルである。このうち、電位依存性カリウムチャネル α サブユット Kv1.2（Kcna2）を欠損したマウスは覚醒時間が増加し、ノンレム睡眠時間が減少し、レム睡眠時間には変化がなかった[21]。したがって、ショウジョウバエと哺乳類ともに、遺伝子欠損により覚醒時が増加したことになる。残念ながら、多くのShaker関連チャネル遺伝子欠損マウスは、胎生致死、発生異常、てんかんなどを生じるため、睡眠覚醒の検討に適さず、睡眠覚醒制御における各チャネルの役割はよくわかっていない。

電位依存性カリウムチャネルのうち遺伝子欠損マウスで睡眠覚醒がよく検討されているのはShaw関連チャネルファミリーである。Kv3.1（KCNC1）からKv3.4（KCNC4）までの4分子がShaw関連チャネルに含まれる。Kv3.1（KCNC1）欠損マウスは覚醒が増加し、ノンレム睡眠が減少する[22]が、Kv3.2（KCNC2）欠損マウスおよびKv3.3（KCNC3）欠損マウスは睡眠覚醒に明らかな変化を示さない[22,23]。別のアプローチによる睡眠とイオンチャネルの網羅的な検討は最近、東京大学上田泰己研究室からも発表されている[24]。

*Dreamless*変異マウスの概日リズム行動は、周波数は野生型と同様であるものの、リズム行動の振幅が大きく低下していた。この振幅とは明期暗期で見られる運動量のメリハリであり、通常は暗期初期に運動量が最も大きくなり、明期は全体的に運動量が低い状態が続く。NALCNは概日リズムの中枢である視交叉上核にも発現している。NALCNは視交叉上核での概日リズム行動周期の決定ではなく、視交叉上核からの出力を作り出す際に役立っていると考えられる。この結果はショウジョウバエのNalcnオルソログである、*Narrow Abdomen*（*NA*）の役割とも合致する。ショウジョウバエの行動量は明期と暗期が切り替わる時期に2つのピークを示すが、暗期から明期への切り替わり時期の行動量増加にNAが関与している。NAタ

ンパク質がショウジョウバエの概日リズムを生み出すDN1pニューロンの細胞膜上に移行して、細胞膜上のNA量が増加し、DN1pニューロンの膜電位が脱分極側に偏位し、興奮性が高まることが、行動量ピークの背景にある[25]。このNAの概日リズムに対応した細胞内−細胞膜間の移動にはNLF-1が必須である。このような機構が、哺乳類の視交叉上核においても成り立っているのかどうかは、今後の研究課題である。

おわりに

これまで述べてきたように、マウスを用いた睡眠のフォワード・ジェネティクス研究により新たな睡眠覚醒制御分子としてリン酸化酵素SIK3およびイオンチャネルNALCNが同定された。しかし、睡眠覚醒制御を担う新しいプレイヤーが同定されたからといって、睡眠覚醒制御機構の理解が深まったわけではなく、むしろ解くべき謎は増えたといえる。細胞内シグナルレベルの現象が、細胞レベルの活動の変化に、さらには睡眠覚醒を制御するニューロンネットワークレベルの動作機構の理解にと、双方向に拡大することが期待される。また、このような基礎的な研究を通じて、新たな睡眠制御法の開発や、精神疾患等の医療に貢献できる知見が得られることを目指している。

謝　辞

本稿で紹介した研究の大部分は、筑波大学国際統合睡眠医科学研究機構内に行われたものです。長年にわたり御指導いただいた柳沢正史先生、筑波大学、東邦大学等の多彩な共同研究者の方々、すばらしい研究技術員および大学院生たちに心より感謝申し上げます。研究のご支援を賜りました公益財団法人ブレインサイエンス振興財団ならびに関係者の皆様に深く感謝申し上げます。

──────── 参 考 文 献 ────────

1) Cirelli C. The genetic and molecular regulation of sleep: from fruit flies to humans. *Nat Rev Neurosci*. 2009;10: 549–60. doi:10.1038/nrn2683.

2) Chemelli RM, Willie JT, Sinton CM, Elmquist JK, Scammell T, Lee C, et al. Narcolepsy in orexin knockout mice: molecular genetics of sleep regulation. *Cell*. 1999;98: 437–51. doi:10.1016/S0092-8674(00)81973-X.

3) Takahashi JS, Shimomura K, Kumar V. Searching for genes underlying behavior: lessons from circadian rhythms. *Science*. 2008;322: 909–12. doi:10.1126/science.1158822.

4) Beutler B, Du X, Xia Y. Precis on forward genetics in mice. *Nat Immunol*. 2007;8: 659–64. doi:10.1038/ni0707-659.

5) Konopka RJ, Benzer S. Clock mutants of Drosophila melanogaster. *Proc Natl Acad Sci U S A*. 1971; 68: 2112–2116. doi:10.1073/pnas.68.9.2112.

6) Citri Y, Colot H V, Jacquier a C, Yu Q, Hall JC, Baltimore D, et al. A family of unusually spliced biologically active transcripts encoded by a Drosophila clock gene. *Nature*. 1987; 326: 42–47. doi:10.1038/326042a0.

7) Hardin PE, Hall JC, Rosbash M. Feedback of the Drosophila period gene product on circadian cycling of its messenger RNA levels. *Nature*. 1990; 343: 536–540. doi:10.1038/343536a0.

8) Cirelli C, Bushey D, Hill S, Huber R, Kreber R, Ganetzky B, et al. Reduced sleep in Drosophila Shaker mutants. *Nature*. 2005; 434: 1087–92. doi:10.1038/nature03486.

9) Koh K, Joiner WJ, Wu MN, Yue Z, Smith CJ, Sehgal A. Identification of SLEEPLESS, a sleep-promoting factor. *Science*. 2008;321: 372–6. doi:10.1126/science.1155942.

10) Stavropoulos N, Young MW. insomniac and Cullin-3 regulate sleep and wakefulness in Drosophila. *Neuron*. 2011;72: 964–76. doi:10.1016/j.neuron.2011.12.003.

11) Funato H, Miyoshi C, Fujiyama T, Kanda T, Sato M, Wang Z, et al. Forward-genetics analysis of sleep in randomly mutagenized mice. *Nature*. 2016; 539: 378–383. doi:10.1038/nature20142.

12) Takemori H, Okamoto M. Regulation of CREB-mediated gene expression by salt inducible kinase. *J Steroid Biochem Mol Biol*. 2008; 108: 287–291. doi:10.1016/j.jsbmb.2007.09.006.

13) Honda T, Fujiyama T, Miyoshi C, Ikkyu A, Hotta-Hirashima N, Kanno S, et al. A single phosphorylation site of SIK3 regulates daily sleep amounts and sleep need in mice. *Proc Natl Acad Sci U S A*. 2018;115: 10458–10463. doi:10.1073/pnas.1810823115.

14) Uebi T, Itoh Y, Hatano O, Kumagai A, Sanosaka M, Sasaki T, et al. Involvement of SIK3 in glucose and lipid homeostasis in mice. *PLoS One*. 2012;7: e37803. doi:10.1371/journal.pone.0037803.

15) Hayasaka N, Hirano A, Miyoshi Y, Tokuda IT, Yoshitane H, Matsuda J, et al. Salt-inducible kinase 3 regulates the mammalian circadian clock by destabilizing PER2 protein. *Elife*. 2017;6: 1–35. doi:10.7554/eLife.24779.

16) Wang Z, Ma J, Miyoshi C, Li Y, Sato M, Ogawa Y, et al. Quantitative phosphoproteomic analysis of the molecular substrates of sleep need. *Nature*. 2018; 1. doi:10.1038/s41586-

018-0218-8.

17) Ren D. Sodium leak channels in neuronal excitability and rhythmic behaviors. *Neuron.* 2011; 72: 899–911. doi:10.1016/j.neuron.2011.12.007.

18) Monteil A, Cochet-Bissuel M, Lory P, Monteil A. The sodium leak channel, NALCN, in health and disease. *Front Cell Neurosci.* 2014;8: 132. doi:10.3389/fncel.2014.00132.

19) Hayashi Y, Kashiwagi M, Yasuda K, Ando R, Kanuka M, Sakai K, et al. Cells of a common developmental origin regulate REM/non-REM sleep and wakefulness in mice. *Science.* 2015; 350: 957–61. doi:10.1126/science.aad1023.

20) Wu MN, Joiner WJ, Dean T, Yue Z, Smith CJ, Chen D, et al. SLEEPLESS, a Ly-6/neurotoxin family member, regulates the levels, localization and activity of Shaker. *Nat Neurosci.* 2010; 13: 69–75. doi:10.1038/nn.2454.

21) Douglas CL, Vyazovskiy V, Southard T, Chiu S-Y, Messing A, Tononi G, et al. Sleep in Kcna2 knockout mice. *BMC Biol.* 2007; 5: 42. doi:10.1186/1741-7007-5-42.

22) Espinosa F, Marks G, Heintz N, Joho RH. Increased motor drive and sleep loss in mice lacking Kv3-type potassium channels. *Genes, Brain Behav.* 2004; 3: 90–100. doi:10.1046/j.1601-183x.2003.00054.x.

23) Vyazovskiy V V, Deboer T, Rudy B, Lau D, Borbely AA, Borbély AA, et al. Sleep EEG in mice that are deficient in the potassium channel subunit K.v.3.2. *Brain Res.* 2002; 947: 204–11. doi:10.1016/S0006-8993(02)02925-6.

24) Tatsuki F, Sunagawa GA, Shi S, Susaki EA, Yukinaga H, Perrin D, et al. Involvement of Ca2+-Dependent Hyperpolarization in Sleep Duration in Mammals. *Neuron.* 2016; 1–16. doi:10.1016/j.neuron.2016.02.032.

25) Flourakis M, Kula-Eversole E, Hutchison AL, Han TH, Aranda K, Moose DL, et al. A Conserved Bicycle Model for Circadian Clock Control of Membrane Excitability. *Cell.* 2015; 162: 836–848. doi:10.1016/j.cell.2015.07.036.

船戸　弘正（ふなと・ひろまさ）

東邦大学医学部解剖学講座 教授、筑波大学国際統合睡眠医科学研究機構 教授（WPI-IIIS）
1994年東京医科歯科大学医学部卒業、1998年東京医科歯科大学大学院医学研究科博士課程修了。
博士（医学）。1998年学振特別研究員（PD）、2003年山口大学助手、2005年テキサス大学サウス
ウェスタン医学センター研究員、2008年東邦大学医学部講師、2011年東邦大学医学部准教授。
2013年筑波大学国際統合睡眠医科学研究機構教授（WPI-IIIS）。2018年東邦大学医学部教授。
専門は神経科学。

大脳皮質単位回路と
その計算モデル

keywords ▶▶▶ 大脳皮質、視覚野、運動野、マウス、ヒト、神経細胞、カラム

細谷　俊彦
研究開発法人 理化学研究所 脳神経科学研究センター
現・株式会社リコー 創薬事業室・バイオメディカル研究室

1. 大脳皮質に単位回路はあるか

　大脳皮質の回路はさまざまなタイプの興奮性細胞と抑制性細胞から形成されている。それぞれの細胞タイプはさまざまに異なる細胞生物学的特性と結合パターンを持つ。したがって、これらの細胞タイプが形成する回路構造が脳情報処理の基本的な様式を決定すると考えられる。このような重要性にもかかわらず、皮質回路はきわめて複雑であるため、その根幹となる構造にも不明な点が残っている。なかでも重要な問いのひとつは、大脳皮質には単位となる回路が繰り返した構造があるか、というものである。古典的な解剖学の時代からすでに多様な細胞をひとそろい含んだ少数の神経細胞のグループが基本的な単位を構成するのではないかという仮説が提案されていた[1,2]。この仮説は大脳皮質の進化ともよく符合すると考えられている。哺乳類の進化の過程で皮質の面積は数千倍も変化したにもかかわらず、その厚さや基本的な6層構造はおおむね保存されている[3,4]。大脳皮質に単位となる回路があれば、その個数を増減することにより皮質全体を再設計することなくその規模を変えることができる[5]。

　大脳皮質は視覚野、運動野、言語野などさまざまな部位（領野）に分かれている。それぞれの領野は大きく異なる機能を持つにもかかわらず、神

経細胞の主要なクラスとその特性は類似しており、さらにこれらの細胞が
つくる層構造もおおむね共通である。加えて特定の領野の機能を他の領野
が部分的に代替できる[6,7]ことなどから、異なる領野の情報処理に深い共
通性がある可能性が考えられている[5,8~11]。以上から、大脳皮質の多様な
神経細胞が基本的な単位回路を構成し、これが異なる皮質領野で共通な繰
り返し構造をつくるという仮説が提案されてきた[12]。もしそのような構造
が存在すれば、多数の相同な単位回路が機能することによって多様な皮質
機能が実現していることが示唆され、単位回路が皮質情報処理の根幹を規
定していることが期待される。

　多様な神経細胞がつくる単位回路の候補としてさまざまな仮説が提案さ
れたが、そもそも大脳皮質に単位となる回路が存在するか否かについてす
らコンセンサスは確立していない[13~18]。ネコやサルなどの大脳皮質視覚野
では、脳内で近い位置に存在する細胞は似た視覚パターンに応答し、いわ
ゆる皮質カラムと呼ばれるクラスターを形成することが知られている。刺
激応答特性の異なる多数の皮質カラムが皮質内に並んでいるためこれらが
大脳皮質の基本単位である可能性が考えられたが、その回路構造、機能と
も不明な点が多い。さらに皮質カラムは特定の皮質領野のみに限られ、大
脳皮質の普遍的な単位回路ではないと考えられている[15]。このため、提案
から80年以上を経ても単位回路の存在についての議論は決着を見ていなか
った。

　本稿では、まず最近発見された大脳皮質のさまざまな領野で共通な繰り
返し構造（マイクロカラム）[19]について概述し、続いてマイクロカラムが
行っている可能性のある情報処理のモデル[20]を述べる。

2. マイクロカラムの構造・神経活動・発生

2-1　繰り返し構造の探索

　大脳皮質に上記のような繰り返し構造がある場合、特定のタイプの細胞
が周期的に配置していることが期待される。近年、遺伝子発現を指標とし
た細胞タイプの分類が進み、マーカ分子を用いて特定の細胞タイプを高い

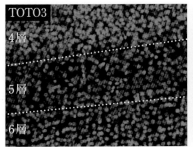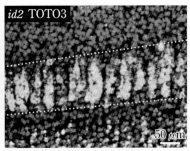

図1 SCPNsのマイクロカラム構造（文献23)より改変）
生後6日のマウス視覚野。（濃灰）TOTO3による核染色。（うす灰）*id2* mRNA。
左と右は同一視野。（左）核染色のみでは構造は見られない。（右）*id2*を発現する
SCPNsがマイクロカラムを形成し、*id2*を発現しない細胞に挟まれている。

選択性をもって可視化できるようになってきたため、細胞タイプ特異的な
染色を用いて繰り返し構造を検出することを試みた。細胞タイプの記載は
大脳皮質の6層のうち第5層において古くから進んでおり、特に幼若期マウ
ス第5層において転写抑制因子*id2*を発現する細胞が細胞数個程度のクラス
ターをつくることが観察されていた[21]。また、これらの*id2*発現細胞は第5
層の主要な2種類の興奮性細胞の一種である皮質下投射細胞（SCPNs）[22]で
あることが明らかとなった[23]。

SCPNsは広範な皮質領野の第5層に存在し、脊髄、上丘、橋などへ長い
軸索を伸ばし大脳皮質からの主要な出力経路を形成する。特に、運動野の
SCPNsは運動ニューロンと呼ばれ脊髄へ軸索を投射し運動制御を行ってい
る。マウスの脳スライスを染色して細胞の空間配置の解析を行ったところ、
SCPNsが幅1〜2細胞、高さ数細胞程度の細長いクラスター（SCPNマイ
クロカラム）を形成していることが見いだされた（**図1**）[23]。さらに、多数
のSCPNマイクロカラムが周期的に配置していることも細胞分布のフーリ
エ解析によって示された。同様なSCPNマイクロカラムは、ヒト脳の言語
野第5層でも独立に報告された[24]。今回我々は、この繰り返し構造をさら
に詳細に解析するため、SCPNマイクロカラムの神経活動やSCPNs以外の

細胞の空間配置の解析を行った[25]。

2-2 第5層はマイクロカラムが繰り返した構造を持つ

神経終末への蛍光色素注入や抗体染色などを用いてマウス第5層の個々

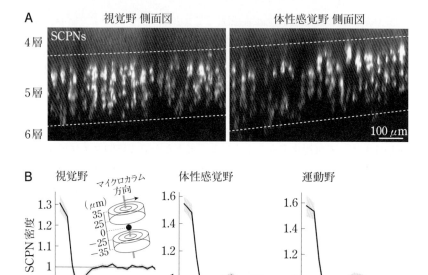

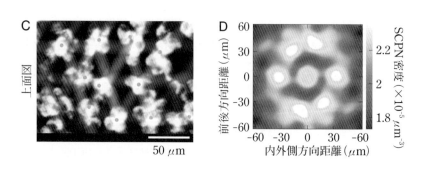

の細胞タイプを可視化し、脳サンプル全体を透明化したのち3次元撮影を行った。この方法により、1個体当たり数千～数万個の細胞の位置座標を決定することができた。このデータを用いて細胞の空間分布を調べたところ、SCPNマイクロカラムは機能の異なる皮質領野（視覚野、体性感覚野、運動野）で共通に見られることが明らかとなった（図2A、B）。いずれの領野のSCPNマイクロカラムも幅1～2細胞程度のよく似た構造を持っていた。これらのSCPNマイクロカラムはとびとびに配置しており、モジュール構造をとっていた（図2B）。さらに、SCPNマイクロカラムは皮質に沿って近似的にハニカム状の六方格子周期配列をとっていることが示された（図2C、D）。

　第5層にはもう一種の興奮性細胞である皮質投射細胞（CPNs）が存在し、同側や対側の大脳皮質に軸索を投射している。座標解析の結果、CPNsもマイクロカラム（CPNマイクロカラム）を形成し、SCPNマイクロカラムと互い違いに並んでいることがわかった。第5層にはさらにパルブアルブミン発現細胞（PV細胞）およびソマトスタチン発現細胞（SOM細胞）の2種の主要な抑制性細胞があり近傍の皮質細胞を抑制している。この2種の抑制性細胞のいずれもSCPNマイクロカラムに選択的に含まれ、CPNマイクロカラムには有意には含まれていないことが明らかになった。したがって、

図2　マイクロカラムは複数の領野で共通な構造を持ち六方格子配置をとる（文献25）より改変）
A：成体マウスのSCPNsを脳橋への逆行性色素注入によりに可視化した。マイクロカラム構造が見られる。
B：マイクロカラムの構造解析。個々のSCPNからマイクロカラムと垂直な方向に測った距離（模式図）に位置するSCPNsの密度。解析した領域全体の平均密度を1としている。薄い灰色はSEM。距離10μm程度までは平均より高く20μm程度で平均より低くなっており、SCPNsが半径10μm程度の離散的なクラスターをつくることがわかる。この構造は視覚野、体性感覚野、運動野で共通である。
C：SCPNマイクロカラムを上面から見た図。六方格子状の配置が見られる。縦軸が前後方向。青点は推定されたマイクロカラム中心。灰色の線は推定された格子構造。
D：個々のSCPNsの周りの内外側方向・前後方向の位置での他のSCPNsの密度。六方格子状の構造の存在を示す。

第5層の主要な細胞タイプは、細胞タイプ特異的なマイクロカラムとその格子構造に組織化されていることが明らかとなった（**図3**）。

2-3　マイクロカラムの単位的な神経活動と神経回路

マイクロカラムの神経活動を調べるためにSCPNsの活動解析を行った。神経細胞が活動電位を発生すると細胞内カルシウムイオン（Ca^{2+}）濃度が上

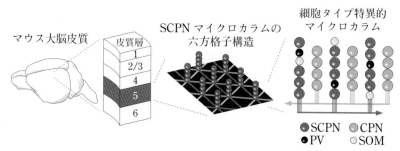

図3　模式図。SCPNマイクロカラムとCPNマイクロカラムは互い違いに並んでいる。PV細胞とSOM細胞はSCPNマイクロカラムに選択的に含まれるが、CPNマイクロカラムには有意には含まれない。マイクロカラムは脳表に沿って六方格子配列をとる。文献25）より改変

図4　マイクロカラムはさまざまな領野で同期活動を示す（文献25）より改変）
A：マウス生体脳でのイメージング。視覚野第5層のSCPNsにCa^{2+}センサを導入した。
B：（左）細胞1〜3間の距離は15μm未満、細胞4と他の細胞のあいだは25μm以上（脳表と平行な方向）。（中）Ca^{2+}シグナル。縦線は同期活動を示す。細胞1〜3の活動はしばしば同期しているが、細胞4の活動は同期していない。（右）各細胞ペアのCa^{2+}シグナルの相関係数。縦に並んだ細胞（細胞1〜3、灰色）は高い相関を示すが、並んでいない細胞4は相関を示さない。
C：相関係数と細胞間距離の関係。細胞間距離はマイクロカラム方向と垂直に測っている。（太線）1,000個以上の細胞から計算された平均。（灰）ランダム化データ。（細点線と細黒線）ランダム化データの上位5％と中央値。どの領野でも10μm程度より近いペアで相関が見られる。
D：模式図。同一マイクロカラム内のSCPNsは活動が同期する。

A

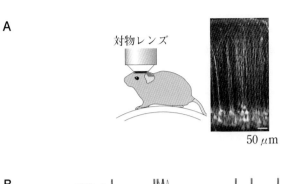

対物レンズ

50 μm

B

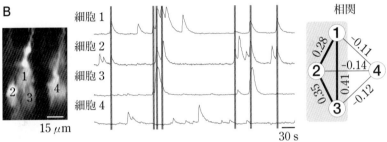

細胞 1
細胞 2
細胞 3
細胞 4

15 μm

30 s

相関

C

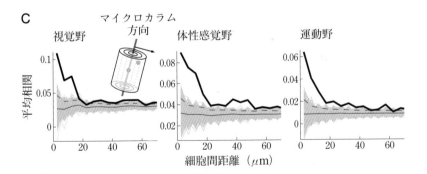

視覚野　　マイクロカラム方向　　体性感覚野　　運動野

平均相関

細胞間距離（μm）

D

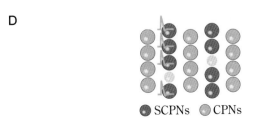

● SCPNs　○ CPNs

昇する。そこで蛍光Ca^{2+}センサタンパク質をウイルスベクターによってマウスSCPNsで発現させ、生体脳でのイメージングを行うことにより神経活動を観察した（**図4A**）。この結果、同一のマイクロカラムに含まれる細胞は同期した神経活動を示し、活動の時間パターンが似ていることが明らかとなった（**図4B**）。この同期活動は、視覚野、体性感覚野、運動野のSCPNマイクロカラムで共通に見られた（**図4C、D**）。

　マイクロカラムが行う情報処理を解析するため、視覚入力への応答を測定した。動物に線分や縞模様を含むパターンを見せた場合、第一次視覚野

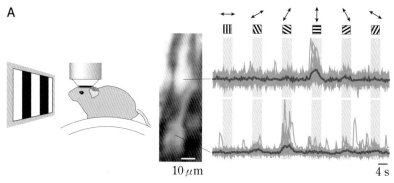

図5　マイクロカラムの細胞は類似した視覚応答を示し共通な神経入力を持つ（文献25）より改変）

A：さまざまな傾き（方位）を持つ視覚パターンをマウスに提示し、視覚野SCPNsの応答を測定した。濃灰色は各試行での応答、黒線は平均。図の例では2つの細胞の最適刺激方位の差は約30°。

B：多数のSCPNペアについて最適刺激方位の差を測定し、細胞間距離との関係を調べた。細胞間距離はマイクロカラム方向と垂直に測っている。（太線）1,600個以上の細胞から計算された平均。（灰）ランダム化データ。（細点線と細黒線）ランダム化データの下位5％と中央値。距離の近いSCPNは最適方位が似ている。

C：A、Bの結果の模式図。同一マイクロカラム内のSCPNsは方位選択性が似ている。

D：眼優位性の解析。同一マイクロカラム内のSCPNsは左右の眼への選択性が似ている。

E：脳スライスを用いたパッチ記録実験から得られた結果の模式図。同一マイクロカラム内のSCPNは同じ細胞からのシナプス入力を受ける。

の細胞はパターンの空間的な傾き（方位）によって応答強度が変わる傾向
があり（方位選択性）、もっとも強く応答する方向（最適方位）は細胞ごと
に異なる。また、左右の眼の刺激のどちらにより応答しやすいか（眼優位
性）も個々の細胞によって異なる。そこでさまざまな方位を持つ視覚パタ
ーンを左右の眼に与えてSCPNの応答を解析したところ（**図5A**）、同一マ
イクロカラム内の細胞は最適方位が似ていることが明らかとなった（**図5B、
C**）。さらに、眼優位性も同一マイクロカラム内では似ていることがわかっ
た（**図5D**）。そして、電気生理学的な解析から、同じマイクロカラムに含
まれる神経細胞は同一の神経細胞からの強いシナプス入力を受ける傾向が
あることが明らかとなり（**図5E**）、この入力が同期活動や刺激選択性の類

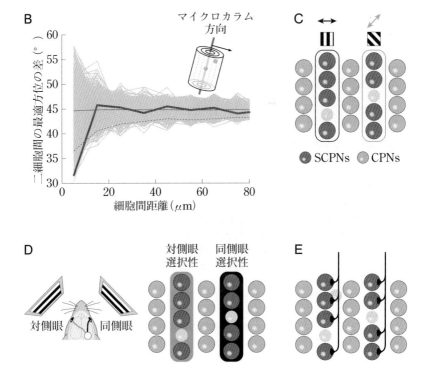

似をもたらしている可能性が示された。以上より、同一マイクロカラム内の細胞は共通した入力を受け関連した情報を処理しており、機能単位としての特性を持つことが示唆された。マイクロカラムの構造と同期発火は視覚野、体性感覚野、運動野で共通であるため、マイクロカラムは大脳皮質のさまざまな機能に共通な情報処理単位である可能性がある。

2-4　マイクロカラムの形成過程

　大脳皮質の発生においては、興奮性細胞は放射状グリアの不等分裂によって脳室側で生み出され、脳表の方向へ移動し最終的な位置に配置する。同一あるいは発生上近縁な放射状グリアから生み出された興奮性細胞（発

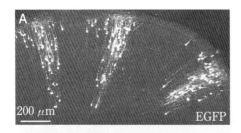

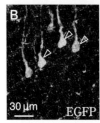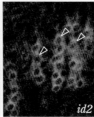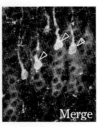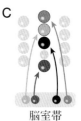

図6　マイクロカラムは発生上近縁でない細胞から形成される（文献23、25）より改変）
A：発生上近縁の細胞をEGFPでラベルした。生後4日のスライス、上が脳表側。放射状のクラスターが見られる。
B：SCPNマイクロカラムを*id2*mRNA発現によってラベルした。EGFPでラベルされた発生上近縁な細胞は複数のマイクロカラムに分散する（矢頭）。
C：模式図　個々のマイクロカラムは発生上近縁でない細胞から形成される。

生上近縁な興奮性細胞）は柱状に並ぶ傾向があるため、これらが機能的な単位となり皮質カラムを構成するという仮説があった[26]。実際、発生上近縁な興奮性細胞は相互にシナプス結合する傾向があり、最適方位が似ていることが知られている[27,28]。そこで、マイクロカラムを構成するSCPNsの近縁関係の解析を行ったところ、発生上近縁な細胞が個々のマイクロカラムを形成しているのではないことが示された（図6）[23]。したがって、発生上近縁な細胞が柱状に並ぶというモデルではマイクロカラムの形成は説明できないことが明らかとなった。

マイクロカラムはマウスでは遅くとも生後6〜7日には観察される[23]。この時期にはまだ化学シナプスは皮質内には少ない。一方、この時期の皮質神経細胞がギャップ結合でつながり、細いカラム状のクラスターを形成している可能性を示唆する報告が1990年代にあった[29,30]。そこでギャップ結合の存在を検討したところ、生後6〜7日頃のSCPNsとCPNsはそれぞれ近傍にある同種の細胞と50%以上の確率で結合していることがわかった（図7A〜C）。一方、このギャップ結合はSCPNsとCPNsのあいだにはほとんど見られず、細胞タイプ特異的であることがわかった（図7B、C）。このギャップ結合の強度は縦に並んだ細胞で高い値を示し（図7D）、同一マイクロカラム内の細胞が強く結合していることが示唆された（図7E）。このギャップ結合は神経発火の増幅と同期促進に働き[31]、皮質回路の基礎がおおむね完成する生後14日頃までには完全に消失した（図7C）。

以上より、マイクロカラムは発生上近縁でない細胞が配置することにより形成され、一時的にギャップ結合で結合することが明らかとなった。このギャップ結合は皮質回路が形成される時期に存在し神経発火を増幅・同期するため、マイクロカラム特異的な神経回路の形成を誘導している可能性がある。

3. マイクロカラムの計算モデル

3-1 第1次視覚野のカラム構造はフーリエ分解に似ている

上述の結果は、大脳皮質の広い領域において第5層がマイクロカラムか

らなる繰り返し構造を持つことを示している。個々のマイクロカラムは要素的な情報処理を担う機能モジュールであると考えられるため、多数のマイクロカラムによる並列処理が第5層の情報処理を担っていることが示唆された。この回路構造はさまざまな異なる皮質領野に存在するため、感覚処理、運動制御、言語処理などの多様な大脳機能に共通な情報処理を行っている可能性がある。

　以下では、マイクロカラムの情報処理モデルの作成を試みる。マイクロカラムと大脳皮質に関するこれまでの知見と矛盾せず、さまざまな機能領野で共通なモデルの提案をめざす。この目的のために、まず第1次視覚野のマイクロカラムの構造・活動とこれまで知られている大脳皮質の機能とを検討し、フーリエ分解との類似性を指摘する。さらにフーリエ分解はさまざまな情報処理に適した一般化を行えることを指摘し、さまざまな皮質領野のマイクロカラムが一般化フーリエ変換を行うことにより哺乳類に特徴的な高度な情報処理を行っているモデルを提案する[20]。

　大脳皮質第1次視覚野の細胞は、第2部で触れた空間方位に加え空間周波数、空間位相にも選択性を持つものが多い。また、ネコやサルなどの第

図7　神経回路形成期のマイクロカラムはギャップ結合を持つ（文献25）より改変）
A：生後6日のスライス。SCPNsをEGFPで、CPNsを蛍光色素注入でラベルした。
B：ギャップ結合の検出。一方の細胞に過分極電位パルスを注入し（黒）、他方の細胞の電位応答を測定した（灰）。SCPN-SCPN、CPN-CPNペアではギャップ結合による電位応答が検出されたが、SCPN-CPNペアでは検出されなかった。
C：多数のペアで測定したカップリング係数（ギャップ結合強度）。$25 \sim 30 \mu$m以内のペア。ひとつのドットはひとつのペアを示す。生後 (P) $6 \sim 7$日では半数以上のSCPN-SCPNペアとCPN-CPNペアが結合を持つが、SCPN-CPNペアはほとんど結合を持たない。ギャップ結合は生後$14 \sim 15$日までに消失する。
D：結合強度の細胞間距離への依存性。主要樹状突起に垂直な方向の距離が大きくなるとギャップ結合が急速に弱くなり30μmほどで失われる（丸）。主要樹状突起に並行な方向には50μmほどまで結合強度が下がらない（三角）。縦に並んだ細胞が強く結合することを示す。
E：模式図。マイクロカラムは細胞タイプ特異的な一過的ギャップ結合を持つ。

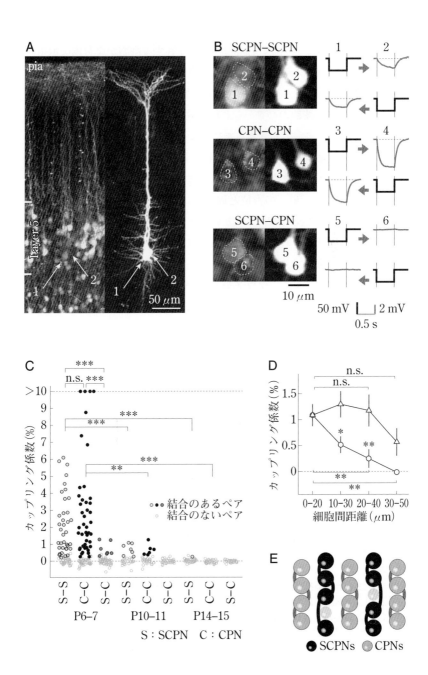

1次視覚野では、似た方位や空間周波数に応答する細胞が皮質内で放射状に並び、方位選択性カラムと呼ばれるクラスターを形成することが知られている（**図8**）[32,33]。さらに、同じ方位選択性カラムに含まれる細胞は似た方位、似た空間周波数のパターンに応答するが[34〜37]、空間位相への選択性は近傍の細胞であってもさまざまに異なる[38]ことが知られている。このような構造は画像の2次元フーリエ分解によく似ている。2次元フーリエ分解では、画像をさまざまな方向とさまざまな空間周波数を持った波の和で表現する。そして、単一の方位と周波数に対し、位相の異なる複数の波（典型的にはsin波、cos波の2つ）が組みとなる。したがって、個々の方位選択性カラムはひとつの方位・周波数に対するフーリエ成分とよく対応すると見ることが可能である。

　第2部で述べたように、マウス第1次視覚野においても、同一マイクロカラムの細胞は、視覚パターンに含まれる線分の向き（方位）に対する選

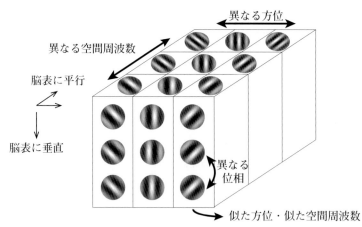

図8　ネコ、サルなどの第1次視覚野の方位選択性カラム（生体の科学 70(3): 252-262, 2019より転載）
個々の細胞が応答する視覚刺激の方位、空間周波数、空間位相を図示した。同一カラム内の細胞は似た方位と似た空間周波数に応答する。一方、空間位相への選択性は近傍の細胞であっても異なる傾向がある。

択性が似ており（**図5A〜C**）[25]、ネコやサルの方位選択性カラムと類似性がある。マウスのマイクロカラムにおいては空間周波数や空間位相への選択性はまだ解析されていないが、本提案では同一マイクロカラム内の細胞は方位選択性カラムと同様に空間周波数への応答は似ている一方、空間位相への応答は多様であると想定し、この結果マイクロカラムの応答は2次元フーリエ分解に似ていると仮定する。また、実際の視覚野の細胞は、視野のなかの狭い一部にのみ応答する場合が多いが、以下では議論を単純にするため応答範囲は十分広いとしておく。さらに、細胞の応答にはさまざまな非線形性があるが、やはり単純化のために線形なモデルを考える。

3-2 フーリエ分解は画像の平行移動の処理に適している

　動物や物体の移動に伴い、網膜に移る画像はさまざまに平行移動する。哺乳類の多くは、そのような平行移動にかかわらず物体を認識することができる。一方、昆虫はパターンが平行移動すると認識できないと示唆されており[39〜41]、平行移動に対して不変な視覚は哺乳類に特徴的であると考えられている。サルにおいても、視野のさまざまな位置に平行移動されたパターンを探し出すように訓練することができる。特定の画像パターンを視野のなかから探し出すタスクを行っているとき、視野中のさまざまな異なる位置に応じる多数の高次視覚野の細胞が、探索中のパターンへの感度をあげていることが観察されている[42,43]。したがって、視覚系は視野の広い範囲にわたって特定のパターンへの感度を増幅することができ、この能力は平行移動に対して不変なパターン検出に寄与すると考えられる。以下で示すように、このような平行移動の関与する情報処理においてフーリエ分解は大きな利点を持つ。

　特定のパターンを画像のなかから検出する操作は、検索パターンを画像の個々の部位と比較することによって実現でき、数学的には畳み込みでよくモデル化できる（**図9**）。この畳み込みは、検索パターンをさまざまに平行移動しそれぞれの位置で画像との積和を行うことによって計算できる（**図9A**）。畳み込みは局所的なフィードフォワード結合で実現することも可能

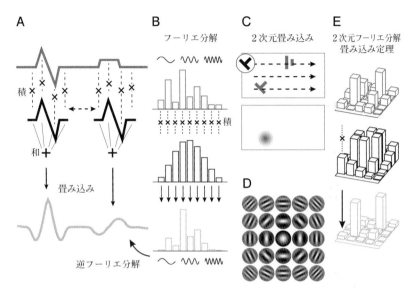

図9 畳み込み計算とその性質 (生体の科学 70(3): 252-262, 2019 より転載)

A：畳み込みの定義。1次元の例を示す。検索パターン (中) を平行移動 (点線矢印) することにより入力パターン (上) をスキャンする。両関数の各点での積を計算し和をとったものを畳み込みとする (下)。

B：畳み込み定理。上と中は入力パターンと検索パターンそれぞれのフーリエ分解。周波数ごとのパワーを示す。これらの積を周波数ごとに計算したものが下のパネル。畳み込み定理は、これが畳み込み (A) のフーリエ分解に一致することを主張する。したがって、フーリエ分解の積から逆フーリエ分解によって畳み込みを計算することができる。

C：2次元の畳み込み。入力画像を検索パターン (丸で示した) でスキャンする (上)。検索パターンに似たパターンのある位置で畳み込みの値が高くなるため (下)、この処理はパターンマッチングと見ることができる。

D：2次元フーリエ分解で使われる三角関数波。さまざまな方位と空間周波数を持つ。

E：上と中は入力画像と検索パターンそれぞれのフーリエ分解。周波数ごとのパワーを示す。これらの積を各方位と空間周波数ごとに計算したものが下のパネル。2次元畳み込み定理により、フーリエ分解の積から畳み込み (C下) を逆フーリエ変換で得ることができる。数学的に記述すると以下のようになる。入力画像をフーリエ分解したときの、特定の周波数・方位 (kで表す) のcos波とsin波の振幅をそれぞれ $v_{\cos}^{(k)}$, $v_{\sin}^{(k)}$ と書く。検索パターンと畳み込みについてもそれぞれ $t_{\cos}^{(k)}$, $t_{\sin}^{(k)}$ および $c_{\cos}^{(k)}$, $c_{\sin}^{(k)}$ と書く。畳み込み定理は
$c_{\cos}^{(k)} + c_{\sin}^{(k)} \sqrt{-1} = (t_{\cos}^{(k)} + t_{\sin}^{(k)} \sqrt{-1}) (v_{\cos}^{(k)} + v_{\sin}^{(k)} \sqrt{-1})$ が成立することを示す。

だが、この場合は個々の検索パターンごとに異なるシナプス強度の分布を持った回路が必要であり、上記のサルの実験で見られたような検索パターンの変更が困難である。一方、フーリエ分解のもとでは畳み込みは個々のフーリエ成分の積で実現できるため（畳み込み定理）（**図9B～E**）、検索パターンの変更が容易である。視覚野の細胞でこれを実現するためには、特定の方位・空間周波数に応答する細胞の反応を検索パターン（のフーリエ分解）に応じて増幅すればよい。マウス第1次視覚野には注意などに関与する上位皮質である帯状皮質からの入力があり[44,45]これが方位選択的な応答の振幅を拡大することが知られており[44]、上記のような増幅とよく似ている。

　畳み込み計算では、同一の方位と周波数に対応するが対応する位相は異なる複数の成分どうしの積を計算する必要がある（**図10A、B左**）。この計算は、同一マイクロカラム/方位選択性カラム内の複数の細胞の活動を同一の増幅率で増幅することに対応する（**図10B左**）。実際、上述のように、同一のマイクロカラムの細胞には共通な細胞からの入力があることが示唆されている。マイクロカラムは視覚入力がない場合でも同期発火する[25]ため、この共通入力は上位皮質からの入力である可能性が高い。したがって、この共通入力が同一マイクロカラム内の細胞の活動を増幅すれば、畳み込み計算とよく対応する可能性がある。この場合、マイクロカラムから適切なシナプス入力を受ける細胞は、視野全体にわたって特定のパターンに選択的に応答することができ（**図10B**）、高次視覚野で見られる視野の広い範囲にわたるパターン検索応答[42]に似た活動を示す。以上から、第1次視覚野の方位選択性カラム/マイクロカラムはフーリエ分解のもとでの畳み込みを行うことにより平行移動に対して不変な処理に寄与している、というモデルが考えられる。

3-3　フーリエ分解の一般化により多様な変換に対応できる

　マイクロカラムはさまざまな大脳皮質領野に共通に存在する[23~25]。いずれの領野においてもマイクロカラムはよく似た構造を持ち類似した同期神

経活動を示す[25]ため、異なる領野のマイクロカラムの機能が似ている可能性が期待される。興味深いことに、脳の回路が形成されている時期に網膜の軸索を手術によって聴覚経路に接続すると、視覚野方位選択性カラムによく似た構造が聴覚野に形成され視覚認識をもたらすことが知られている[6,46]。このことは、さまざまな領野がいずれもフーリエ分解に類似した処理をカラム状の回路で行っていると考えると理解しやすい。そこで、第1次視覚野以外の領野が、マイクロカラム回路によってフーリエ分解に類似した情報処理を行っている可能性を検討したい。このために、フーリエ分解の拡張について以下で検討する。

　第3節で述べたように、フーリエ分解は画像の平行移動の処理に有利である。一方、網膜に映る画像は、動物や物体の移動に伴い、平行移動のみならず、回転、拡大縮小、射影などのさまざまな変形を受ける。このような場合にフーリエ分解は対応できないが、哺乳類の多くはこれらの変形のもとでも物体認識をする能力を持つ。じつは、これらの多様な変換に適した処理が行えるようにフーリエ分解の概念を拡張することが可能であることが知られている。

　平行移動を続けて行うとやはり平行移動になる。この性質は、平行移動が「(変換)群」をつくるといい、すべての平行移動がつくる集合を平行移動群という。同様に、3次元回転を続けて行うとやはり3次元回転になるため、3次元回転をすべて集めたものは「3次元回転群」をつくる。画像の射影や拡大縮小も同様に射影群や拡大縮小群をつくる（群の正確な定義は専門書を参照されたい）。じつは、平行移動群に対しフーリエ分解が対応するように、これらのさまざまな変換群のそれぞれについて（一般化された）フーリエ分解を定義することができることが知られている[47~49]。まず3次元回転群を例にとりこれを議論する。

　通常のフーリエ分解ではsin波とcos波の2つの波が一組みとなるが（図11A）、3次元回転群のフーリエ分解ではより多くの波がひとつの組みをつくる（図11B）。組みL（L＝0, 1, 2……）は2L＋1個の波を持ち、これらは番号M（M＝－L,……L）で表される。これらの波はいずれも球面波であ

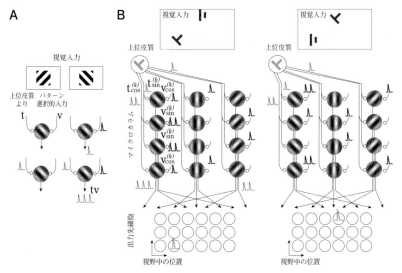

図10　平行移動に対して不変なパターン認識を実現する第1次視覚野マイクロカラムモデル。図9C〜Eの畳み込み計算を行う回路の一部を示した（生体の科学70(3): 252-262, 2019 より転載）

A：視覚系からの入力（v）は特定の方位、空間周波数、空間位相に選択的な応答をもたらす。この応答を上位皮質からの入力（t）が増幅し、近似的に積 tv が計算されると仮定する。

B：図8の方位選択性カラムと同様に、同一マイクロカラムの細胞は同一の方位と空間周波数（kで表す）に応答するが、異なる位相に応答するものがあるとする（$v_{\cos}^{(k)}, v_{\sin}^{(k)}$）。上位皮質は検索パターンをフーリエ分解し、$t_{\cos}^{(k)}$と$t_{\sin}^{(k)}$を、対応する方位と空間周波数成分のマイクロカラムに送る。図9の説明のように、畳み込み計算のためには、$c_{\cos}^{(k)}=t_{\cos}^{(k)}v_{\cos}^{(k)}-t_{\sin}^{(k)}v_{\sin}^{(k)}$, $c_{\sin}^{(k)}=t_{\cos}^{(k)}v_{\sin}^{(k)}+t_{\sin}^{(k)}v_{\cos}^{(k)}$ に含まれる4通りの組み合わせの積が必要であり、これを各マイクロカラムの複数の細胞に同一の上位皮質細胞から共通入力を入れることによって実現している。マイクロカラムから出力先細胞への結合は逆フーリエ分解となるようにシナプス強度を設定してある。出力先の細胞群は、上図のように検索対象が平行移動してもそれを特異的に検出しその位置も知ることができる（下図円内）。

る。これらの波が「フーリエ分解」と呼ばれるのは以下のような理由による。通常のフーリエ分解において、ある方位・空間周波数を持つcos波あるいはsin波を考える。これらを平行移動した波は、同じ方位・空間周波

数を持つcos波とsin波の和になり、他の方位や空間周波数の波は混入しない。したがって、平行移動操作は、単一の方位・空間周波数のなかだけで「閉じる」。同様に、図11Bの組みLの波のひとつを3次元回転したものは、同じ組みLの波のみの和になることが知られている。したがって、3次元回転は単一の組みのなかだけで閉じる。図11Bの波のこの性質が通常のフーリエ分解との重要な共通点であり、3次元回転の処理に有利なさまざまな特徴をもたらす。同じ組みに含まれる波の線型結合をつくるとこれらがやはりフーリエ分解として機能すること（図11C）、球面状の任意の画像を図11Bの波の和でかけることなども通常のフーリエ分解と同様である。

　これらの波を使えば、3次元回転のもとでも、平行移動の場合と同様な機構によってパターンマッチングが行えることが知られている。図9で検索パターンを平行移動して積和を行うことによって畳み込みを計算したように、3次元回転では検索パターンをさまざまに3次元回転し、それぞれ画像との積和計算することによって畳み込みを定義する（図12）。この畳み込みによってパターンの検出と回転状態の決定の両方を行うことができる（図12C）。平行移動の場合と同様に、入力画像に含まれる一般化フーリエ分解の波の強度がマイクロカラムに入力されると仮定する（図13）。同様に、上位皮質は検索パターンを一般化フーリエ分解してマイクロカラムに入力すると仮定する（図13）。平行移動の場合（図9）と同様に、この回路は3次元回転における畳み込みを計算できる。L番目の組みについて、視覚からの$2L+1$個の入力と検索パターンの$2L+1$個の入力のすべての組み合わせ（$(2L+1)^2$通り）の積が必要なので、図13のような共通入力を持つマイクロカラム回路が有利である。この回路は、特定のパターンを回転状態によらず検出し、さらにその位置や回転方向も決定できる（図13）。図13では図11Bの波の例を示したが、一般には図11Cのように線型結合でつくられた波でも同じ計算ができる。視野全体にわたる球面画像を分解した入力をマイクロカラムが受けていれば、視野内で回転した画像の認識が可能であり、視野の一部を分解した入力を受けていれば、物体が深さ方向に回転した場合の認識にも寄与すると期待できる。

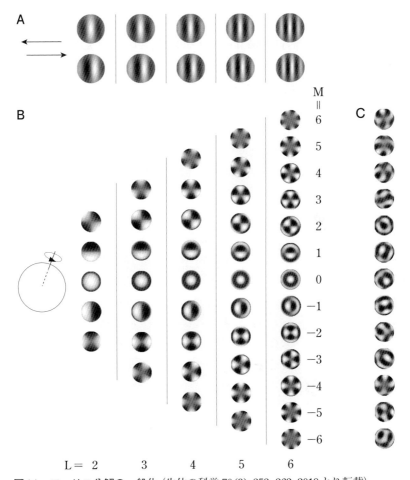

図11　フーリエ分解の一般化（生体の科学 70（3）：252-262, 2019 より転載）
A：平行移動群には通常のフーリエ分解が対応する。周波数が等しく位相の異なる2つの波（sin 波と cos 波に対応）がひとつの組みをつくる。
B：3次元回転群に対応するフーリエ分解。それぞれは球面調和関数と呼ばれ、球面の各点で値を持つ。各組みには番号（L＝0, 1, 2,…）がつけられており、図ではL＝2-5の組みを示している。Lが大きいほど波の波長が短い。組みLは2L＋1個の波を持ち、これらはM＝-L, -L＋1, …, Lの番号をつけられている。
（C）（B）において、組みLの2L＋1個の波から線型結合によって新たに2L＋1個の線型独立な波をつくるとこれらもフーリエ分解として機能する。L＝6の場合の例を示した。

　さらに、平行移動群や3次元回転群以外の多様な変換群に対しても一般化フーリエ分解と畳み込みを定義できる。たとえば、3次元の射影による画像の変形は射影群をつくり、その一般化フーリエ分解は渦巻き状のパターンとなることが知られている（**図14A**）[50〜52]。これを用いた畳み込みに

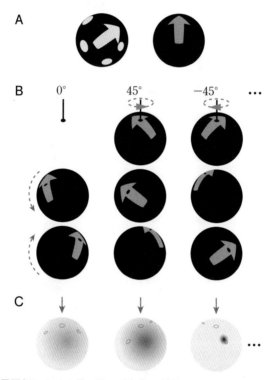

図12　3次元回転における畳み込み（生体の科学 70(3): 252-262, 2019 より転載）
3次元球面上の画像（A、左）のなかから、検索パターン（A、右）を検出しその回転状態も決定するパターンマッチングを考える。（B）は検索パターンの3次元回転を示す。ひとつの軸の周りに回転し（上）、さらにこの軸を回転する（中、下）場合を示した。回転した検索パターンと画像（緑）について各点ごとに積をとりさらにその総和を計算する。この値を、回転状態を表す球面上にプロット（C）することにより畳み込みが得られる。（C）の灰色の楕円は（B）の各回転状態を示す。

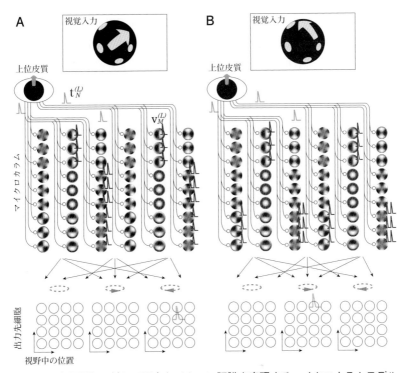

図13　3次元回転に対して不変なパターン認識を実現するマイクロカラムモデル
（生体の科学 70(3): 252-262, 2019より転載）

図8の3次元回転畳み込み計算を行う回路の一部を示した。マイクロカラム細胞
は視覚入力に含まれる球面調和関数型のパターンに応答する。組みLの波M (M
= -L, ..., L) の振幅を$v_M^{(L)}$と書く。上位皮質は、探索すべきパターンを球面調和関
数に一般化フーリエ分解した情報をマイクロカラムに送る。組みLの波N (N =
-L, ..., L) の振幅を$t_N^{(L)}$と書く。畳み込み計算のためには、個々の組みLごとに (2L
＋1)^{2}通りのすべての組み合わせの積$t_N^{(L)}v_M^{(L)}$を計算する必要がある。図はL＝4の
組みの81個の積を計算する回路の一部である。この計算のためには、同一の視
覚応答をする複数のマイクロカラム細胞にそれぞれ異なる上位皮質細胞からの入
力を入れ、また同一の上位皮質細胞からの入力を、異なる視覚応答をする複数の
マイクロカラム細胞に入れる必要がある。このために、図の例では3つのパター
ンに応答する細胞を3個ずつひとつのマイクロカラムに配置し、上位皮質の3つ
の細胞から入力を入れている。他にもさまざまな組み合わせがあり得る。マイク
ロカラムから出力先細胞への結合は逆フーリエ変換となるようにシナプス強度を
設定してある。出力先の細胞群は、検索対象のパターンが回転していても、それ
を特異的に検出しその回転状態も知ることができる（下）。

より、物体をさまざまな方向から見ることにより画像がゆがんだ場合でも認識することができる。また、記号が並んだものの順序を換える操作の全体は群をつくり（対称群）（**図14B**）、一般化フーリエ分解と畳み込みを定

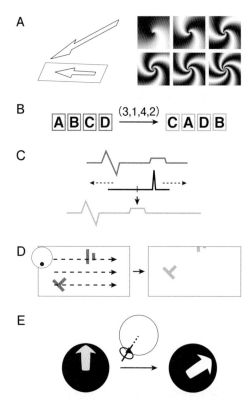

図14　一般化フーリエ分解のさまざまな処理への応用（生体の科学 70(3): 252-262, 2019より転載）
A：射影変換（左）に対応した一般化フーリエ分解は渦巻き状のパターンとなる（右）。
B：記号の順序操作は群となる。順序変換のパターンを数字で示した。
C、D：1点のみで0でない値をとるパターン（中）をとり、これによる畳み込みを行えば、入力関数（上）を平行移動することができる（下）。
E：一般化フーリエ変換のもとでC、Dと類似した畳み込みを行うことにより、画像の3次元回転を行える。

義してこれによって記号の順序操作を行うことができる[53]。さらに、畳み込みはパターンマッチ以外にもさまざまな用途に用いることができる。たとえば、**図14C〜E**のような畳み込みを行えば、平行移動や回転などの操作そのものを畳み込みで行うことができる。これらはいずれも上と同様なマイクロカラム回路で実現することができる。したがって、さまざまな大脳皮質領野が、それぞれ異なる変換群に基づく情報変換処理を共通なマイクロカラム回路による一般化フーリエ分解によって行っているというモデルを考えることができる。

3-4 さまざまな皮質領野の共通モデルとしての一般化フーリエ変換

　上記のような一般化フーリエ分解から予想されるものと似た神経活動を大脳皮質で見いだすことができる。3次元回転群の一般化フーリエ分解と同様に、サル高次視覚野や連合野にはある程度複雑な画像パターンに応答する細胞が見られ[54〜56]、比較的よく似たパターンに応答する細胞がカラム状にクラスターすることが観察されている（**図15**）[55〜58]。似たパターンに応答するカラムが複数あることが観察されており、多数の組み合わせで積を計算する畳み込み回路（**図13**）と似た側面がある。サル高次視覚野には

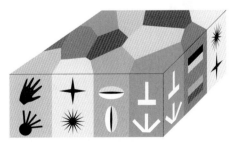

図15 一般化フーリエ分解モデルと連合野・高次視覚野の類似性
サルTE野のカラム構造の模式図。個々の細胞はある程度複雑なパターンに応答する。同一カラムの細胞は似たパターンに応答する傾向がある。似た刺激に応答する複数のカラムが存在する（同じ色で示してある）。
文献55）より引用。

　また射影群のフーリエ成分 (**図14A**) [50〜52] に似た渦巻き状のパターンに応答する細胞がある [59]。また、回転によらず顔に応答する細胞の存在も知られており [60]、これは畳み込み回路の出力先から予想される応答に似ている。

　さらに、運動野の神経細胞でも、手先の運動において、その軌跡が相似であれば空間内の位置やサイズによらず不変となる活動が観察されている [61, 62]。これらは位置やサイズなどに対し不変な上位の運動計画の生成と、

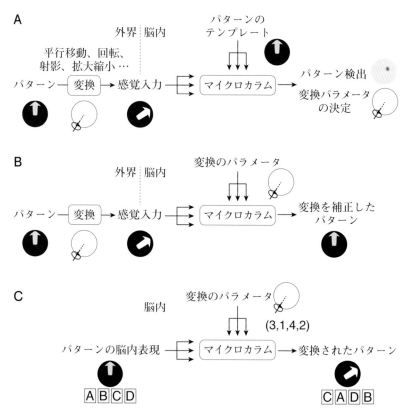

図16　提案されたモデルによって可能な情報処理 (生体の科学 70(3): 252-262, 2019より転載)
三又の矢印は一般化フーリエ分解を示す。

その変換メカニズムとがある可能性を示唆し、上記モデルと親和性がある。

　もしマイクロカラムが上記のような機能を担っていれば、一般化フーリエ変換による情報の変換という枠組みによって、多様な皮質の機能に対し同様な回路でモデルを作成できる。第1に、上記のパターンパッチングのように、目標とするパターンが物体の動きなどによって回転、射影などで変形をうける場合、脳内のテンプレートと感覚入力のあいだでの畳み込みを用いてパターン検出と変形状態の決定を行うことができる（**図16A**）。これは変形を伴う物体認識などのさまざまな頑健な感覚応答のモデルとなりうる。これとは逆に、変形の原因が動物自身の動きなどであり脳がそのパラメータを知っていれば、畳み込みによって逆変換を行うことにより感覚入力を補正することができる（**図16B**）。

　加えて、脳内でさまざまな情報が一般化フーリエ分解によって表現されていれば、マイクロカラム回路によって多様な変換を行うことができる（**図16C**）。画像に関しては、回転、平行移動などの変換が可能であると考えられる。運動に関しては、上記のような運動計画の変換以外に、四肢の回転や体の移動を畳み込みで表すことにより有利な処理が行えることが知られている[49]。また、順序操作などの記号処理は、言語野のマイクロカラムにおける文法機能のモデルとすることができる。個々の皮質領野から他の皮質領野に投射する細胞であるCPNsもマイクロカラム構造をとることが知られているため、皮質領野を経るごとに段階的に異なる変換が加わるモデルも考えることができる。

4. まとめ

　上述のように、マウス視覚野、体性感覚野、運動野、ヒト視覚野など、幅広い機能領野において大脳皮質第5層はマイクロカラムが繰り返した構造を持つことが明らかとなった。個々のマイクロカラムは要素的な情報処理を担う機能モジュールであることを示す結果が得られているため、多数のマイクロカラムによる並列処理が第5層の情報処理を担っていることが示唆された。したがって、マイクロカラムは感覚処理、運動制御、言語処

理などの多様な機能を担う皮質領野で共通な並列情報処理を行っている可能性がある。そのような共通情報処理の候補として一般化フーリエ分解モデルを提案した。このモデルは第1次視覚野・高次視覚野・運動野などの知見と整合性があり、統一的な情報処理機構によって哺乳類に特徴的な頑健な認識や柔軟な運動制御を実現できる可能性がある。マイクロカラムの機能解析によりこのモデルの検証が行われれば、大脳皮質情報処理の骨格の理解に貢献すると期待される。

──────── 参 考 文 献 ────────

1) Lorente de Nó, R. Architectonics and structure of the cerebral cortex. *Physiology of the Nervous system.* 291–330 (1938).

2) Lorente de No, R. Studies on the structure of the cerebral cortex I. The area entorhinalis. *J. Psychol. Neurol.* **45**, 381–438 (1933).

3) Hofman, M.A. On the evolution and geometry of the brain in mammals. *Progress in Neurobiology.* **32** (2), 137–158 (1989).

4) DeFelipe, J. The Evolution of the Brain, the Human Nature of Cortical Circuits, and Intellectual Creativity. *Frontiers in Neuroanatomy.* **5** (May), 1–17 (2011).

5) Miller, K.D. Canonical computations of cerebral cortex. *Current Opinion in Neurobiology.* **37**, 75–84 (2016).

6) Von Melchner, L., Pallas, S.L., Sur, M. Visual behaviour mediated by retinal projections directed to the auditory pathway. *Nature.* **404** (6780), 871–876 (2000).

7) Sharma, J., Angelucci, A., Sur, M. Induction of Visual Orientation Modules in Auditory Cortex. *Nature.* **404** (April), 841–847 (2000).

8) Creutzfeldt, O.D. Generality of the functional structure of the neocortex. *Die Naturwissenschaften.* **64** (10), 507–517 (1977).

9) Douglas, R.J., Martin, K.A.C., Whitteridge, D. A Canonical Microcircuit for Neocortex. *Neural Computation.* **1** (4), 480–488 (1989).

10) Carandini, M., Heeger, D.J. Normalization as a canonical neural computation. *Nature Reviews Neuroscience.* **13** (1), 51–62 (2012).

11) Pack, C.C., Bensmaia, S.J. Seeing and Feeling Motion: Canonical Computations in Vision and Touch. *PLoS Biology.* **13** (9), 1–11 (2015).

12) Mountcastle, V.B. The columnar organization of the neocortex. *Brain.* **120** (4), 701–722 (1997).

13) da Costa, N.M., Martin, K.A.C. Whose cortical column would that be? *Frontiers in Neuroanatomy.* **4** (May), 1–10 (2010).

14) Rockland, K.S., Ichinohe, N. Some thoughts on cortical minicolumns. *Experimental Brain*

Research. **158** (3), 265–277 (2004).

15) Horton, J.C., Adams, D.L. The cortical column: a structure without a function. *Philosophical Transactions of the Royal Society B: Biological Sciences.* **360** (1456), 837–862 (2005).

16) Rakic, P. Confusing cortical columns. *Proceedings of the National Academy of Sciences.* **105** (34), 12099–12100 (2008).

17) Marcus, G., Marblestone, A., Dean, T. The atoms of neural computation. *Science.* **346**, 551–552 (2014).

18) Plebe, A. The search of '"canonical"' explanations for the cerebral cortex. *History and Philosophy of the Life Sciences.* **40** (3), Article 40 (2018).

19) Hosoya, T. The basic repeating modules of the cerebral cortical circuit. *Proceedings of the Japan Academy, Ser. B.* **95** (7), 303–311 (2019).

20) 細谷俊彦 大脳皮質の多様な機能に共通なメカニズムはあるあるか—カラム回路による統一的な情報変換メカニズム. 生体の科学. **70** (3), 252–262 (2019).

21) Rubenstein, J.L.R., Anderson, S., Shi, L., Miyashita-Lin, E., Bulfone, A., Hevner, R. Genetic control of cortical regionalization and connectivity. *Cerebral Cortex.* **9** (6), 524–532 (1999).

22) Molyneaux, B.J., Arlotta, P., Menezes, J.R.L., Macklis, J.D. Neuronal subtype specification in the cerebral cortex. *Nature Reviews Neuroscience.* **8** (6), 427–437 (2007).

23) Maruoka, H., Kubota, K., Kurokawa, R., Tsuruno, S., Hosoya, T. Periodic Organization of a Major Subtype of Pyramidal Neurons in Neocortical Layer V. *Journal of Neuroscience.* **31** (50), 18522–18542 (2011).

24) Kwan, K.Y. *et al.* Species-dependent posttranscriptional regulation of NOS1 by FMRP in the developing cerebral cortex. *Cell.* **149** (4), 899–911 (2012).

25) Maruoka, H., Nakagawa, N., Tsuruno, S., Sakai, S., Yoneda, T., Hosoya, T. Lattice system of functionally distinct cell types in the neocortex. *Science.* **358** (6363), 610–615 (2017).

26) Rakic, P. Specification of Cerebral Cortical Areas Cortical Neurons Originate Outside the. *Science.* **241**, 170–176 (1988).

27) Ohtsuki, G. *et al.* Similarity of visual selectivity among clonally related neurons in visual cortex. *Neuron.* **75** (1), 65–72 (2012).

28) Li, Y. *et al.* Clonally related visual cortical neurons show similar stimulus feature selectivity. *Nature.* **486** (7401), 118–121 (2012).

29) Yuste, R., Peinado, A., Katz, L.C. Neuronal Domains in Developing Neocortex. *Science.* **257** (5070), 665–669 (1992).

30) Peinado, A., Yuste, R., Katz, L. Extensive dye coupling between rat neocortical neurons during the period of circuit formation. *Neuron.* **10**, 103–114 (1993).

31) Nakagawa, N., Hosoya, T. Slow dynamics in microcolumnar gap junction network of developing neocortical pyramidal neurons. *Neuroscience.* **406**, 554–562 (2019).

32) Hubel, D.N., Wiesel, T.N. Receptive fields, binocular interaction and functional architecture in the cat's visual cortex. *Journal of Physiology.* **160**, 106–154 (1962).

33) Hubel, D.H., Wiesel, T.N. Receptive fields and functional architecture of monkey striate

cortex. *J. Physiol.* **195**, 215–243 (1968).

34) Hübener, M., Shoham, D., Grinvald, A., Bonhoeffer, T. Spatial Relationships among Three Columnar Systems in Cat Area 17. *The Journal of Neuroscience.* **17** (23), 9270–9284 (1997).

35) Issa, N.P., Trepel, C., Stryker, M.P. Spatial frequency maps in cat visual cortex. *The Journal of Neuroscience.* **20** (22), 8504–14 (2000).

36) Yu, H., Farley, B.J., Jin, D.Z., Sur, M. The coordinated mapping of visual space and response features in visual cortex. *Neuron.* **47** (2), 267–280 (2005).

37) Nauhaus, I., Nielsen, K.J., Disney, A.A., Callaway, E.M. Orthogonal micro-organization of orientation and spatial frequency in primate primary visual cortex. *Nature Neuroscience.* **15** (12), 1683–1690 (2012).

38) DeAngelis, G.C., Ghose, G.M., Ohzawa, I., Freeman, R.D. Functional micro-organization of primary visual cortex: receptive field analysis of nearby neurons. *The Journal of neuroscience.* **19** (10), 4046–64 (1999).

39) Cartwright, B.A., Collett, T.S. How honey bees use landmarks to guide their return to a food source. *Nature.* **295** (5850), 560–564 (1982).

40) Judd, S.P.D., Collett, T.S. Multiple stored views and landmark guidance in ants. *Nature.* **392**, 710–714 (1998).

41) Dill, M., Wolf, R., Heisenberg, M. Visual pattern recognition in Drosophila involves retinotopic matching. *Nature.* **365** (6448), 751–753 (1993).

42) Bichot P., N., Rossi F., A., Desimone, R. Paralell and serial search neural mechanisms for visual search in macaque area V4. *Science.* **308** (April), 529–534 (2005).

43) Knudsen, E.I. Neural Circuits That Mediate Selective Attention: A Comparative Perspective. *Trends in Neurosciences.* **41** (11), 789–805 (2018).

44) Zhang, S. *et al.* Long-range and local circuits for top-down modulation of visual cortex processing. **345** (6197), 660–665 (2014).

45) Kim, E.J., Juavinett, A.L., Kyubwa, E.M., Jacobs, M.W., Callaway, E.M. Three Types of Cortical Layer 5 Neurons That Differ in Brain-wide Connectivity and Function. *Neuron.* **88** (6), 1253–1267 (2015).

46) Sharma, J., Angelucci, A., Sur, M. Induction of visual orientation modules in auditory cortex. *Nature.* **404** (April), 841–847 (2000).

47) 河添健 群上の調和解析. 朝倉書店 (2000).

48) 岡本清郷 フーリエ解析の展望. 朝倉書店 (1997).

49) Chirikjian, G.S., Kyatkin, A.B. *Engineering applications of noncommutative harmonic analysis: with emphasis on rotation and motion groups.* CRC Press. (2001).

50) Turski, J. Harmonic Analysis on SL(2,C) and Projectively Adapted Pattern Representation. *Journal of Fourier Analysis and Applications.* **4**, 67–91 (1998).

51) Turski, J. Projective Fourier analysis for patterns. *Pattern Recognition.* **33** (12), 2033–2043 (2000).

52) Turski, J. Computational harmonic analysis for human and robotic vision systems. *Neurocomputing.* **69** (10–12), 1277–1280 (2006).

53) Kondor, R. Non-commutative harmonic analysis in multi-object tracking. *Bayesian Time Series Models*. 277–295 (2011).

54) Kobatake, E., Tanaka, K. Neuronal selectivities to complex object features in the ventral visual pathway of the macaque cerebral cortex. *Journal of Neurophysiology*. **71** (3), 856–67 (1994).

55) Fujita, I. The inferior temporal cortex: Architecture, computation, and representation. *Journal of Neurocytology*. **371**, 359–371 (2002).

56) Tanaka, K. Neuronal mechanisms of object recognition. *Science*. **262**, 685–688 (1993).

57) Fujita, I., Tanaka, K., Ito, M., Cheng, K. Columns for visual features of objects in monkey inferotemporal cortex. **360**, 343–346 (1992).

58) Wang, G., Tanaka, K., Tanifuji, M. Optical Imaging of Functional Organization in the Monkey Inferotemporal Cortex. **272**, 1665 (1996).

59) Gallant, J.L., Braun, J., Van Essen, D.C. Selectivity for polar, hyperbolic, and cartesian gratings in macaque visual cortex. *Science*. **259** (January), 100–103 (1993).

60) Tacchetti, A., Isik, L., Poggio, T.A. Invariant Recognition Shapes Neural Representations of Visual Input. *Annual Reviews of Vision Science*. **4** (August) (2018).

61) Hatsopoulos, N.G., Xu, Q., Amit, Y. Encoding of Movement Fragments in the Motor Cortex. *Journal of Neuroscience*. **27** (19), 5105–5114 (2007).

62) Kadmon Harpaz, N., Flash, T., Dinstein, I. Scale-invariant movement encoding in the human motor system. *Neuron*. **81** (2), 452–461 (2014).

細谷　俊彦（ほそや・としひこ）

1991年東京大学理学部物理学科卒業、博士（理学）。1995年東京大学遺伝子実験施設助手、以後科学技術振興事業団さきがけ研究員、国立遺伝学研究所助手、ヒューマンフロンティアサイエンス長期研究員（ハーバード大学）、理化学研究所脳科学総合研究センターチームリーダー等を経て株式会社リコー創薬事業室・バイオメディカル研究室室長

霊長類脳の *in vivo* 2光子カルシウムイメージング

keywords ▶▶▶ カルシウムイメージング、2光子励起顕微鏡、マーモセット
アデノ随伴ウイルス、大脳新皮質

正水　芳人
理化学研究所　脳神経科学研究センター　脳機能動態学連携研究チーム

はじめに

　小型霊長類のコモンマーモセットは、ヒトと同じ真猿類に分類される。体重は、250〜450ｇと小型で扱いやすい。また、遺伝子改変動物の作製にも成功しており[1)]、さまざまな精神・神経疾患モデルの作製が進められている。今後、これらの遺伝子改変コモンマーモセットの神経基盤を解明することによって、疾患における神経ネットワーク変容の理解に役立てることで、新たな治療方法の開発につながることも期待できる。本稿では、神経基盤解明のための方法として、2光子励起顕微鏡を用いたコモンマーモセット脳の *in vivo* カルシウムイメージングに関して説明する。

1. 麻酔下のコモンマーモセット脳の *in vivo* カルシウムイメージング

1-1　カルシウムイメージング

　2光子励起顕微鏡は、励起光として長波長の近赤外光を用いるため、生体内での散乱の影響を受けにくく、生体深部にある蛍光分子を励起することができる顕微鏡である。この2光子励起顕微鏡と、神経活動に伴って蛍光強度が強くなる蛍光カルシウムセンサを組み合わせることによって、神

経活動を可視化して計測することが可能となる[2]。

　この手法を用いて、我々は、理化学研究所・脳神経科学研究センター・高次脳機能分子解析チーム（山森哲雄チームリーダー）との共同研究で、麻酔下のコモンマーモセットの大脳新皮質で *in vivo* カルシウムイメージングをおこなう方法を開発し、長期間にわたり、数百個の神経細胞の活動を同時に計測することに成功した[3]。この研究では、蛍光カルシウムセンサとして、GCaMP6fを使用した。GCaMP6fは、cpEGFP（circularly permuted Enhanced Green Fluorescent Protein）、カルモジュリン、ミオシンのカルモジュリン結合部位M13からなる[4]。カルシウムイオンがカルモジュリンと結合すると、カルモジュリンはM13と結合できるようになり、立体構造が変化し、励起光によって緑色の蛍光を発する。神経細胞が興奮する際には、細胞内のカルシウムイオン濃度が上昇するため、GCaMP6fを神経細胞に遺伝子発現させることによって、神経活動を緑色蛍光の上昇として可視化できる。

1-2　テトラサイクリン発現誘導システム

　可視化のためには、蛍光カルシウムセンサを神経細胞に遺伝子発現させる必要があるが、齧歯類でよく用いられているアデノ随伴ウイルスベクターを霊長類に応用しても蛍光カルシウムセンサの発現が低く、顕微鏡で多くの細胞を観察することは困難であった[5]。このため、我々はテトラサイクリン発現誘導システムと呼ばれる遺伝子発現誘導システムを用いて、蛍光カルシウムセンサの発現を増幅することによって、この問題を解決した。テトラサイクリン発現誘導システムは、転写因子のテトラサイクリン制御性トランス活性化因子（tTA）と、tTAが結合する配列のテトラサイクリン応答因子（TRE）を組み合わせ、両方の遺伝子をアデノ随伴ウイルス（adeno-associated virus；AAV）ベクターによって細胞に発現させることで、TREの下流につなげた遺伝子の発現を調節することができるシステムである。このテトラサイクリン発現誘導システムは、本来、発現させた後、ドキシサイクリン（Dox）投与により、tTAの活性を調節するために用いるが、

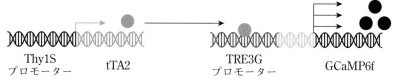

図1　テトラサイクリン発現誘導システム
Thy1Sプロモーターは、神経細胞内で活性化されるプロモーターである。tTA-TREの遺伝子発現増幅作用を利用して、蛍光カルシウムセンサ (GCaMP6f) を発現させる。

この研究では、主にtTA-TREの遺伝子発現増幅作用（数十倍）を利用する目的[6]で用いた（図1）。

1-3　アデノ随伴ウイルス

　コモンマーモセットの脳への遺伝子導入のために、アデノ随伴ウイルスを使用することが多い。アデノ随伴ウイルスは、安全性が高く細胞毒性も低いため、P1・P1Aレベルにて使用可能なウイルスベクターで、神経細胞への遺伝子導入にも多く利用されている。1990年代から細胞に遺伝子導入するためのベクターとして使用されるようになり、さまざまなセロタイプのアデノ随伴ウイルスが発見されてきた。アデノ随伴ウイルスは、セロタイプによって感染しやすい細胞の種類が異なるが、コモンマーモセットの脳ではAAV1やAAV9が効率的に感染する[3,7]。アデノ随伴ウイルスベクターによって神経細胞に遺伝子導入された遺伝子の発現は、1年以上の長期間にわたって確認できる。

1-4　観察用ガラス窓

　2光子励起顕微鏡を用いた脳の *in vivo* カルシウムイメージングのためには、観察したい領域にガラス窓を設置する必要がある。顕微鏡下で観察するために、カバーガラスを重ねた厚さ約1.3mmのガラス窓を作製した。具体的には、直径3mmの円形カバーガラス（厚さ約300μm；松浪ガラス）

の4枚と、直径5.5mmの円形カバーガラス（厚さ約100μm；松浪ガラス）を、UV硬化型接着剤（NOR-61；Norland Optical Adhesive）で接着することによって、ガラス窓を作製した。この観察用ガラス窓を、脳表の上に置き押さえ、周りをグラスアイオノマー系レジンセメントのフジリュートBC（GC）と接着用レジンセメントのスーパーボンド（サンメディカル）で固める。このようにすることにより、ガラス窓と大脳新皮質の隙間がなくなり、イメージング領域での硬膜の再生・進入を防ぐことが可能となる（**図2左**）。また血管構造も**図2右**に示すように長期間、保たれており、長期間、観察することが可能である。

1-5　手術方法

　アデノ随伴ウイルスの注入部位は、コモンマーモセットの脳アトラスを参考にしている[8,9]。手術に関しては、まずはバリカンで頭部の毛を剃り、さらに除毛クリームで脱毛し、ポビドンヨード、70%エタノールで消毒した後、皮膚を切開し、頭蓋骨を露出させた。なお皮膚を切る前に、痛みを軽減するためにリドカインゼリー（アストラゼネカ）を創傷部位に塗った。

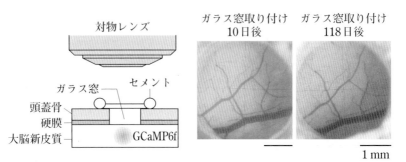

図2　観察用のガラス窓（文献3）より改変）
左図に示してあるように、顕微鏡下で観察したい領域の頭蓋骨および硬膜を除去し、かわりに透明なガラス窓を設置し、周りをセメントで固める。右図に示してあるように、ガラス窓設置後も脳の血管構造は保たれていて、長期間、顕微鏡下で観察することが可能である。

次に、鋭匙を用いて、骨膜を剥離した。その後、ドリル（SD-102；ナリシゲ）を用いて、顕微鏡下で観察したい領域に直径4.5 mmの円形の開頭手術を行い、頭蓋骨と硬膜を除去した。

　アデノ随伴ウイルス注入のために、外径30 μmのガラスピペット、ハミルトンシリンジ（75RN，5 μℓ；ハミルトン）、ガラスピペットとハミルトンシリンジをつなぐアダプター（55750-01；ハミルトン）を用いた。ガラスピペットは、外径1 mmのガラスキャピラリー（B100-50-10；Sutter Instrument）をプラー（P-87；Sutter Instrument）で引き伸ばし、研磨機（EG-6；ナリシゲ）を用いて、外径30 μmに作製した。シリンジには、ミネラルオイル（23306-84；ナカライ）を充填し、さらにガラスピペット部分には、アデノ随伴ウイルス液を充填した。アデノ随伴ウイルスは、rAAV2/1-Thy1S promoter-tTA2　$(0.20 \times 10^{12}$ vector genomes/ml$)$　とrAAV2/1-TRE3G promoter-GCaMP6f-WPRE $(1.0 \times 10^{12}$ vector genomes/ml$)$ を用いた。脳へのAAVの注入は、イメージングしたい領域に複数箇所、シリンジポンプ（KDS310；KD Scientific）を用いて、0.1 μℓ/minのスピードで0.5 μℓずつ注入した。注入後、ガラスピペットを追加で5～10分維持し、その後、ピペットをゆっくりと引き抜いた。

　次に観察用ガラス窓を、観察したい脳領域に設置した。その後、頭蓋骨の表面にユニバーサルプライマー（トクヤマデンタル）を塗り、デュアルキュア型のコンポジットレジン系レジンセメントのビスタイトⅡ（トクヤマデンタル）を用いて、ヘッドプレート（CFR-1；ナリシゲ）を頭蓋骨に取り付けた。さらに、ビスタイトⅡの上にスーパーボンドを塗った。顕微鏡下で*in vivo*カルシウムイメージングをおこなう際には、このヘッドプレートをカスタムオーダーで作製したマーモセットチェア（小原医科産業）に固定した。

1-6　大脳新皮質・体性感覚野での*in vivo*カルシウムイメージング

　小型霊長類のコモンマーモセットは、他の霊長類と比べて、大脳新皮質が小さく（灰白質の厚さは1.5～2.0 mm程度）、平らであるため、イメージ

ングに適している[8,9]。

　テトラサイクリン発現誘導システムを組み込んだアデノ随伴ウイルスベクターをコモンマーモセットの大脳新皮質（体性感覚野）に注入し、蛍光カルシウムセンサのGCaMP6fを神経細胞に発現させた。その結果、2光子励起顕微鏡で観察に必要なレベルのGCaMP6fシグナルを得ることが可能になり、イソフルラン麻酔下の*in vivo*カルシウムイメージングで、数百個の神経細胞の自発的活動を観察することに成功した（**図3A**）。今後、この系を用いることによって、これまで齧歯類で解明されてきたさまざまな課題実行時の神経活動の時間的・空間的特性[10]を、霊長類でも明らかにすることが可能となる。

　また、この手法を用いることで、同じ神経細胞群を長期間にわたって観察し続けることが可能となり、100日以上の長期観察にも成功した（**図**

図3　麻酔下のコモンマーモセット脳の*in vivo*2光子カルシウムイメージング（文献3）より改変）
A：左図は、大脳新皮質（体性感覚野）から2光子励起顕微鏡を用いて取得した画像（脳表から150 μmの深さ）である。右図は、左図で囲んだ各細胞体のGCaMP6fの蛍光シグナルの時間的変化を示している。各波形がひとつ一つの神経細胞の細胞体からの記録に対応している。横軸が時間、縦軸が蛍光シグナルの強度変化率を示しており、ときどき、蛍光シグナルの一時的な上昇、つまり神経細胞の自発活動が見られる。
B：左図は、大脳新皮質（体性感覚野）に、rAAV2/1-Thy1S promoter-tTA2とrAAV2/1-TRE3G promoter-GCaMP6f-WPREを注入し、ガラス窓を設置してから10日後に観察した神経細胞群である。右図は、同じ場所をアデノ随伴ウイルスベクター注入してから113日後に観察した神経細胞群である。細胞体の並びがアデノ随伴ウイルスベクター注入10日後と同じである。
C：図C1-1は、大脳新皮質（体性感覚野）の神経細胞の樹状突起でのGCaMP6fの蛍光シグナル（脳表から15 μmの深さ）である。図C1-1左下に樹状突起1の拡大図を示す。図C1-2は、図C1-1の樹状突起1と2で記録された感覚応答の時間的変化を示す。樹状突起1は脚への振動刺激に、樹状突起2は腕への振動刺激に反応している。図C2-1は、大脳新皮質（体性感覚野）の神経細胞の軸索・ブトンでのGCaMP6fの蛍光シグナル（脳表から20 μmの深さ）である。図C2-2は、図C2-1のシナプス前終末であるブトン1と2で記録された感覚応答の時間的変化を示す。ブトン1は脚への振動刺激に、ブトン2は腕への振動刺激に反応している。

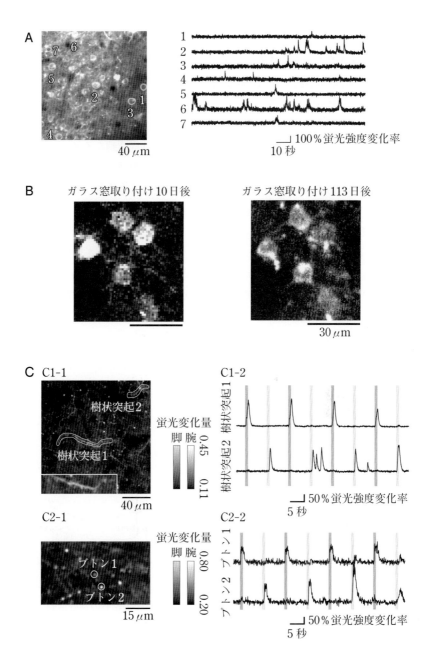

A　40 μm　　1〜7　　┤100%蛍光強度変化率　10秒

B　ガラス窓取り付け10日後　　ガラス窓取り付け113日後　　30 μm

C　C1-1　樹状突起2　樹状突起1　40 μm
蛍光変化量　脚　腕　0.45　0.11
C1-2　樹状突起1　樹状突起2　┤50%蛍光強度変化率　5秒

C2-1　ブトン1　ブトン2　15 μm
蛍光変化量　脚　腕　0.80　0.20
C2-2　ブトン1　ブトン2　┤50%蛍光強度変化率　5秒

3B)。今後、この系が課題実行時のコモンマーモセットに適用できれば、これまで齧歯類で行われてきたように、コモンマーモセットが課題を学習する際の神経細胞活動を長期間繰り返し記録し、学習に伴う神経ネットワークの変化を解析する[11]ことが可能になると期待される。

　また、コモンマーモセットの脚や腕に振動刺激を与えた際に、大脳新皮質の体性感覚野で、その刺激に応答する細胞体の神経活動をイメージングすることにも成功した。さらにテトラサイクリン発現誘導システムを用いてGCaMP6fの発現を増幅することで、神経細胞の細胞体だけでなく、樹状突起や軸索といった微細な構造の神経活動もイメージングできるようになった（**図3C**）。

　図4が以上の結果を要約した図である。2光子励起顕微鏡を用いたコモンマーモセットの脳の*in vivo*カルシウムイメージングをおこない、世界で初めて霊長類の脳で、単一細胞レベルで多細胞の神経活動の計測、長期間・同一神経細胞の細胞体での神経活動の計測、樹状突起および軸索での神経活動の計測に成功した。

単一細胞レベルで 多細胞の神経活動の計測	長期間・同一神経細胞の 細胞体での神経活動の計測	樹状突起および軸索での 神経活動の計測

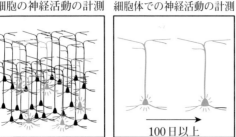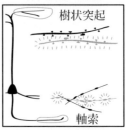

図4　2光子励起顕微鏡を用いた脳の*in vivo*カルシウムイメージング（文献3）より改変）
テトラサイクリン発現誘導システムを用いて、GCaMP6fをマーモセットの脳の神経細胞に発現させることによって、単一細胞レベルで多細胞の神経活動の計測、長期間・同一神経細胞の細胞体での神経活動の計測、樹状突起および軸索での神経活動の計測が可能となる。

2. 課題実行時のコモンマーモセット脳の in vivo カルシウムイメージング

2-1　頭部固定状態前におこなう訓練方法

　最近、我々は、麻酔下ではなく、課題実行時のコモンマーモセット・大脳新皮質で、in vivo カルシウムイメージング系を確立した[12]。具体的には、手を使った運動課題実行時の神経細胞の細胞体、軸索、樹状突起の活動を in vivo 2光子カルシウムイメージングによって計測することに成功した。はじめに、コモンマーモセットのための手を使った運動課題装置の開発をおこなった。しかし、これまでにコモンマーモセットでは頭部固定状態で、運動課題を成功した例がなく、その訓練は難しいと考えられていた[13]。

　2光子励起顕微鏡下でイメージングをおこなうためには、コモンマーモセットの頭部と胴体を固定した状態で行動課題をおこなわせる必要がある。従来のアクリル板による固定方法では、コモンマーモセットがストレスを感じて行動課題をおこなわない。このため、これまで用いられていた頭部と胴体を固定する装置の胴体部分を改良し、ストレスを低減させるためにジャケットを着させて胴体を拘束する方法に変更した。

　さらに、頭部固定状態前におこなう訓練方法を確立した。コモンマーモセットは、一度、嫌な記憶ができてしまうと、その記憶が長期間維持され、訓練をおこなわなくなってしまうため、徐々に難易度を上げていく段階を踏んだ訓練が重要である。以下に頭部固定状態前の訓練方法と注意点を説明する。

① 胴体拘束に対する馴化

　頭部固定はおこなわず、ジャケットによる胴体拘束のみで、固形のエサと水を飲める状況で馴化する（図5A）。注意点として、コモンマーモセットが胴体拘束を嫌がる場合、エサを固形飼料からマシュマロ等の指向性が高い食べ物に変更したほうがよい。それでも嫌がる場合は、長期間の拘束はせず、早めにケージに戻すべきである。

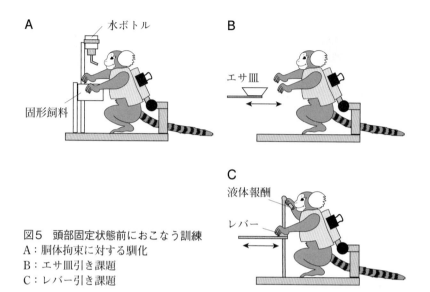

図5　頭部固定状態前におこなう訓練
A：胴体拘束に対する馴化
B：エサ皿引き課題
C：レバー引き課題

図6　頭部固定状態での運動課題（文献12）より改変）
A：上肢到達運動課題。（A上段）ディスプレイ上のカーソル（白い四角）の位置はコントローラーの位置と対応している。コモンマーモセットはコントローラーを2次元に操作することでカーソル位置を保持領域からターゲット領域へと移動させる課題の訓練をおこなう。到達運動課題では、はじめに、保持領域が画面に描画され（保持期間）、コモンマーモセットはカーソルを保持領域内に一定時間留めておく必要がある。その後、1方向到達運動課題では、保持領域の下側に、2方向運動課題では上下どちらかにターゲット領域が呈示されるので、呈示されたターゲットへ向けてカーソルを移動させる（到達運動期間）。（A下段）1方向到達運動課題の訓練1日目ではコントローラーの操作に慣れていないため、カーソルの軌道が乱れているが、繰り返し訓練を行うことで操作に習熟し、軌道が直線に近くなる。2方向到達運動課題では1方向到達運動課題で呈示されていないターゲット2への軌道が乱れているが、こちらも訓練によって改善することがわかる。
B：運動適応課題。1方向到達運動課題中にコントローラーに到達運動（Y）方向とは垂直のX方向へ力を加えると、初めは軌道が大きくX方向へ乱れるが（妨害中、最初の10試行）、徐々にこの力を打ち消すように軌道が修正される（妨害中、最後の10試行）。軌道が修正された後で妨害をやめると、数回の試行のあいだ、力を加えていないにもかかわらずそれまでとは逆向き（-X方向）の軌道が現れる（妨害をやめた後、最初の10試行）。

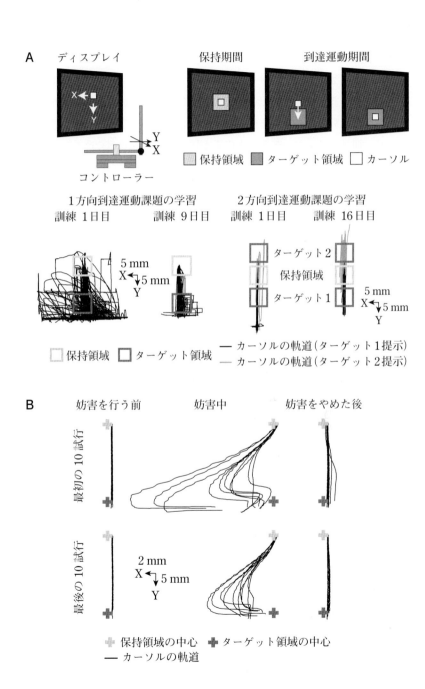

A

ディスプレイ　　　　　　保持期間　　　　到達運動期間

コントローラー

□ 保持領域　■ ターゲット領域　□ カーソル

1方向到達運動課題の学習　　　2方向到達運動課題の学習
訓練 1日目　　　訓練 9日目　　　訓練 1日目　　　訓練 16日目

5 mm
X←↓5 mm
Y

ターゲット2
保持領域
ターゲット1

5 mm
X←↓5 mm
Y

□ 保持領域　□ ターゲット領域

── カーソルの軌道(ターゲット1提示)
── カーソルの軌道(ターゲット2提示)

B

妨害を行う前　　　　妨害中　　　　妨害をやめた後

最初の10試行

最後の10試行

2 mm
X←↓5 mm
Y

✚ 保持領域の中心　✚ ターゲット領域の中心
── カーソルの軌道

② エサ皿引き課題

　エサが置いてある皿を、コモンマーモセットが手で引くと、エサを得ることができる課題を学習させる（**図5B**）。次に、エサが置いてない皿を手で引くと、実験者からエサを得ることができる課題を学習させる。注意点として、皿はコモンマーモセットの手が届く範囲でなるべく遠くに置いたほうがよい。この状況で、コモンマーモセットは、皿を引いたら報酬を得ることができることを学習する。

③ レバー引き課題

　レバーを手で引くと、ノズルから液体報酬（ジュース）を得ることができる課題を学習させる（**図5C**）。注意点として、コモンマーモセットが集中して課題をおこない、頭部をあまり動かさなくなるまで、ポール引き課題の訓練をおこなったほうがよい。そうでないと、頭部固定状態で課題をおこなうことが難しい。

2-2　大脳新皮質・運動野での*in vivo*カルシウムイメージング

　上記、①〜③の訓練後に、頭部固定状態で、ポール引き課題をおこなわせる。このように段階を踏んだ訓練をおこなうことによって、多くのコモンマーモセットで、頭部固定状態で、手を用いた課題をおこなうことができるようになる。

　この方法を使ってコモンマーモセットを数か月訓練すると、コモンマーモセットが課題装置のコントローラーを操作して、画面上のカーソルを特定の位置に移動させることができるようになった（1方向/2方向到達運動課題）（**図6A**）。さらに、このカーソル移動を妨害するようにコントローラーの動きに垂直の力を加え続けると、この力を打ち消すようにカーソル軌道を修正できることを示した（運動適応課題）（**図6B**）。

　次に、コモンマーモセット大脳新皮質の運動野で神経細胞に、アデノ随伴ウイルスを用いて、蛍光カルシウムセンサ GCaMP6f を発現させた。このコモンマーモセットが運動している時に2光子カルシウムイメージングをおこなうことで、到達運動に関連する神経活動を検出することに成功し

た。2方向到達運動課題では同じ神経細胞集団を12日間にわたって観察し、ある神経細胞がこの期間を通してある特定の位置へカーソルを移動させるときにのみ活動することを示した（**図7**）。この結果は、コモンマーモセットに2択課題をおこなわせることが可能なことを示唆している。

　また、運動適応課題では、運動の妨害によってカーソルの軌道が変化すると、それに合わせて個々の神経細胞の活動が変化することを示した（図

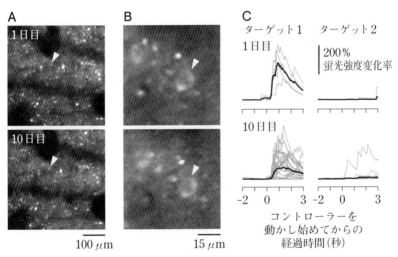

図7　2方向到達運動課題中の*in vivo* 2光子カルシウムイメージング（文献12）より改変）

A：2方向到達運動課題中のコモンマーモセット大脳新皮質から*in vivo* 2光子カルシウムイメージングで取得した画像。白く見える部分が蛍光カルシウムセンサ（GCaMP6f）の蛍光シグナル。上段はイメージング実験1日目、下段は10日目の画像。

B：矢印でマークした神経細胞周辺の拡大図。周辺も含め、同一の細胞集団が観察できている。

C：コモンマーモセットがコントローラーを動かしているときの矢印でマークした神経細胞の活動を示した。各試行で到達運動をおこなっているときの蛍光シグナルの変化を灰色で、すべての試行を平均したデータを黒色の線で示した。この神経細胞はイメージング1日目と10日目の両方でターゲット1への到達運動をおこなっているときに強く活動している。

8)。力を加えているときのみに活動する神経細胞や、力を加えた後で活動が大きくなり、その影響が妨害をやめた後でも残っている神経細胞が存在した。妨害をやめた後でも活動する神経細胞は、運動適応学習の記憶をコードしている可能性を示唆している。

　さらに、神経軸索や樹状突起など、細胞体よりも微小な構造の活動を課題実行時にイメージングし、行動に関連した活動を検出することにも成功した（図9）。今後、この系を用いることによって、さまざまな脳領域間での入出力のやりとり[4,14]を、霊長類でも明らかにすることが可能となる。

2-3　回転筐体型2光子励起顕微鏡

　2光子励起顕微鏡を用いて脳のin vivoカルシウムイメージングをおこな

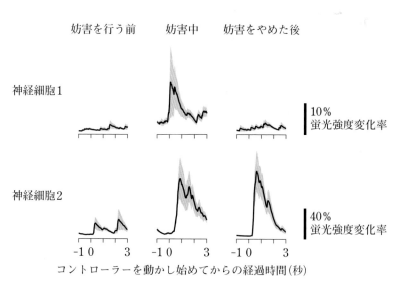

図8　運動適応課題中のin vivo 2光子カルシウムイメージング（文献12）より改変）運動適応課題中にコモンマーモセットがコントローラーを動かしているときの神経細胞の活動を示した。神経細胞1は力を加えているときのみに活動し、細胞2は力を加えた後で活動が大きくなり、その影響が妨害をやめた後でも残っていることがわかる。

う際には、観察用ガラス窓の平面を光軸に対して垂直になるように調整する必要がある。コモンマーモセットの大脳新皮質の外側部は、湾曲しているため、*in vivo*カルシウムイメージングをおこなう際には、マーモセットチェアもしくは顕微鏡筐体を回転させる必要がある。我々は、麻酔下のコモンマーモセット脳で、*in vivo*カルシウムイメージングをおこなう際には、マーモセットチェアを回転させていた[3]。ただし、覚醒下で行動実験をおこなう場合、固定型顕微鏡で大脳新皮質側面をイメージングするためには、マーモセットチェアを20度程度傾けることになり、長期に課題をおこなわせることは現実的ではなく、顕微鏡筐体を回転させることが望ましい。

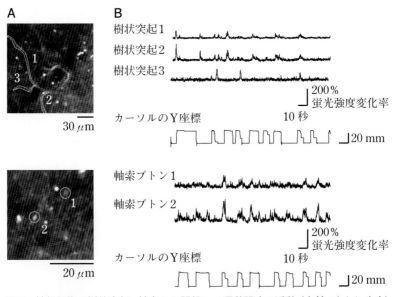

図9　神経細胞の樹状突起、軸索から記録した運動関連の活動（文献12）より改変）
A：運動中に神経細胞の樹状突起、軸索から記録した蛍光シグナル。
B：左図で示した樹状突起、軸索の領域で記録された蛍光シグナルの時間変化とそのときのカーソルのY座標。樹状突起1と2はカーソルのY座標が増える向きに動くときに強く活動しており、樹状突起3は1、2と別のタイミングで活動している。

　顕微鏡筐体を回転式にする場合、従来の出射位置固定型レーザーを優れた光学系を維持しながら顕微鏡レーザー走査ユニットに導入することは難しい。そこで、ファイバーデリバリ型フェムト秒レーザーを用いた回転筐体型顕微鏡を開発した（**図10**）[12]。この顕微鏡では、筐体を0度から120度まで回転させることができ、コモンマーモセットの大脳新皮質の外側部のイメージングが可能となる。

　2光子イメージング時のレーザーは、Nd-basedファイバーデリバリ型フェムト秒レーザー（Femtolite FD/J-FD-500、pulse width of 191–194 fs、repetition rate of 51 MHz；IMRA）を使用し、波長は920 nmでおこなった。2光子励起顕微鏡の筐体は、5〜20度傾けることによって、大脳新皮質・運動野上の観察用ガラス窓の平面を光軸に対してほぼ垂直になるように調整する。検出器は、GaAsP光電子増倍管（浜松フォトニクス）を用いた。対物レンズは、多光子励起レーザー走査型顕微鏡専用の10倍対物レンズ（XLPLN10XSVMP；オリンパス）を使用した。この対物レンズの開口数は0.6、作動距離は8 mmである。レーザー出力は、主に20〜50 mWでおこ

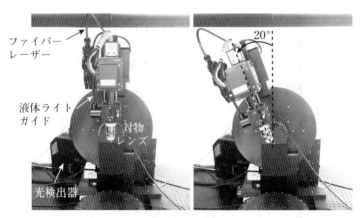

図10　回転筐体型2光子励起顕微鏡（文献12）より改変）
筐体を0度から120度まで回転させることができる。右図は、筐体を20度回転させた状態である。

なった。レゾナントスキャナを用いて30 Hzのフレームレートで計測した。ただしこれらの計測パラメータは目安であり、個々の顕微鏡や計測領域、蛍光カルシウムセンサの種類や発現量によって最適値は異なると考えられる。実験ごとに最適化をおこなうことがSN比の高い画像を得るために重要である。

3. コモンマーモセットの体調管理

　コモンマーモセットは、ストレスに弱く、食欲がなくなったり、下痢になったりしやすい。このため、コモンマーモセットを用いた研究をおこなう際には、体調管理が重要となる。

　我々の研究室では、コモンマーモセットの体調管理は、行動、飲水量、摂食量、排泄物、毛並み、体重、経皮的動脈血酸素飽和度（SpO2）、心拍数、体温等から判断している。飼育には、コモンマーモセット用アイソレーターラック内に設置したケージ（夏目製作所）を用いている。体調が悪い場合は、温度・酸素濃度の調節が可能な簡易ICU（P-100；東京メニックス）を用いている。体調不良で、食欲がない場合は、通常の餌に加えて、嗜好性が高いバナナプリン（キューピー）、カステラ等を与えている。水分の摂取が不十分な場合は、リン酸リボフラビンナトリウム（200 μg）（ビスラーゼ注；トーアエイヨー）を含むブドウ糖加乳酸リンゲル液（10 m ℓ）（ソルラクトD；テルモ）等の輸液を皮下注射している。

　また下痢になる場合もある。軽度の場合は、耐性乳酸菌製剤のビオフェルミンR散（ビオフェルミン製薬）や合成抗菌製剤のナリジクス酸シロップ（ウイントマイロンシロップ；第一三共）を経口投与、重症の場合はフルオロキノロン系抗菌剤のエンロフロキサシン（5 mg/kg）（バイトリル；バイエル薬品）を筋肉内注射している。それでも悪化する場合は、C.DIFF QUIK CHEKコンプリート（Alere）を用いて、ディフィシル腸炎かどうかを判断している。ディフィシル腸炎の場合は、嫌気性菌感染症治療剤のメトロニダゾール（20 mg/kg）（アネメトロ；ファイザー）を皮下注射している。嘔吐の場合は、消化管運動改善薬の塩酸メトクロプラミド（0.7 mg/

kg)（プリンペランシロップ0.1％；アステラス製薬）やヒスタミンH2受容体拮抗薬のファモチジン（0.7 mg/kg）（ガスター散2％；アステラス製薬）を経口投与している。

おわりに

我々は、霊長類コモンマーモセットで、課題実行時に脳の*in vivo* 2光子カルシウムイメージングをおこなう系を確立した[12]。今後、この系を用いて、さまざまな精神・神経疾患モデルの遺伝子改変コモンマーモセットの神経基盤を解明することによって、疾患における神経ネットワーク変容の理解に役立てることで、新たな治療方法の開発につながることが期待できる。

論文報告[12]時は、月齢が18か月以上の成体期のコモンマーモセットで、課題実行時の*in vivo* 2光子カルシウムイメージングに成功した。最近、我々は、6〜12か月齢の性成熟前の児童期でも、課題実行時の*in vivo* 2光子イメージングをおこなうことに成功した。このため、今後、発達・成熟過程で、さまざまな認知機能にかかわる脳領域の神経活動がどのように変化するかを明らかにすることが可能となるだろう。

まだ明らかにされていないさまざまな脳機能の神経基盤を解明するために、特定の神経回路の活動を計測できる系を立ち上げる必要がある。具体的には、今回紹介したテトラサイクリン発現誘導システムと、これまでの先行研究で明らかにされたアデノ随伴ウイルスの逆行性感染[7, 11, 15]（軸索末端側から感染）や順行性経シナプス伝播[16]（シナプス前細胞からシナプス後細胞へ、シナプスを越えて伝播）を組み合わせることによって、霊長類でも経路特異的に遺伝子発現させることが可能となるだろう。

また最近、新たに開発された顕微鏡の視野を高速に移動させる小型光学装置[17]を、霊長類脳の*in vivo* 2光子カルシウムイメージングに用いることで、異なった領野における神経活動をほぼ同時かつ大規模に計測することも可能となるだろう。

今後、これらの系をコモンマーモセットに応用することによって、さまざまな脳機能の神経基盤に関して新たな知見が得られることが期待される。

　これらの知見と、これまでの齧歯類の研究で明らかにされたことを比較することによって、哺乳類で共通の神経基盤と霊長類特有の神経基盤が解明できるため、ヒトの神経疾患治療への貢献も期待される。

　また、コモンマーモセットには社会性があり、ヒトやチンパンジーのように向社会行動（外的な報酬を求めずに、自分が労力を費やし、他者に利益を与える行動）をとることも知られている[18, 19]。我々も、コモンマーモセットが利他行動（ポールを引いたら、相手が液体報酬を得られる課題）をとることを確認している。また、食物分配行動（コモンマーモセットが好きなマシュマロを、親から子供が奪っても、親は取り返さずに受け入れる）をおこなうことも確認している。このため、コモンマーモセットが、齧歯類の研究ではアプローチすることが難しい社会行動課題を実行している際に、*in vivo* 2光子カルシウムイメージングをおこなうことによって、ヒトの理解には欠かせない社会性にかかわる神経基盤に迫れることも期待される。

──────── 参 考 文 献 ────────

1) Sasaki E, Suemizu H, Shimada A, Hanazawa K, Oiwa R, Kamioka M, Tomioka I, Sotomaru Y, Hirakawa R, Eto T, Shiozawa S, Maeda T, Ito M, Ito R, Kito C, Yagihashi C, Kawai K, Miyoshi H, Tanioka Y, Tamaoki N, Habu S, Okano H, Nomura T: *Nature* **459**, 523-7, 2009.
2) Yang W, Yuste R: *Nature Methods* **14**, 349-359, 2017.
3) Sadakane O[#], Masamizu Y[#], Watakabe A[#], Terada S[#], Ohtsuka M, Takaji M, Mizukami H, Ozawa K, Kawasaki H, Matsuzaki M[*], Yamamori T[*] ([#]equal contribution, [*]Corresponding author): *Cell Reports*, **13**, 1989-99, 2015.
4) Chen TW, Wardill TJ, Sun Y, Pulver SR, Renninger SL, Baohan A, Schreiter ER, Kerr RA, Orger MB, Jayaraman V, Looger LL, Svoboda K, Kim DS: *Nature* **499**, 295-300, 2013.
5) Heider B, Nathanson JL, Isacoff EY, Callaway EM, Siegel RM: *PLoS One* **5**, e13829, 2010.
6) Watakabe A, Kato S, Kobayashi K, Takaji M, Nakagami Y, Sadakane O, Ohtsuka M, Hioki H, Kaneko T, Okuno H, Kawashima T, Bito H, Kitamura Y, Yamamori T: *PLoS One* **7**, e46157, 2012.
7) Masamizu Y, Okada T, Kawasaki K, Ishibashi H, Yuasa S, Takeda S, Hasegawa I, Nakahara K: *Neuroscience* **193**, 249-58, 2011.
8) Yuasa S, Nakamura K, Kohsaka S: "Stereotaxic atlas of the marmoset brain" (Igaku

Shoin, 2010).

9) Hardman CD, Ashwell KWS: "Stereotaxic and chemoarchitectural atlas of the brain of the common marmoset (Callithrix jacchus)" (CRC Press, 2012).

10) Hira R, Ohkubo F, Ozawa K, Isomura Y, Kitamura K, Kano M, Kasai H, Matsuzaki M: *Journal of Neuroscience* **33**, 1377-90, 2013.

11) Masamizu Y[#], Tanaka YR[#], Tanaka YH, Hira R, Ohkubo F, Kitamura K, Isomura Y, Okada T, Matsuzaki M ([#]equal contribution)：*Nature Neuroscience* **17**, 987-94, 2014.

12) Ebina T[#], Masamizu Y[#], Tanaka YR, Watakabe A, Hirakawa R, Hirayama Y, Hira R, Terada SI, Koketsu D, Hikosaka K, Mizukami H, Nambu A, Sasaki E, Yamamori T, Matsuzaki M ([#]equal contribution): *Nature Communications* **9**, 1879, 2018.

13) Remington ED, Osmanski MS, Wang X: *PLoS One* **5**, e47895, 2017.

14) Glickfeld LL, Andermann ML, Bonin V, Reid RC: *Nature Neuroscience* **16**, 219-26, 2013.

15) Tervo DG, Hwang BY, Viswanathan S, Gaj T, Lavzin M, Ritola KD, Lindo S, Michael S, Kuleshova E, Ojala D, Huang CC, Gerfen CR, Schiller J, Dudman JT, Hantman AW, Looger LL, Schaffer DV, Karpova AY: *Neuron* **92**, 372-382, 2016.

16) Zingg B, Chou XL, Zhang ZG, Mesik L, Liang F, Tao HW, Zhang LI: *Neuron* **93**, 33-47, 2017.

17) Terada SI, Kobayashi K, Ohkura M, Nakai J, Matsuzaki M: *Nature Communications* **9**, 3550, 2018.

18) Burkart JM, Fehr E, Efferson C, van Schaik CP: *PNAS* **104**, 19762-6, 2007.

19) Burkart JM, Allon O, Amici F, Fichtel C, Finkenwirth C, Heschl A, Huber J, Isler K, Kosonen ZK, Martins E, Meulman EJ, Richiger R, Rueth K, Spillmann B, Wiesendanger S, van Schaik CP: *Nature Communications* **5**, 4747, 2014.

正水　芳人（まさみず・よしと）
理化学研究所・脳神経科学研究センター・脳機能動態学連携研究チーム・副チームリーダー
2002年京都薬科大学薬学部卒業、2004年京都大学大学院医学研究科修士課程修了。2008年京都大学大学院医学研究科博士課程修了。医学博士。2008年学振特別研究員（PD）、2011年基礎生物学研究所研究員。2014年基礎生物学研究所助教、2016年東京大学大学院医学系研究科助教、2018年講師を経て、2019年より現職、JSTさきがけ研究員（兼任）。
専門は神経科学。現在は、組織工学の技術を用いた神経回路創出法の確立にも関心をもつ。

索　引

欧文索引

和文索引

ブレインサイエンス・レビュー 2020

発　行	2020 年 3 月 20 日　第 1 版第 1 刷
編　者	(公財)ブレインサイエンス振興財団
	廣川 信隆・板東 武彦
発行者	松田 國博
発行所	株式会社　クバプロ
	〒 102-0072
	東京都千代田区飯田橋 3-11-15　6F
	Tel.03-3238-1689　Fax.03-3238-1837
	http://www.kuba.co.jp
印　刷	株式会社　大應

定価はカバーに表示してあります

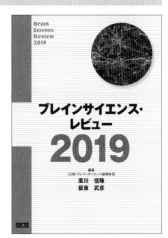